BURNOUT

EMILY NAGOSKI E AMELIA NAGOSKI

BURNOUT

O SEGREDO PARA ROMPER COM O CICLO DE ESTRESSE

Tradução
Clovis Marques

1ª edição

BestSeller
Rio de Janeiro | 2020

CIP-BRASIL. CATALOGAÇÃO NA PUBLICAÇÃO
SINDICATO NACIONAL DOS EDITORES DE LIVROS, RJ

Nagoski, Emily
N143b Burnout: o segredo para romper o ciclo de estresse / Emily Nagoski, Amelia Nagoski; tradução Clovis Marques. - 1ª ed. - Rio de Janeiro: Best Seller, 2020.

Tradução de: Burnout: the secret to unlocking the stress cycle
ISBN 9786557120026

1. Administração do stress. 2. Burnout (Psicologia). 3. Stress ocupacional. 4. Trabalho - Aspectos psicológicos. 5. Mulheres - Saúde e Higiene. I. Nagoski, Amelia. II. Marques, Clovis. III. Título.

CDD: 158.723
20-64024 CDU: 159.944.4

Leandra Felix da Cruz Candido - Bibliotecária - CRB-7/6135

Texto revisado segundo o novo Acordo Ortográfico da Língua Portuguesa.

Título original:
BURNOUT: THE SECRET TO UNLOCKING THE STRESS CYCLE

This translation published by arrangement with Ballantine Books, an imprint of Random House, a division of Penguin Random House LLC.

Direitos exclusivos de publicação em língua portuguesa para o Brasil
adquiridos pela
EDITORA BEST SELLER LTDA.
Rua Argentina, 171, parte, São Cristóvão
Rio de Janeiro, RJ - 20921-380
que se reserva a propriedade literária desta tradução

Impresso no Brasil

ISBN 978-65-5712-002-6

Para aqueles que doam.

SUMÁRIO

INTRODUÇÃO

Este livro é para qualquer mulher que já se sentiu sobrecarregada e exausta com tudo o que precisa fazer, e ainda assim acha que não está fazendo "o suficiente". O que significa todas as mulheres que conhecemos — inclusive nós mesmas.

Você já ouviu repetidas vezes aqueles conselhos de sempre: exercícios, suco verde, autopiedade, livros de colorir, *mindfulness*, banhos de espuma, gratidão... Provavelmente experimentou boa parte disso. Nós também. E às vezes ajuda, pelo menos por algum tempo. Mas aí as crianças estão com dificuldades na escola, o nosso parceiro precisa de apoio com algum problema, um novo projeto de trabalho cai no nosso colo e a gente pensa: *Depois que eu resolver isso vou cuidar de mim.*

Não é que as mulheres não *tentem*. Pelo contrário, estamos tentando o tempo todo fazer e ser todas as coisas que todo mundo exige de nós. E somos capazes de tentar qualquer coisa — qualquer suco verde, qualquer exercício de respiração profunda, qualquer livro de colorir ou qualquer sal de banho de banheira, qualquer retiro ou férias que dê para encaixar na nossa agenda — para ser aquilo que o nosso trabalho, a nossa família e o nosso mundo exigem. Tratamos de botar no rosto a nossa própria máscara de oxigênio antes de ajudar os outros. Até que aparece um filho com dificuldade, aquele chefe terrível ou aquele semestre de lascar.

Não é que não estejamos tentando. Não é que não saibamos como fazer. O problema é que o mundo transformou o "bem-estar" em mais uma meta que todo mundo "deve" tentar alcançar, mas só gente com tempo, dinheiro, babás, iates e o telefone da Oprah realmente consegue.

Este livro, então, é diferente de tudo que você venha a ler sobre burnout. Vamos tentar entender o que o bem-estar realmente pode significar na vida real e encarar as barreiras que aparecem entre você e o seu bem-estar. Vamos contextualizar essas barreiras, como marcos num mapa, para encontrar desvios pelas laterais, por cima e através delas — ou simplesmente fazê-las em pedacinhos.

Por meio da *ciência*.

Quem somos nós e por que escrevemos *Burnout*

Emily é educadora na área da saúde com um ph.D. e um livro na lista de best-sellers do *New York Times*: *Come as You Are: The Surprising New Science That Will Transform Your Sex Life* [Seja você mesma: as novidades científicas que vão transformar sua vida sexual]. Em suas muitas viagens para falar sobre esse livro, os leitores sempre diziam que o que mais havia afetado suas vidas após a leitura não eram os dados científicos a respeito do sexo; eram as seções sobre estresse e processamento das emoções.

Quando ela contou a sua irmã gêmea idêntica, Amelia, uma regente de coral, Amelia reagiu como se aquilo fosse óbvio.

— Claro. Ninguém ensina como a gente deve sentir nossos sentimentos. Mas caramba, *a mim* ensinaram. Todo músico aprende no conservatório a experimentar os sentimentos, cantando num palco ou subindo em estrados. Mas isso não quer dizer que eu soubesse fazer a mesma coisa no mundo real. E, quando eu finalmente aprendi, foi o que provavelmente salvou a minha vida — disse ela.

— Duas vezes — acrescentou.

Lembrando como se sentira ao ver a irmã chorando numa camisola de hospital, Emily disse:

— Temos de escrever um livro sobre isso.

Amelia concordou:

— Se tivesse lido um livro sobre esse tema, minha vida teria sido muito melhor.

E este é o livro.

Que se transformou em algo muito mais amplo do que um livro sobre o estresse. Acima de tudo, tornou-se um livro sobre conexão. Nós, seres humanos, não fomos feitos para fazer grandes coisas sozinhos, mas para trabalhar juntos. Foi sobre isso que escrevemos, e foi assim que escrevemos.

UMA QUESTÃO DE *EXAUSTÃO EMOCIONAL*

Quando começamos a contar a várias mulheres que estávamos escrevendo um livro intitulado *Burnout*, ninguém perguntava "O que é burnout?" (Quase sempre perguntavam: "Já saiu? Posso ler?"). Todo mundo intui o que é "burnout"; sabemos como é a sensação no corpo e como ela mói nossas emoções. No entanto, quando foi cunhado em 1975 por Herbert Freudenberger, o termo técnico era definido por três componentes:

1. *exaustão emocional* — a fadiga decorrente do excesso de dedicação, por tempo demais;
2. *despersonalização* — depleção, ou esgotamento, da empatia, da dedicação e da compaixão;
3. *um senso de realização reduzido* — a insuperável sensação de futilidade das coisas: sentir que nada que realiza faz diferença.[1]

E agora vamos entrar no terreno dos eufemismos: o burnout é algo muito comum. De 20 a 30% dos professores dos ensinos básico e médio nos Estados Unidos apresentam uma propensão significativa para altos níveis de burnout.[2] Índices equivalentes são encontrados entre professores universitários e trabalhadores humanitários internacionais.[3] Entre profissionais da área médica, o burnout pode chegar a 52%.[4] Quase todas as pesquisas sobre o tema são feitas em relação ao trabalho — especificamente entre "pessoas que ajudam outras pessoas", como professores e enfermeiras —, mas vêm ganhando terreno as pesquisas na área do "burnout parental".[5]

Nesses quarenta anos desde a formulação original, as pesquisas indicaram que o primeiro elemento do burnout, a *exaustão emocional*, está mais fortemente ligado a impactos negativos em nossa saúde, nos relacionamentos e no trabalho — especialmente para as mulheres.[6]

Então, o que é exatamente uma "emoção", e como chegamos a exauri-la?

Em seu nível mais básico, as emoções envolvem a liberação de elementos neuroquímicos no cérebro, em reação a algum estímulo. Você vê do outro lado da sala uma pessoa atraente, seu cérebro libera uma série de elementos químicos e isso desencadeia uma cascata de alterações fisiológicas — o coração bate mais rápido, os hormônios se mexem e o estômago se agita. Você respira fundo e suspira. Sua expressão facial se altera; talvez você fique ruborizada; até o timbre da sua voz fica mais cálido. Seus pensamentos vão em direção a lembranças da pessoa e fantasias sobre o futuro, e de repente você sente uma necessidade urgente de atravessar a sala para dizer "oi". Praticamente cada sistema do seu corpo reage à cascata química e elétrica desencadeada pela visão dessa pessoa.

Emoção é isso. Automático e instantâneo. Acontece em todo lugar, e afeta tudo. E acontece o tempo todo — sentimos muitas emoções diferentes simultaneamente, mesmo em reação a um único estímulo. Você pode sentir a necessidade de abordar a pessoa que a atrai, mas também, ao mesmo tempo, o impulso de dar as costas e fingir que não a viu.

Entregues à sua dinâmica própria, as emoções — essas reações instantâneas do corpo inteiro a algum estímulo — acabam por si mesmas. Sua atenção se desvia do objeto da atração para alguma outra coisa, e a empolgação da paixonite acaba cedendo, até que aquela pessoa especial volta a passar pela sua mente ou cruzar o seu caminho. O mesmo acontece no caso da pontada de dor que sentimos quando alguém é cruel conosco ou daquela sensação de nojo quando cheiramos algo desagradável. Simplesmente passa.

Em suma, *as emoções são túneis. Se os percorremos até o fim, acabamos chegando à luz.*

A exaustão ocorre quando ficamos *presos* numa emoção.

Podemos ficar presos simplesmente por estarmos constantemente expostos a situações que ativam as emoções — nossa paixonite está ali, o dia inteiro, todo dia, ainda que apenas em pensamento, e assim ficamos aprisionados em nosso anseio. Ou então porque voltamos todo santo dia para o emprego estressante. Não espanta que as "profissões de quem ajuda" sejam tão exaustivas — a pessoa se defronta com outros em estado de carência ou necessidade o dia inteiro, dia após dia. Não surpreende que criar filhos seja tão exaustivo — quem é pai ou mãe nunca deixa de ser. Está sempre passando por um túnel.

Às vezes ficamos presos por não encontrarmos o caminho. Os sentimentos mais difíceis — raiva, tristeza, desespero, desamparo — podem ser traiçoeiros demais para vivenciarmos sozinhos. Nos perdemos e precisamos de alguém, uma presença amorosa, para nos ajudar a encontrar esse caminho.

E às vezes ficamos presos por estarmos imobilizados num lugar onde não temos liberdade para percorrer o túnel.

Muitos de nós ficamos presos por estarmos imobilizados exatamente assim, por causa de um problema que chamamos de "Síndrome do doador humano".

A SÍNDROME DO DOADOR HUMANO

Em *Down Girl: The Logic of Misogyny*, a filósofa Kate Manne descreve um sistema em que se espera que um tipo de pessoa,[7] os "doadores humanos", doem seu tempo, sua atenção, seu afeto e seu corpo de bom grado, tranquilamente, para o outro tipo de pessoa, os "seres humanos".[8] O que está implícito nessas expressões é que os seres humanos têm a obrigação moral de *ser* ou *expressar* sua humanidade, ao passo que os doadores humanos têm a obrigação moral de *dar* sua humanidade aos seres humanos. Adivinhe de que lado estão as mulheres...

Na vida cotidiana, a dinâmica é mais complicada e sutil, mas vamos imaginar a versão caricatural: Os doadores humanos são "subordinados atentos e amorosos" aos seres humanos.[9] Sua função é doar toda a sua humanidade aos seres, para que estes possam *exercer* sua plena humanidade.

Dos doadores se espera que abdiquem dos recursos ou poderes que tenham adquirido — emprego, amor, corpo. Todos eles pertencem aos seres.

Os doadores humanos devem ser, em toda e qualquer circunstância, *bonitos, felizes, calmos, generosos e atentos às necessidades dos outros*, o que significa que nunca podem ser feios, irritados, angustiados, ambiciosos ou atentos às suas próprias necessidades. Dos doadores não se espera que precisem de nada. Se ousarem pedir ou, Deus os livre, *exigir* alguma coisa, trata-se de uma violação do seu papel de doadores, e podem ser punidos. E, se um doador não entregar ou proporcionar de forma obediente e adorável o que um ser quiser, também poderá ser punido, desonrado ou até mesmo destruído.

Se tentássemos inventar um sistema para provocar burnout em metade da população, não teríamos sido capazes de forjar nada mais eficiente.

A exaustão emocional acontece quando ficamos presos numa emoção e não podemos avançar no túnel. Na Síndrome do doador humano, o doador não pode perturbar ninguém com algo inconveniente como emoções, de modo que os doadores ficam aprisionados numa situação em que não têm liberdade para se mover no túnel. Poderiam até ser punidos se o fizessem.

O seu corpo, com seu instinto de autopreservação, sabe de alguma forma que a Síndrome do doador humano está matando você aos poucos. Por isso você está sempre querendo experimentar o *mindfulness*, o suco verde e qualquer outro método de autocuidado que esteja na moda. Mas esse instinto de autopreservação enfrenta uma síndrome que insiste que a autopreservação é algo *egoísta*, e assim seu empenho em cuidar de si mesma pode até piorar as coisas, desencadeando novas formas de punição por parte do mundo ou de você mesma, pois... como você ousa?

A Síndrome do doador humano é a nossa doença.

O livro que você está lendo é a nossa receita.

Como o livro se estrutura

Dividimos *Burnout* em três partes. A Parte I é “O que levamos conosco”.

No filme *Episódio V: O Império contra-ataca*, da série *Star Wars*, Luke Skywalker se depara com uma caverna do mal. Olhando apreensivo para a entrada, ele pergunta ao mestre Yoda: "O que tem lá dentro?"

Yoda responde: "Só o que você levar consigo."

Esta parte inicial do livro explica três recursos internos que trazemos em nós ao empreender nossa jornada de heroínas: o ciclo de reação ao estresse, "o monitor" (o mecanismo cerebral que controla a emoção da frustração) e o significado da vida. Significado muitas vezes é algo mal interpretado como "aquilo que encontraremos no fim do túnel", mas não é isso. É o motivo pelo qual percorremos o túnel, independentemente do que encontraremos do outro lado. (Alerta de *spoiler*: o significado é bom para nós.)

O que nos traz à Parte II. Demos a ela o título "O verdadeiro inimigo".

É uma referência ao filme de ficção científica *Jogos vorazes*, no qual a jovem Katniss Everdeen é forçada a entrar num "jogo" promovido por um governo distópico, durante o qual tem de matar outros garotos e garotas para sobreviver.

Seu mentor lhe diz: "Lembre-se de quem é o verdadeiro inimigo." Não são as pessoas que o governo quer que ela mate, e que estão tentando matá-la. O verdadeiro inimigo é o governo que montou esse sistema todo, para começo de conversa.

Será que você adivinha quem é o inimigo neste livro?

[Musiquinha sinistra] O Patriarcado. Eca.

A maioria dos livros de autoajuda para mulheres deixa esse capítulo de fora, preferindo tratar apenas daquilo que as leitoras podem controlar, mas é como querer ensinar a melhor estratégia para ganhar um jogo sem mencionar que *as cartas estão marcadas*. Felizmente, quando sacamos que as cartas estão marcadas, podemos começar a jogar de acordo com nossas próprias regras.

E então a Parte III — a emocionante conclusão — é a ciência de vencer a guerra contra esses "verdadeiros inimigos". Ficamos sabendo que existem coisas concretas e específicas que podemos fazer a cada dia para ganhar poder e vencer o inimigo.

Chamamos essa parte de "Passa cera, tira cera".

No filme *Karatê Kid — A hora da verdade*, o Sr. Miyagi ensina karatê a Danny LaRusso fazendo-o encerar seu carro.

"Passa cera", diz o Sr. Miyagi, girando a palma da mão no sentido horário. "Tira cera", prossegue, girando a outra palma no sentido contrário. E acrescenta: "Não se esqueça de respirar." Ele também faz Danny lixar o terraço, pintar a cerca e a casa.

Por que essas tarefas banais e repetitivas?

Porque nelas estão os gestos protetores que nos ajudam a ganhar força para defender a nós e às pessoas que amamos, e para alcançar a paz com nossos inimigos.

"Passa cera, tira cera" é *o que nos torna fortes*: conexão, repouso e autocompaixão.

Ao longo do livro, você vai acompanhar as histórias de duas mulheres: Julie, uma atrapalhada professora de escola pública cujo corpo se revolta, obrigando-a a prestar atenção nele; e Sophie, uma engenheira que acaba decidindo que não está aqui para aturar o patriarcado. As duas são resultado de combinações: assim como um filme é feito de milhares de imagens paradas, editadas para contar uma história, Julie e Sophie são compostas por fragmentos de dezenas de mulheres reais. Usamos essa técnica em certa medida para proteger a identidade das mulheres reais, mas também porque esse arco narrativo mais amplo explica melhor a ciência do que diferentes vinhetas separadas. A pesquisa nem chega perto de abarcar a experiência de toda e qualquer mulher, mas esperamos que essas histórias transmitam a sensação de que cada experiência individual é única e ao mesmo tempo universal.

E cada capítulo termina com uma lista "ld;nl". Ld;nl é a abreviação de "longo demais; nem li" usada na internet. Quando você posta uma mensagem de quinhentas palavras no Facebook ou um comentário de vários parágrafos no Instagram, alguém pode responder "ld;nl". Nossas listas ld;nl contêm ideias que você pode compartilhar com sua melhor amiga quando ela telefona aos prantos, fatos a que pode recorrer para acabar com mitos quando eles surgem na conversa e pensamentos que esperamos que lhe ocorram quando sua mente estiver agitada e a mantiver acordada durante a noite.

UMA OU OUTRA RESSALVA A RESPEITO DA CIÊNCIA

Neste livro, nos valemos da ciência como ferramenta para ajudar as mulheres a levar uma vida melhor. Recorremos a vários campos científicos, entre eles a neurociência afetiva, a psicofisiologia, a psicologia positiva, a etologia, a teoria dos jogos, a biologia computacional e muitos outros. Aqui vão, portanto, algumas palavras de advertência a respeito da ciência.

A ciência é a melhor ideia que a humanidade já teve. É uma forma sistemática de explorar a natureza da realidade, de testar, comprovar ou refutar ideias. Mas é importante lembrar que a ciência é, em última análise, uma forma especializada de estar *errado*. Ou seja, todo cientista tenta estar (a) ligeiramente menos errado que os cientistas anteriores, provando que algo que julgávamos verdadeiro na verdade não é, e (b) errado de uma forma que possa ser verificada empiricamente e comprovada, daí resultando que o próximo cientista estará ligeiramente menos errado. A pesquisa é o processo que consiste em aprender novas coisas que nos mostram um pouco mais do que é verdade, o que inevitavelmente revela como estávamos errados, e a coisa nunca "acaba". De modo que, sempre que ler uma manchete do tipo "Novo estudo mostra..." ou "A mais recente pesquisa revela...", leia com ceticismo. Um estudo não representa prova de coisa alguma. Em *Burnout*, procuramos usar ideias bem estabelecidas há décadas e corroboradas por diferentes abordagens. Ainda assim, a ciência não oferece a verdade perfeita, apenas a melhor verdade disponível. Em certo sentido, a ciência não é uma ciência exata.

Uma segunda ressalva: a ciência social geralmente procede por avaliação de muitas pessoas e mensuração da média de todas elas, pois as pessoas *variam*. Se algo é verdadeiro a respeito de determinado grupo — por exemplo: as mulheres norte-americanas têm em média 1,62m de altura —, não quer dizer que se aplique a todo representante individual do grupo. Assim, se você conhecer uma mulher norte-americana que não tenha 1,62m de altura, não há nada de errado com ela, que apenas difere da média. Tampouco há algo de errado com a ciência; é verdade que em média as mulheres têm 1,62m — mas esse dado não nos diz nada em particular sobre qualquer mulher específica que encontremos. Assim, se encontrar neste livro dados científicos remetendo a "mulheres", mas que não se aplicam a você, não significa que a ciência esteja errada nem que haja algo errado com você. As pessoas variam e mudam. A ciência é um instrumento contundente demais para capturar a situação de cada mulher.

Uma terceira ressalva: a ciência muitas vezes é custosa, e o responsável pelo financiamento pode influenciar os resultados e até o fato de eles serem publicados ou não. Por mais entusiasmo que nos inspirem as práticas escoradas em comprovação, é importante lembrar de onde vêm tais comprovações e por que talvez não estejamos tendo acesso às provas em contrário.[10]

A ciência tem uma quarta limitação específica que vale a pena mencionar num livro sobre mulheres: quando se afirma num artigo de pesquisa que foram estudadas "mulheres", quase sempre significa pessoas nascidas num corpo que levou os adultos próximos a dizer "É menina!", e essa pessoa foi criada como menina e chegou à idade adulta se sentindo confortável na identidade psicológica e no papel social de uma "mulher". Em muitas pessoas que se identificam como mulheres pelo menos um desses dados não se aplica, e em muitas que *não* se identificam como mulheres um ou mais deles se aplicam. Neste livro, quando usamos a palavra "mulher", queremos dizer quase sempre "pessoas que se identificam como mulheres", mas é importante lembrar que, quando reportamos dados científicos, nos limitamos às mulheres que foram identificadas no nascimento e criadas como mulheres, pois são majoritariamente as que foram estudadas. (Lamentamos.)

Então. Tentamos nos basear o máximo possível na ciência, mas temos consciência dos seus limites.

É onde entra a arte.

A autora de ficção científica Cassandra Clare uma vez escreveu: "A ficção é verdade, mesmo que não seja feita de fatos." Para isso contamos histórias — e, inclusive, já há pesquisas dizendo que as pessoas têm uma compreensão melhor da ciência quando ela é transmitida por meio de histórias. Assim, lado a lado com a neurociência e a biologia computacional, vamos falar de princesas da Disney, distopias de ficção científica, música pop e outras coisas, pois a história vai aonde a ciência não pode.

A CORUJA E O QUEIJO

Vamos falar agora de um estudo realizado por cientistas de verdade.[11]

Os participantes da pesquisa receberam labirintos — linhas traçadas em folhas de papel — e foram informados de que o objetivo era levar o ratinho desenhado de uma extremidade a outra do labirinto. Numa das versões do labirinto, uma coruja ficava na parte de cima da página, querendo pegar o rato. Na outra, um pedaço de queijo esperava o rato no seu destino.

Qual dos dois grupos completou o labirinto primeiro? O que se movia na direção do queijo ou o que tentava escapar da coruja?

O grupo do queijo. Os participantes completaram maior número de labirintos, mais rapidamente, quando suas imaginações eram impulsionadas em direção a uma recompensa, mesmo tão básica quanto um queijo desenhado, do que quando fugiam de um estado de desconforto, mesmo tão sutil quanto a ameaça de uma coruja desenhada.

Pensando bem, faz todo o sentido. Quando nos movemos para um objetivo específico e desejado, nossa atenção e nossos esforços estão focados naquele resultado. Mas, se tentamos nos afastar de uma ameaça, não importa muito aonde vamos parar, desde que seja um lugar a salvo da ameaça.

Moral da história: temos êxito quando nos movemos *em direção* a uma meta positiva, não apenas nos esforçando para nos afastar de um estado negativo. Se detestamos o lugar onde estamos, nosso primeiro instinto muitas vezes é correr sem rumo para nos afastar da coruja que nos atormenta nas circunstâncias atuais, o que pode nos conduzir a um lugar não muito melhor que o ponto de partida. Precisamos de um ponto positivo para onde nos mover. Precisamos do queijo.

O "queijo" de *Burnout* não é apenas se sentir menos assoberbada e exausta, ou deixar de se preocupar por não estar fazendo "o suficiente". O queijo é *ganhar poder*, se sentir forte o suficiente para enfrentar todos os labirintos, corujas e qualquer outra coisa que o mundo nos traga.

A promessa que fazemos é esta: onde quer que você se encontre em sua vida, seja se debatendo num poço de desespero e buscando uma saída ou se saindo muito bem e querendo ferramentas para se empoderar ainda mais, alguma coisa relevante você vai encontrar nestas páginas. Vamos mostrar dados científicos provando que você é normal e não está sozinha.

Com base em dados comprovados, ofereceremos ferramentas para você usar quando estiver lutando e compartilhar com os entes queridos quando eles estiverem lutando. Vamos surpreendê-la com dados científicos que contradizem as informações de "senso comum" nas quais você acreditou a vida inteira. E vamos inspirá-la e capacitá-la a gerar mudanças positivas na sua própria vida e na vida daqueles que ama.

Escrever este livro fez tudo isso conosco — nos mostrou que somos normais e não estamos sozinhas, nos ensinou habilidades importantes a serem usadas quando estamos lutando, nos surpreendeu e nos capacitou. Com isso, já mudou nossas vidas, e achamos que vai mudar a sua também.

PARTE I

O que levamos conosco

1

COMPLETAR O CICLO

"Decidi largar o emprego e começar a vender drogas."

Foi assim que Julie respondeu quando sua amiga Amelia perguntou "Como vai?", no sábado anterior ao início do ano letivo. Estava brincando, claro... só que não. Ela é professora de ensino médio. Seu burnout tinha chegado a uma intensidade em que a simples expectativa do início do primeiro semestre acionava um nível de pavor que já a fazia lançar mão da garrafa de Chardonnay às duas da tarde.

Ninguém gosta da ideia de que a professora dos filhos se encontre em tal estado de exaustão, amargurada, bebendo durante o dia, mas Julie não é a única. O burnout — com o cinismo que o acompanha, a sensação de impotência e, sobretudo, a exaustão emocional — é algo assustadoramente comum.

— Fiquei sabendo da história da professora que apareceu no primeiro dia de aula bêbada e sem calça, e pensei: "Pela

graça de Deus não era eu"— disse Julie a Amelia, do fundo da sua primeira taça de champanhe.

— O medo é a ansiedade turbinada — comentou Amelia, lembrando de sua época de professora de música de ensino médio —, e a ansiedade vem de um acúmulo de estresse que nunca acaba, dia após dia.

— Sim — concordou Julie, enchendo a taça de novo.

— O problema para uma professora é que não dá para se livrar das causas do estresse — disse Amelia. — E não estou me referindo aos alunos.

— Não é? — concordou Julie. — Os alunos são o motivo de eu estar lá. O problema é a burocracia, a papelada, essa droga toda.

— E não dá para se livrar desses fatores de estresse — continuou Amelia —, mas dá para se livrar do estresse propriamente dito. Basta saber como completar o ciclo da reação ao estresse.

— Sim — repetiu Julie, enfática. E acrescentou: — Mas como assim completar o ciclo?

Este capítulo é a resposta à pergunta de Julie, e talvez seja a ideia mais importante do livro: lidar com o próprio *estresse* é um processo separado de lidar com suas causas. Para lidar com o seu *estresse*, você precisa *completar o ciclo.*

"Estresse"

Vamos começar estabelecendo a diferença entre o nosso *estresse* e os *fatores de estresse.*

Fatores de estresse são tudo aquilo que aciona a reação ao estresse no nosso corpo. Pode ser qualquer coisa que vemos, ouvimos, cheiramos, tocamos, provamos ou imaginamos que possa nos fazer mal. Existem fatores externos de estresse: trabalho, dinheiro, família, tempo, normas e expectativas culturais, experiências de discriminação e assim por diante. E existem fatores menos tangíveis, internos: autocrítica, imagem corporal, identidade, lembranças e o futuro. De formas diferentes e em graus diferentes, todas essas coisas podem ser interpretadas pelo nosso corpo como potenciais *ameaças*.

Estresse é a alteração neurológica e fisiológica que acontece no nosso corpo quando nos deparamos com uma dessas ameaças. Uma reação adaptativa, do ponto de vista evolutivo, que nos ajuda a lidar com coisas como, por exemplo, ser perseguido por um leão ou atacado por um hipopótamo.[1] Quando nosso cérebro se dá conta da presença do leão (ou do hipopótamo), aciona uma "reação ao estresse" genérica, uma cascata de atividade neurológica e hormonal que desencadeia alterações fisiológicas para nos ajudar a sobreviver: a epinefrina instantaneamente joga sangue nos músculos, os glicocorticoides nos mantêm em movimento e as endorfinas nos ajudam a ignorar o desconforto da coisa toda. O coração bate mais rápido, de modo que o sangue é bombeado com mais força, e assim a pressão sanguínea aumenta e respiramos mais depressa (a avaliação do funcionamento cardiovascular é um conhecido recurso dos pesquisadores para estudar o estresse).[2] Os músculos estão tensos; nossa sensibilidade à dor diminui; a atenção alerta e vigilante focaliza o pensamento de curto prazo, no aqui e agora; os sentidos se aperfeiçoam; a memória passa a canalizar seu funcionamento para a faixa estreita de experiência e conhecimento mais imediatamente relevante para o fator de estresse em questão. Além disso, para ampliar a eficiência do corpo nesse estado, nossos outros sistemas orgânicos perdem prioridade: a digestão desacelera e o funcionamento imunológico se altera (a medição da função imunológica é outro recurso comumente empregado pelos pesquisadores para estudar o estresse)[3]. O mesmo vale para o crescimento e a reposição de tecidos, além do funcionamento reprodutivo. *Todo o nosso corpo e a nossa mente* mudam em reação à ameaça detectada.

E o leão chegando perto. Você está tomada pela reação ao estresse. E faz o quê?

Sai *correndo*.

Veja, essa relação complexa e multissistêmica tem um objetivo primordial: levar oxigênio e combustível aos seus músculos, antecipando a necessidade de fugir. Qualquer processo que não seja relevante para essa finalidade é adiado. O cientista e escritor Robert Sapolsky explica: "Para nós, vertebrados, o cerne da reação ao estresse gira em torno do fato de que os músculos vão funcionar intensamente."[4]

E a gente corre.

E depois?

Bem, só há dois possíveis resultados: ou você é comida pelo leão (ou esmagada pelo hipopótamo — e em qualquer dos casos nada mais importa) ou então consegue escapar. Sobrevive. Corre de volta para a aldeia, perseguida pelo leão, pedindo socorro. Todo mundo aparece para ajudá-la a matar o leão — e você é salva! Isso! Como você ama os amigos e a família! Como se sente grata por estar viva! Parece até que o sol brilha mais enquanto você relaxa, convencida de que o seu corpo é um lugar seguro. Toda a aldeia reunida prepara um pedaço do leão para um banquete, em seguida enterrando as partes que não podem ser usadas, numa cerimônia solene. De mãos dadas com aqueles que ama, você respira fundo, tranquila, agradecendo ao leão por seu sacrifício.

O ciclo da reação ao estresse está completo, e todo mundo vive feliz para sempre.

Lidar com o *fator de estresse* não significa que você lidou com o *estresse propriamente dito*

Nossa reação ao estresse é adequada perfeitamente ao ambiente em que evolui. O comportamento para enfrentar um leão foi o comportamento que completou o ciclo da reação ao estresse. O que faz parecer muito fácil concluir que foi a eliminação do leão — a causa do estresse — que completou o ciclo.

Mas não.

Suponha que você está fugindo do leão e ele é atingido por um raio. Você se vira e vê o leão morto, mas será que isso a deixa tranquila e relaxada? Não. Você para, perplexa, o coração disparado, os olhos alertas para qualquer ameaça. Seu corpo ainda quer correr ou lutar ou se esconder numa caverna e chorar. A ameaça pode ter sido resolvida por um ato de Deus, mas você ainda precisa fazer alguma coisa para seu corpo ficar sabendo que você está segura. O ciclo da reação ao estresse precisa ser concluído, e para isso não basta a eliminação do fator de estresse. Você pode então correr de volta para a aldeia e, ofegante, contar à tribo o que aconteceu, e todo mundo começa a pular, comemorar e agradecer a Deus pelo raio providencial.

Ou então, um exemplo moderno: suponha que o leão esteja investindo direto contra você. Adrenalina e cortisol e glicogênio, Deus do céu! E você, pensando rápido, pega o fuzil e mata o leão, para salvar a própria vida. *Bang.* O leão cai morto.

E agora? A ameaça se foi, mas seu corpo continua em modo de ação plena, pois você não fez nada que lhe permita perceber que está segura. Seu corpo está preso em plena reação ao estresse. Não adianta repetir para si mesma: "Agora você está a salvo, acalme-se." Nem mesmo ver o leão morto resolve. Você precisa fazer algo que sinalize para o seu corpo que está em segurança, caso contrário vai permanecer nesse estado, com os elementos neuroquímicos e os hormônios diminuindo, mas sem mudar para o modo de relaxamento. Os sistemas digestivo, imunológico, cardiovascular, musculoesquelético e reprodutivo não receberam nenhum sinal de que estão a salvo.

Mas não é só isso: suponhamos que o fator de estresse não seja um leão, mas um idiota no trabalho. O idiota nunca vai representar uma ameaça a nossa vida, não passa de um estorvo. Diz coisas idiotas numa reunião, e você é tomada por uma corrente de adrenalina, cortisol e glicogênio semelhante, Deus do céu.[5] Mas tem de continuar ali na reunião e ser "boazinha". "Socialmente adequada." Só iria piorar a situação se pulasse por cima da mesa e arrancasse os olhos dele, como sua fisiologia está pedindo para fazer. Em vez disso, você tem uma conversa tranquila, socialmente adequada e altamente funcional com o supervisor dele e consegue o apoio do supervisor no sentido de interferir da próxima vez que o idiota disser outra idiotice.

Parabéns!

Mas o fato de atacar a causa do estresse não significa que você enfrentou o estresse propriamente dito. Seu corpo está empapado de suco de estresse, esperando algum sinal de que agora você está livre da possível ameaça e pode relaxar e comemorar.

E isso acontece dia após dia... após dia.

Vamos então pensar nas consequências disso para um sistema apenas, o cardiovascular: uma reação ao estresse cronicamente ativada significa pressão sanguínea cronicamente aumentada, que é como apontar constantemente um extintor de incêndio para seus vasos sanguíneos, que na verdade se desenvolveram na evolução para lidar apenas com um fluxo suave. O maior desgaste dos vasos sanguíneos leva a um risco agravado de doenças cardíacas. E é assim que o estresse crônico leva a doenças mortais.

E cabe lembrar que isso acontece em todos os sistemas orgânicos do nosso corpo. Digestão. Funcionamento imunológico. Hormônios. Não fomos feitos para viver nesse estado. Se ficamos presos nele, a reação fisiológica necessária para nos salvar pode, pelo contrário, nos matar lentamente.

É o mundo de cabeça para baixo em que vivemos: na maioria das situações no Ocidente pós-industrial moderno, o próprio estresse acaba nos matando mais depressa que o fator estressante — *a menos que* façamos algo para completar o ciclo de reação ao estresse. Enquanto você administra os fatores de estresse do dia, o seu corpo administra o estresse do dia, e é absolutamente essencial para o seu bem-estar — assim como dormir e se alimentar são absolutamente essenciais — que você forneça ao corpo os recursos necessários para completar os ciclos de reação ao estresse que foram acionados.

Antes de ver como fazê-lo, vamos entender por que ainda não o fazemos.

Por que ficamos presas

São muitas as razões pelas quais o ciclo pode não se completar. Aqui vão as três que vemos com mais frequência:

1. *Fator crônico de estresse* → *Estresse crônico*: às vezes o cérebro aciona uma reação ao estresse, fazemos o que ele sugere e a situação não se altera:

Corra!, diz ele quando nos deparamos com um projeto apavorante — falar na frente de um grupo de colegas, digamos, ou escrever um relatório gigante ou comparecer a uma entrevista de emprego.

Então obedecemos ao comando "corra" do nosso jeito, bem século XXI: ao chegar em casa à noite, botamos Beyoncé para tocar e ficamos meia hora dançando.

"Escapamos do leão!", diz o cérebro, ofegando num riso forçado. "Toca aqui!" E somos recompensados com os mais variados elementos químicos cerebrais ligados ao bem-estar.

E no dia seguinte... o projeto apavorante continua lá.

Corra!, manda de novo o cérebro.

Ficamos presos na reação ao estresse porque estamos presos numa situação geradora de estresse. O que nem sempre é ruim — só quando o estresse supera nossa capacidade de processá-lo. Isso, infelizmente, acontece boa parte do tempo, pois...

2. *Adequação social*: às vezes o cérebro aciona uma reação ao estresse e não somos capazes de fazer o que ele nos manda fazer:

Corra! Diz ele, enviando adrenalina para dentro de você.

Não posso! Você responde. *Estou no meio de uma prova!*

Ou então:

Dá um soco na cara desse imbecil! Vem o comando, acompanhado de um jato de glicocorticoides na corrente sanguínea.

Não posso!, você responde. *Ele é meu cliente!*

Você então fica ali polidamente conversando, sorrindo afavelmente e fazendo o possível, enquanto seu corpo cozinha em suco de estresse, esperando que você faça alguma coisa.

E às vezes o mundo nos diz que é *errado* sentir esse estresse — errado por tantos motivos, de tantas maneiras. Não é legal; sinônimo de fraqueza; falta de educação.

Muitas de nós fomos criadas para ser "boas meninas", "boazinhas". Medo, raiva e outras emoções desconfortáveis podem causar sofrimento nas pessoas do nosso convívio, de modo que não é legal sentir essas coisas na frente dos outros. Nós sorrimos e ignoramos nossos sentimentos, pois nossos sentimentos são menos importantes que os da outra pessoa.

Por outro lado, é sinal de *fraqueza* ter esses sentimentos, pelo que ensina nossa cultura. Você é uma mulher inteligente e forte, e assim, quando está passando pela rua e um sujeito diz "Mas que peitos!", você se convence a fingir que não ouviu. Pensa que não está correndo perigo, seria irracional sentir raiva ou medo, e de qualquer maneira nem vale a pena brigar com o cara, não tem a menor importância.

Enquanto isso, seu cérebro berra *Nojento!*, fazendo-a apressar o passo.

"Que foi?", insiste o sujeito que não vale a pena. "Não gosta de elogios?"

É só ignorar, é o que você diz aos seus botões, engolindo a adrenalina. *Você é forte e está muito acima disso.*

Mas não é só o fato de não ser legal, nem de ser uma fraqueza: é que também nos ensinam que seria *falta de educação*. Quando seu primo posta um comentário misógino no Facebook, você seria capaz de BERRAR COM ELE POR FICAR REPETINDO ABSURDOS QUE NÃO SÓ NÃO SÃO VERDADE DO PONTO DE VISTA DOS FATOS COMO SÃO MORALMENTE ERRADOS MEU DEUS DO CÉU NÃO ACREDITO QUE AINDA PRECISO EXPLICAR ESSAS COISAS. Ele então — e provavelmente várias outras pessoas — vai responder que você até pode ter alguma razão, mas não dá para dialogar com alguém tão histérico. Tão irritadiço. Você precisa expressar seu ponto de vista mais *educadamente* para ser levada a sério.

Seja legal, seja forte, seja educada. Nada de demonstrar sentimentos.

3. *É mais seguro*: haveria uma estratégia para enfrentar, digamos, casos de assédio na rua que permita enfrentar tanto a situação quanto o estresse por ela causado? Com certeza. Dê meia-volta e dê um tabefe na cara do sujeito. Mas e depois? Será que de repente ele vai ter um insight de que assediar mulheres na rua é errado e que ele deveria parar de fazer isso? Provavelmente não. É mais provável que a situação se agrave e ele bata em você, tornando a coisa mais perigosa ainda. Às vezes se afastar é o melhor a fazer. Sorrir e ser boazinha, ignorar e tentar se convencer de que não importa — tudo isso são estratégias de sobrevivência. Você pode usá-las com todo o orgulho. Apenas não esqueça de que essas estratégias de sobrevivência não lidam com o estresse propriamente dito. Elas adiam a necessidade do seu corpo de concluir o ciclo; não o substituem.

Há muitas maneiras de negar, ignorar ou sufocar sua reação ao estresse. Por todos esses motivos e outros mais, a maioria de nós anda por aí com décadas de ciclos incompletos de reação ao estresse cozinhando em fogo brando na nossa química, à espera de uma oportunidade de se completar.

E aí tem o congelamento.

Congelar

Até agora falamos da reação ao estresse nos termos bem conhecidos da alternativa "lutar ou fugir". Quando nos sentimos ameaçados, o cérebro faz uma avaliação de fração de segundo para decidir que reação tem maior probabilidade de resultar na nossa sobrevivência. *Fugir* acontece quando o cérebro se dá conta de uma ameaça e decide que é mais provável que consigamos sobreviver tentando escapar. É o que acontece quando fugimos de um leão. *Lutar* é quando o cérebro decide que a probabilidade de sobrevivência diante da ameaça é maior tentando enfrentá-la. Do ponto de vista biológico, lutar e fugir são basicamente a mesma coisa. Fugir é medo — tratar de evitar —, ao passo que lutar é raiva — tentar abordar —, mas ambos são uma reação ao estresse do tipo "VAI!" por parte do sistema nervoso simpático. A ordem é *fazer alguma coisa*.

Congelar é especial. Acontece quando o cérebro avalia a ameaça e decide que não temos agilidade suficiente para fugir ou tamanho suficiente para lutar, de modo que a maior esperança de sobrevivência está em "se fazer de morto" até a ameaça se dissipar ou alguém chegar para ajudar. Congelar é a reação ao estresse da última esperança, reservada para ameaças encaradas como mortais pelo cérebro, quando lutar ou fugir não terão a menor chance. Em plena ação do acelerador da reação ao estresse, o cérebro pisa fundo no freio — o sistema nervoso parassimpático se sobrepõe ao simpático — e você bloqueia.

Imagine que você é uma gazela fugindo de um leão. Está em plena fuga, cheia de adrenalina — mas sente as presas do leão mordendo seu quadril. O que você faz então? Não pode mais correr — o leão te pegou. Não pode lutar — o leão é muito mais forte. Seu sistema nervoso então pisa no freio. Você entra em colapso e se faz de morta. Isso é congelar.

Você não precisa saber nada de congelamento para seu cérebro optar por ele, mas, se não souber que o congelamento existe, pode pensar numa circunstância em que não estava segura e se perguntar por que não esperneou e gritou, por que não lutou nem fugiu — por que, na verdade, sentiu como se *não pudesse* gritar, espernear nem correr. O motivo é que realmente não podia. Seu cérebro tentava mantê-la viva diante de uma ameaça que parecia avassaladora, e pisou no freio numa última tentativa desesperada.

E sabe o que mais? Funcionou. Você está aqui. Viva e lendo um livro sobre estresse. Oi! Que bom que você está aqui! Que bom que seu cérebro a manteve viva!

"A SENSAÇÃO"

Dispomos em nossa cultura de muitas maneiras de descrever como nos sentimos quando o cérebro opta pelas reações de *estresse* do tipo "Vai!". Quando ele escolhe lutar, você pode se sentir *irritada, chateada, perturbada, zangada, irada* ou *enraivecida.* Quando escolhe fugir, temos outras palavras para descrever o sentimento correspondente: *insegura, preocupada, ansiosa, amedrontada, assustada* ou *aterrorizada.* Mas que palavras podem remeter à emoção do *congelamento*? Algumas que podem dar conta do recado: *Bloqueada. Anestesiada. Imobilizada. Desconectada. Petrificada.* A própria palavra *simpático* significa "com emoção", ao passo que *parassimpático* – o sistema que controla o congelamento – significa "*além* da emoção". Você pode se sentir distante do mundo, letárgica, como se não se importasse ou nada fizesse diferença. Se sente... de fora.

Se não temos uma boa palavra que remeta à experiência do congelamento, também não temos uma para descrever o que vem a seguir:

Depois que a gazela congela diante do ataque do leão, este, todo convencido, se afasta para buscar os filhotes e alimentá-los com a gazela. E é quando a mágica acontece: uma vez dissipada a ameaça, o freio gradualmente se solta e a gazela começa a tremer e sentir calafrios. A adrenalina e o cortisol acumulados na corrente sanguínea são eliminados nesse processo, exatamente como acontece com esses elementos químicos quando fugimos em busca de segurança.

Acontece com todos os mamíferos. Uma mulher nos disse, ao tomar conhecimento do congelamento: "Então foi o que aconteceu com um gato que eu atropelei acidentalmente – ele ficou no chão e eu temi que tivesse morrido; me senti muito mal. Até que ele começou a se contrair e a tremer e eu achei que estivesse tendo uma convulsão, mas foi como se estivesse despertando... e saiu correndo."

Acontece com seres humanos também. Alguém nos disse: "Aconteceu com uma amiga minha quando passou o efeito da anestesia depois de uma cirurgia."

Ou então: "Meu filho passou por algo assim na emergência do hospital."

E mais: "Quando eu estava tentando superar um trauma que sofri, às vezes meu corpo entrava num estado em que eu me sentia fora de controle. Eu ficava assustada, pois também me senti fora de controle durante o trauma. Agora sei que na verdade era o meu corpo tomando conta de mim; fazia parte do meu processo de cura."

Não temos palavras para a experiência de liberação do freio – os tremores, os calafrios, os músculos se alongando, a reação involuntária muitas vezes acompanhada de ondas de raiva, pânico e vergonha. Se você não souber do que se trata, pode ser assustador. Talvez você tente resistir ou controlar o que acontece. Por isso é tão importante dar um nome ao processo: nós o chamamos de "sensação", e não é nada que deva ser temido. É uma parte normal e saudável do processo de conclusão do ciclo, uma reação fisiológica que acaba por si mesma, em geral durando apenas alguns minutos. Essa sensação normalmente acontece em casos extremos em que o ciclo da reação ao estresse é interrompido subitamente e não pode se completar. Faz parte do processo de cura que se segue a um acontecimento traumático ou a processos longos de estresse intenso.

Confie no seu corpo. As sensações podem nos conscientizar das suas origens ou não; mas não importa. A consciência e a percepção não são necessárias para que a sensação entre e saia de você. Chorando aparentemente sem motivo? Ótimo! Simplesmente observe quaisquer emoções ou sensações aparentemente sem causa e pense: "Ah. É a tal sensação."

A maneira mais eficaz de completar o ciclo

Ao ser perseguida por um leão, o que você faz?

Sai correndo.

Quando se sente estressada pela burocracia e o desgaste de viver no século XXI, faz o quê?

Sai correndo.

Ou vai nadar.

Ou começa a dançar pela casa, cantando uma música da Beyoncé, ou sua litros numa aula de zumba, ou então faz literalmente qualquer coisa que movimente seu corpo o suficiente para conseguir respirar fundo.

Por quanto tempo?

Entre vinte e sessenta minutos por dia é o suficiente para a maioria das pessoas.

E de preferência na maioria dos dias — afinal, vivenciamos o estresse na maioria dos dias, de modo que também deveríamos completar o ciclo de reação ao estresse na maioria dos dias. Mas o simples fato de levantar da cadeira, respirar fundo e estirar os músculos por vinte segundos, em seguida botando tudo para fora numa longa expiração, já é um excelente começo.

Lembre-se de que o seu corpo não tem a menor ideia do que significa "fazer a declaração de imposto de renda" ou "resolver um conflito interpessoal por meio de métodos racionais de solução de problemas". Mas sabe muito bem o que significa pular e correr. Portanto, fale a língua dele — e a língua dele é a linguagem *corporal*.

Todo mundo não está sempre dizendo que os exercícios fazem bem à saúde? Que nos ajudam com o estresse, melhoram a saúde, o humor e a inteligência, e que decididamente você não pode dispensá-los?[6] É por isso. É a atividade física que diz ao cérebro que você conseguiu sobreviver à ameaça e agora o seu corpo é um lugar seguro para continuar vivendo. *A atividade física é a estratégia mais eficaz para concluir o ciclo de reação ao estresse.*

Outras maneiras de completar o ciclo

A atividade física — literalmente qualquer movimento do seu corpo — é a linha de frente de ataque na batalha contra o burnout. Mas não é a única coisa que funciona quando se trata de completar o ciclo de reação ao estresse — nem de longe. Aqui vão seis outras estratégias baseadas em fatos comprovados:

Respirar: movimentos respiratórios profundos e lentos reduzem a reação ao estresse — especialmente quando a expiração é longa e lenta e vai realmente até o fim, levando você a contrair a barriga. A respiração é mais eficaz quando o estresse não é alto, ou quando você precisa apenas expelir o pior do estresse para superar uma situação difícil, e depois então tomar alguma providência mais séria. Por outro lado, se você estiver numa situação pós-traumática, o simples ato de respirar profundamente é a maneira mais suave de começar a se desvencilhar do trauma, sendo, portanto, um excelente ponto de partida. Um exercício simples e prático consiste em inspirar contando lentamente até cinco, prender a respiração por mais cinco e então expirar contando lentamente até dez, para em seguida fazer uma pausa contando até cinco. Faça isso três vezes — só um minuto e quinze segundos de respiração — e veja como se sente.

Interação social positiva: a interação social informal e amistosa é o primeiro sinal externo de que o mundo representa um lugar seguro. Quase sempre achamos que vamos ser mais felizes se, digamos, o vizinho de assento num trem nos deixar em paz, em silêncio recíproco; mas na verdade as pessoas sentem maior bem-estar quando têm uma conversa informal e polida com o companheiro de viagem.[7] As pessoas mais bem relacionadas são mais felizes.[8] Ao sair para comprar um café, comente "Que dia bonito" com o vendedor. Elogie os brincos da moça que serve o almoço. Confirme para o seu cérebro que o mundo é um lugar saudável e seguro, e que nem todo mundo é um pé no saco. Isso ajuda!

Rir: rir com os outros — e até simplesmente recordar os momentos em que rimos juntos — aumenta a satisfação nos relacionamentos.[9] Não estamos falando do riso social ou "posado", mas daquelas risadas de se sacudir — rir muito, sem controle nem preocupação com a compostura. Quando rimos, diz a neurocientista Sophie Scott, usamos "um antigo sistema evolutivo desenvolvido pelos mamíferos para criar e preservar vínculos sociais e regular as emoções".[10]

Afeto: quando o bate-papo amistoso com os colegas não resolve, quando você está estressada demais para achar graça em alguma coisa, pode ser necessária uma conexão mais profunda com uma presença amorosa. Quase sempre isso se dá com uma pessoa amorosa e amada que gosta de você, que a respeita e confia em você, e de quem você gosta, que você respeita e que merece a sua confiança. Não precisa ser afeto físico, embora isso seja ótimo; um abraço afetuoso, num contexto seguro e de confiança, pode ajudar tanto o seu corpo a se sentir como se tivesse escapado de uma ameaça quanto correr um ou dois quilômetros, ao mesmo tempo poupando um bocado de suor.

Um exemplo de ato de afeto é a recomendação do "beijo de seis segundos" feita pelo pesquisador de relacionamentos John Gottman. Ele sugere que todo dia você beije o seu amor por seis segundos. Veja bem: estamos falando de um beijo de seis segundos, não de seis beijos de um segundo. Pensando bem, seis segundos podem dar um beijo desconfortavelmente longo. Mas existe um motivo: seis segundos são tempo demais para beijar alguém de quem você não goste ou de quem se ressinta, e é até inconcebível no caso de alguém com quem você não se sinta segura. Para beijar durante seis segundos é preciso parar e tomar consciência de que você gosta da pessoa, confia nela e sente afeição por ela. Tomando consciência dessas coisas, o beijo diz ao seu corpo que você está segura na sua tribo.

Outro exemplo: abrace alguém que ama e em quem confia durante vinte segundos sem parar, estando você e a outra pessoa de pé sobre o próprio ponto de equilíbrio. Quase sempre, quando abraçamos alguém, é um rápido abraço em que nos inclinamos para a frente, ou então um abraço mais longo em que cada um se apoia no outro, de tal maneira que, se uma das duas pessoas se soltar, a outra pode cair. Em vez disso, cuide de sustentar o própio peso, enquanto a outra pessoa faz o mesmo, passando cada um os braços ao redor do outro. E fiquem assim. As pesquisas indicam que abraços de vinte segundos podem alterar os hormônios, baixar a pressão sanguínea e os batimentos cardíacos e melhorar o humor, reações que se refletem, depois do abraço, num aumento da oxitocina, o hormônio do vínculo social.[11]

Exatamente como um longo beijo de real presença, um abraço de vinte segundos pode mostrar ao seu corpo que você está em segurança; escapou do leão e chegou em casa, sã e salva, ao encontro daqueles que ama.

Naturalmente, não precisam ser exatamente vinte segundos. O importante é sentir o ciclo sendo concluído. A terapeuta Suzanne Iasenza diz que se trata de "abraçar até relaxar".

Felizmente, nossa capacidade de completar o ciclo por meio do afeto não se limita ao contato com outros seres humanos. O simples gesto de fazer carinho em um gato por alguns minutos pode diminuir a pressão sanguínea, e os donos de animais de estimação muitas vezes consideram o apego aos animais uma forma mais importante de apoio que os seus relacionamentos com outros seres humanos.[12] Não espanta, assim, que as pessoas que saem para caminhar com seus cães se exercitem mais e se sintam melhor que as que não o fazem — estão obtendo ao mesmo tempo exercícios e afeto.[13] E, no caso das pessoas que deduziram de suas experiências negativas que ninguém merece confiança, as terapias com cavalos, cães e outros animais podem abrir uma porta para o poder da conexão.

Nossa capacidade de completar o ciclo com afeto não se limita nem mesmo à conexão com a vida mundana na Terra. Muitas vezes, examinando o papel da espiritualidade no bem-estar de uma pessoa, os pesquisadores falam de "encontrar significado na vida" — algo tão importante que lhe dedicamos um capítulo inteiro (Capítulo 3) — ou do apoio social proporcionado por outros membros de uma comunidade religiosa. Mas a conexão espiritual também tem a ver com se sentir segura, amada e apoiada por uma força superior. Em suma, tem a ver com se sentir ligada a uma tribo invisível, mas intensamente tangível.[14]

Chorar com vontade: qualquer pessoa que diga que "chorar não resolve nada" não sabe a diferença entre lidar com o estresse e lidar com a situação que causa estresse. Alguma vez você já se refugiou aflita num lugar, bateu a porta atrás de si e ficou uns dez minutos chorando? E depois limpou o nariz, soltou um suspiro profundo e se sentiu aliviada do peso daquilo que a fez chorar? Talvez não tenha alterado em nada a situação que provocou o estresse, mas completou o ciclo.

Você tem algum filme dramático favorito que a faz chorar toda vez? Aquele que você sabe exatamente quando pegar o lenço de papel, já fungando: "Adoro esta parte!" Passar por essa emoção com os personagens permite que o seu corpo também passe por elas. A história vai guiá-la por todo o ciclo emocional.

Expressar a criatividade: envolver-se hoje em atividades criativas leva a mais energia, entusiasmo e empolgação amanhã.[15]

Por quê? Como? Tal como os esportes, as artes — pintura, escultura, música, teatro, todas as formas de contar histórias — geram um contexto de tolerância e mesmo de estímulo às grandes emoções. No primeiro assomo do amor romântico, por exemplo, todas aquelas canções ouvidas no rádio de repente fazem sentido. E essas canções nos fazem companhia mesmo quando os amigos já reviram os olhos por não aguentar mais nos ouvir dizer como estamos apaixonados. Da mesma forma, quando estamos de coração partido, sempre há uma playlist para nos dar a mão no túnel da tristeza e nos fazer companhia até um lugar de paz. Dessa forma, as mais variadas artes literárias, visuais e cênicas nos permitem celebrar e avançar pelas grandes emoções. É como uma brecha cultural numa sociedade que está sempre nos dizendo para sermos "boazinhas" e não criar caso. Pois então aproveite essa brecha.

Escritores, pintores e criadores de todo tipo sempre disseram a mesma coisa que nos disse um compositor de Nashville: "Relembrando minhas primeiras canções, fica óbvio que eu estava lidando com meu passado, tentando processar minha história de traumas para transformá-la em algo significativo. Na época, eu estava em total negação — eu nem sequer sabia que estava *sofrendo*. Mas compor as canções me ajudou a sentir o que minha mente estava escondendo de mim. Minhas canções eram um lugar seguro para eu colocar as coisas com as quais não sabia lidar de outra forma."[16]

Sophie é engenheira, fanática por Star Trek *e muitas outras coisas, mas definitivamente não é uma atleta. No ensino médio, as pessoas viam aquela garota negra de mais de um metro e oitenta e diziam que ela devia jogar basquete, e ela respondia mandando-as enfiar o basquete em algum lugar. Ela detesta se exercitar. Simplesmente não se exercita. Na verdade, toda vez que tenta, depois de alguns dias aparece inevitavelmente algum empecilho ou ela se machuca, ou surge um projeto que a deixa sem tempo. Ela não tem como fazer exercícios. Não tem. Odeia, não consegue, não rola.*

Então, quando Emily foi ao seu escritório na hora do almoço fazer um seminário sobre estresse, e disse "Se exercitar é bom para você", Sophie foi falar com ela depois.

— Você não está entendendo, Emily. É um saco, dói e, toda vez que eu tento, alguma coisa dá errado. Não consigo, não quero, não vou, simplesmente não. Não. Não vou fazer exercícios. Não estou nem aí se é bom para o meu estresse.

Nem todo mundo nasceu para atividades físicas. Mas as pesquisas deixam tão indubitavelmente claro que elas são boas para nós que, como educadora de saúde, Emily tem investigado maneiras de ajudar pessoas que não conseguem se exercitar ou detestam atividade física ou simplesmente não se exercitam por algum motivo. Analisando essas pesquisas, ela se espantou ao constatar que em sua maioria as conclusões apontam sugestões como "Entre para uma equipe esportiva" ou "Que os exercícios não sejam apenas exercícios, mas um hobby!" Em outras palavras, a recomendação era: "Encontre um jeito de gostar de se exercitar!" São excelentes conselhos, mas não para uma pessoa que sente dores ou que tem uma doença crônica, lesões ou alguma forma de incapacitação, ou ainda alguém como Sophie, que simplesmente NÃO FAZ EXERCÍCIOS.

Até que Emily se deparou com um notável ramo de pesquisa sobre terapias centradas no corpo, e passou a aplicar seus resultados em pessoas como Sophie. Eis o que ela sugeriu.

— Ok, então pode ficar deitada na sua cama...

— Meu esporte favorito — concordou Sophie.

— Aos poucos, vá contraindo e relaxando cada músculo do corpo, começando pelos pés e terminando no rosto. Contraia muito, muito, muito, contando leeeentamente até dez. E passe mais tempo tensionando nos lugares onde sente mais estresse.

— Ombros — foi logo dizendo Sophie.

— Ótimo! Enquanto isso, visualize, com toda a clareza, visceralmente, a sensação de acabar completamente com a raça de qualquer fator de estresse que tenha encontrado.

— Ok — se dispôs Sophie, com algum entusiasmo.

— Procure realmente imaginar com toda a clareza, é muito importante. Perceba seu corpo reagindo, por exemplo, o coração batendo mais rápido, os punhos se cerrando, até chegar a uma sensação satisfatória de...

— Vitória — completou Sophie. — Eu sei como é.

E assim foi. E começaram a acontecer coisas estranhas. Às vezes, na atividade de contração dos músculos, ela sentia inexplicáveis ondas de frustração e raiva. Eventualmente chorava. Às vezes parecia que seu corpo assumia o comando, tremendo e estremecendo de um jeito estranho, como se ela estivesse possuída.

Ela então mandou um e-mail para Emily.

— Perfeitamente normal — respondeu Emily. — É a sua bagagem se desfazendo por si mesma. Todos os ciclos incompletos de reação ao estresse que estavam acumulados em você finalmente estão sendo liberados. Confie no seu corpo.

São tantas as maneiras de completar o ciclo que não é possível catalogá-las. Mas a atividade física, o afeto, o riso, a expressão criativa e até o simples ato de respirar têm algo em comum na condição de estratégias: você precisa *fazer alguma coisa.*

O que sabemos com certeza que não funciona: simplesmente ficar dizendo a si mesma que está tudo bem. O fechamento do ciclo não é uma decisão intelectual; é uma mudança fisiológica. Assim como você não manda o coração continuar batendo ou a digestão continuar processando, o ciclo não se completa por decisão consciente. Você fornece ao corpo os elementos de que precisa e permite que ele faça o que tem de fazer, no tempo necessário.

Como saber que o ciclo se completou?

É como saber que a gente está satisfeito depois de uma refeição ou saber quando teve um orgasmo. O corpo diz, e é mais fácil para certas pessoas saber do que para outras. Na sua experiência, pode se manifestar como uma mudança de humor, de estado mental ou de tensão física, à medida que você respira mais profundamente e os seus pensamentos vão cedendo.

Para certas pessoas, é tão óbvio quanto saber que estão respirando. É assim para Emily. Muito antes de tomar conhecimento dessas descobertas científicas, ela sabia que, quando se sentia estressada, tensa e muito mal, devia sair para correr ou pedalar e no fim se sentia melhor. Mesmo naqueles dias em que olhava para os tênis pensando *Eca, nem morta que eu vou fazer isso,* ela sabia que do outro lado dos tênis, da corrida ou do percurso de bicicleta encontraria a paz. Certa vez, chegou a chorar no alto de uma colina no sudeste da Pensilvânia, respirando fundo, maravilhada com o cheiro das vacas e o brilho da luz do sol no asfalto, ao som das engrenagens da bicicleta. Ela sempre foi capaz de sentir intuitivamente essa mudança no corpo.

Qual é a sensação?

É uma mudança de marcha — a corrente resvala para uma marcha menor, e de repente as rodas passam a girar mais livremente. Um relaxamento dos músculos e um aprofundamento da respiração.

Quanto mais regularmente ela se exercita, com mais facilidade chega lá. Se deixou o estresse se acumular dentro dela por dias ou semanas, uma sessão de atividade física apenas não vai servir para levá-la até lá. Ela se sente melhor no fim de uma corrida, mas não *resolvida*. Quando passamos muito tempo acumulando no corpo ciclos incompletos de reação ao estresse, podemos ter a mesma experiência. Se começar a praticar estratégias para completar o ciclo, no início você vai sentir apenas algum alívio, e não necessariamente o pleno relaxamento da conclusão do processo. Mas também está bem assim.

Para outros — como Amelia —, não é tão intuitivo reconhecer quando o ciclo se completa. Ela estava no consultório do seu terapeuta, se sentindo ansiosa, na primeira vez que notou que estava acontecendo. O terapeuta pediu que ela descrevesse como era a ansiedade, e Amelia discorreu poeticamente por uns quatro minutos, falando da tensão nos ombros, do calor no pescoço e da vibração nos folículos pilosos, até que parou para respirar.

— E como está se sentindo agora? — perguntou o terapeuta.

— Hmm... Não sei... Não estou mais sentindo. Parece que... se foi?

— Exato. É assim que funciona. Se a ansiedade começa, também acaba.

— Simplesmente *acaba*?

— Sim. Se você deixar, simplesmente acaba.

Perguntamos a um grupo de terapeutas como eles seriam capazes de dizer que tinham completado o ciclo. Uma delas não falou de si mesma, mas da irmã mais nova. Quando a irmã a procurava aflita, ela a acolhia nos braços, como uma mãe, e ficava observando seu rosto enquanto chorava. Aos poucos, os músculos tensos no rosto e no corpo da menininha relaxavam, ela soltava um enorme suspiro, trêmula, e aí conseguia falar do que havia causado a aflição. O suspiro fundo era o sinal de que seu corpinho tinha passado pela mudança.[17]

Não se preocupe se não tiver clareza sobre quando "completou" o ciclo. Especialmente se passou muitos anos — e quem sabe até a vida inteira — agarrada à preocupação e à raiva, provavelmente você tem um bocado de ciclos acumulados de reação ao estresse com as máquinas acionadas, esperando cada um a sua vez, de modo que pode levar algum tempo até você esvaziar as reservas. Você precisa apenas reconhecer que está se sentindo *cada vez melhor* em relação ao que sentia antes de começar. Pode notar, por exemplo, que algo no seu corpo mudou, se deslocando na direção da paz.

"Se no início eu estava no oito na escala do estresse, agora estou no quatro", pode dizer. O que já é muito bom.

Recomendação prática

O "modo de fazer" aqui é muito simples:

Primeiro, descubra o que funciona. Seria conveniente se pudéssemos simplesmente dizer qual estratégia vai funcionar melhor com você, mas provavelmente você vai descobrir que diferentes estratégias funcionam melhor em dias diferentes, e às vezes a estratégia que melhor funciona não é prática no dia a dia, e você precisa de uma de reserva. Provavelmente você já é capaz de pensar em algumas coisas que podem funcionar, mas experimente, e depois encaixe o que for preciso no seu cotidiano. Coloque na agenda. Trinta minutos de qualquer coisa que funcione para você: atividade física, meditação, expressão criativa, afeto etc. Como o estresse é uma experiência de cada dia, você terá de encaixar a finalização do ciclo em cada dia. Que seja uma prioridade, como se a sua vida dependesse disso. E na verdade depende mesmo.

Lembre-se: desde a primeira adolescência Emily entendia intuitivamente quando o ciclo se completava, ao passo que Amelia, geneticamente idêntica e criada na mesma família, ainda nem começava a entender mesmo depois de anos de terapia, duas hospitalizações por inflamações causadas por estresse, treinamento formal em meditação e instruções explícitas da irmã, educadora de saúde. Sabemos então que todos são diferentes. Mas com a prática você vai começar a perceber qual a sensação de diferentes níveis de estresse no corpo, percebendo os dias em que é necessário mais ou menos tempo ou intensidade para completar o ciclo.

Para muita gente, o mais difícil desse processo de "completar o ciclo" é que quase sempre se torna necessário parar de lidar com a eventual causa do estresse, se afastar da situação e se voltar para o próprio corpo e as emoções.

A esta altura do capítulo, você já sabe que lidar com o fator de estresse e lidar com o estresse são dois processos diferentes, e ambos precisam ser encarados. É necessário, caso contrário o estresse vai gradualmente corroer seu bem-estar, até o colapso do corpo e da mente.

Sinais de que você precisa lidar com o estresse, mesmo que isso signifique ignorar o fator de estresse

O cérebro e o corpo apresentam sinais previsíveis quando o nível de estresse está elevado, e esses sinais são pistas confiáveis indicando que você precisa lidar com o estresse propriamente dito antes de ser capaz de lidar eficazmente com o fator de estresse.

1. *Você percebe que está fazendo repetidas vezes a mesma coisa aparentemente sem sentido, ou adotando comportamentos autodestrutivos*: quando o cérebro fica emperrado, pode começar a gaguejar ou a se repetir, como um disco arranhado, ou como uma criança de 8 anos ofegante, tentando atrair a atenção da mãe com algo do tipo "Olha lá. Olha lá. Olha lá". Você talvez comece a conferir as coisas, beliscar sem fome, ter pensamentos obsessivos ou brincar com alguma parte do corpo de um jeito rotineiro. São sinais de que o estresse levou a melhor sobre a capacidade do seu cérebro de enfrentar racionalmente o fator de estresse.

2. *Explosão*: Brené Brown utiliza o termo *subir pelas paredes* para designar a súbita e avassaladora explosão de uma dor tão intensa que a gente não consegue mais conter, e dá um pulo tão alto que bate com a cabeça no candelabro. Uma reação completamente desproporcional ao que está acontecendo aqui e agora, mas não ao sofrimento que a pessoa está contendo dentro de si. E esse sentimento precisa sair de alguma forma. Vem então essa erupção, um sinal de que você foi além do limiar de tolerância e precisa lidar com esse estresse para então poder lidar com o fator de estresse.

3. *Você se transforma num coelhinho se escondendo na moita*: imagine um coelho sendo perseguido por uma raposa até que se esconde dentro de um arbusto. Quanto tempo ele vai ficar ali?

Até a raposa ir embora, certo?

Quando seu cérebro fica paralisado em pleno ciclo, pode não ser mais capaz de se dar conta de que a raposa já foi embora, e você então continua atrás do arbusto — ou seja, volta do trabalho e fica em casa vendo vídeos de gatinhos, tomando sorvete direto do pote, usando batatas chips como colher, ou então passa a semana inteira na cama, se escondendo da vida. Se estiver se escondendo da sua própria vida, você já passou do limiar. Não está lidando com o estresse nem com o fator de estresse. Trate de lidar com o estresse para ficar em condições de equilíbrio para lidar com o fator de estresse.

4. *Seu corpo se sente mal*: é possível que você fique doente o tempo todo: são dores crônicas, lesões que não passam ou infecções que voltam o tempo todo. Como o estresse não é "só estresse", mas sim um fenômeno biológico que realmente acontece no nosso corpo, ele pode gerar problemas biológicos que realmente acontecem no nosso corpo, mas nem sempre poderão ser explicados com diagnósticos óbvios. Doenças e lesões crônicas podem ser causadas ou exacerbadas pelo acionamento crônico da reação ao estresse.

Amelia contou a Julie como a ciência da finalização do ciclo salvou sua vida (duas vezes).

— Foi quando eu estava na pós-graduação. Eu estava tentando fazer algo muito importante para mim, ao mesmo tempo lutando com uma burocracia totalmente absurda...

— Ai meu Deus, eu sei como é — comentou Julie.

— ... e o estresse ia se acumulando em mim em camadas cada vez mais densas que acabaram me esmagando. Mais ou menos no meio do curso, fui hospitalizada com dores abdominais e a contagem de glóbulos brancos lá nas alturas. Ninguém descobria a causa; me mandaram de volta para casa e disseram para eu "relaxar".

— Seja lá o que isso signifique — disse Julie.

— Eu também não sabia! Só sabia que tinha de fazer alguma coisa. Comecei então a notar os fatores externos que ativavam o meu estresse e percebi que tinha muito pouco controle sobre eles, e precisava, portanto, começar a largar mão

dessas coisas. Tenho certeza de que salvou minha vida. Mas não parou por aí. Um ano depois, eu estava no hospital de novo para tirarem o meu apêndice — as camadas sobrepostas de estresse fazendo pressão dentro de mim finalmente tinham destruído um órgão.

— O estresse é capaz disso?

— Se é! — respondeu Amelia. — Minha irmã então foi me visitar no hospital. E levou um livro sobre inflamações.

— Sua irmã te deu um livro quando você estava no hospital?

— E um balão que dizia "Don't worry, be happy" [Não se preocupe, seja feliz], o que também ajudou — prosseguiu Amelia. — Mas o livro explicava que questões de saúde como infecções constantes, dores crônicas e asma (todas elas eu tinha) são exacerbadas ou mesmo causadas pelo estresse. Por emoções que não são processadas. Eu voltei para casa, li o livro e simplesmente comecei a chorar, embora pensasse: "Mas quanta bobagem!" Parecia coisa de hippie. Mas, cara, eu estava sofrendo muito, o tempo todo, e só piorava com o tempo. Então telefonei para Emily, soluçando: "Esse livro diz que as emoções se manifestam no corpo. É verdade?"

— Caramba — interveio Julie. — Até eu sabia disso.

— Justamente. Se eu posso aprender a lidar com o meu próprio estresse, aprender a completar o ciclo, você também pode. Qualquer um pode.

— Seja como for, perguntei a Emily o que eu devia fazer com toda aquela emoção e aquela dor e aquilo tudo no meu corpo, e ela pegou o carro e dirigiu uma hora e meia até a minha casa para levar um livro sobre meditações relaxantes.

— Claro que Emily ia mesmo te dar mais um livro — ironizou Julie.

— Exatamente. Eu comecei então a usar essas meditações enquanto estava na esteira e em outros aparelhos da academia, prestando atenção nas sensações físicas e me dando conta pela primeira vez de que certos devaneios mentais correspondiam a

desconfortos físicos específicos. Foi incrível. Impressionante. E funcionou. Hoje sou mais saudável, e mais sadia mentalmente, mais feliz, do que quando tinha vinte e poucos anos, pois percebi que minhas emoções, meus pensamentos e meu corpo estão interligados. Hoje em dia sou eu que fico cobrando que ela faça exercícios e que chore e escreva ficção quando sentir necessidade.

— É fazendo essas coisas que ela completa o ciclo — observou Julie. — Muito bem. — E ela começou a girar a taça de vinho entre os dedos, pensando.

Julie traçou um plano, então. Começaria a fazer uma triagem entre fatores controláveis de estresse e fatores incontroláveis, praticando a finalização do ciclo. Tratou de separar meia hora por dia, seis dias por semana, para se exercitar ou simplesmente brincar com a filha, Diana.

E ajudou... mas alguns meses depois ela se deparou com um sério obstáculo. Que será o tema do próximo capítulo.

A boa notícia é que o estresse não é um problema. O problema é que as estratégias para lidar com os fatores de estresse não têm quase nada a ver com as estratégias para lidar com as reações fisiológicas a esses fatores no nosso corpo. Estar "bem" não significa viver num estado de perpétua segurança e calma, mas se mover com fluidez de um estado de adversidade, risco, aventura ou empolgação para a segurança e a calma novamente, e de novo para fora delas. O estresse não é ruim para você; o que é ruim é *ficar presa*. O bem-estar ocorre quando o corpo é um lugar seguro para você, mesmo se não estiver necessariamente num lugar seguro. Você pode estar bem mesmo em momentos em que não esteja se sentindo bem.

E aqui vai a moral da história toda:

O bem-estar não é um estado de ser, mas um estado de ação.

Nosso objetivo neste capítulo era mostrar como lidar com o *estresse*, para você ficar bem e poder enfrentar mais um dia de fatores de estresse. Mas é claro que a sua vida continua cheia de metas, obstáculos, obrigações não cumpridas, expectativas ainda não preenchidas e outras fontes de estresse, grandes e pequenas, prazerosas e dolorosas.

Vamos então falar dessas metas e do mecanismo cerebral que as acompanha.

ld;nl:

- O fato de você ter lidado com um fator de estresse não significa que lidou com o estresse propriamente dito. E você precisa lidar com o estresse — "completar o ciclo" —, caso contrário ele vai matá-la lentamente.
- A atividade física é a estratégia mais eficaz para completar o ciclo — mesmo que seja apenas dar uns pulos ou chorar com vontade.
- O afeto — um beijo de seis segundos, um abraço de vinte segundos, seis minutos de aconchego depois do sexo, se escangalhar de rir — se manifesta em estratégias sociais que completam o ciclo, junto com a autoexpressão criativa — escrever, desenhar, cantar, qualquer coisa que represente um lugar seguro para você se mover em meio ao ciclo emocional do estresse.
- "Bem-estar" é a liberdade de se movimentar com fluidez pelos ciclos da nossa humanidade. O bem-estar, portanto, não é um estado de ser; é um estado de ação.

2

#PERSISTIR

Sophie, aquela que não faz exercícios, é engenheira, mas também é uma mulher negra, de modo que raramente consegue ser apenas engenheira. Tem de ser engenheira e educadora de justiça social, mostrando aos desatentos sujeitos brancos que a cercam o que é a experiência de ser uma mulher negra no mundo da ciência e da tecnologia — não porque queira; ela preferiria só fazer ciência. Mas, como frequentemente é a única pessoa negra e a única mulher na sala, todo mundo fica esperando que ela explique, sabe como é... por que ela é a única pessoa negra e a única mulher na sala.

Certa vez, quando estávamos com ela e várias outras mulheres em um café da manhã de encerramento do semestre, Sophie nos contou que estava sendo ignorada numa comissão sobre "diversidade" para a qual fora designada.

— Seria... racismo? — perguntou Emily meio hesitante, na condição de mulher branca temendo ferir os sentimentos de alguém. — Ou será por você ser mulher?

— A bobajada de sempre — respondeu Sophie. — Já estou acostumada.

Amelia, nada hesitante, interveio:

— Qual é o problema dessa gente? Não é óbvio que encarregar pessoas negras de ajudar brancos a aprender a não ser racistas não passa de mais uma manifestação de supremacia branca? O problema é dos brancos; nós é que devíamos nos dar ao trabalho, em vez de exigir mais ainda dos negros e outras minorias étnicas.*

Sophie abriu um sorriso forçado para o seu omelete e respondeu:

— Na verdade... andei pensando. Se querem que eu faça tudo isso, posso transformar num jeito de ser remunerada. Montar um pacote de conferências e oficinas. Cair na estrada com o Show da Sophie. Recebo convites o tempo todo.

— Vamos então falar da ciência por trás dessa ideia brilhante? — propôs Emily, impressionada e empolgada. — São tantas as pesquisas sobre as maneiras de transformar nossas frustrações em trunfos.

— Vamos falar da ciência? — repetiu Sophie. — Nunca é demais falar de ciência!

Este capítulo é sobre essa ciência.

O Capítulo 1 falava de como lidar com o estresse propriamente dito. O Capítulo 2 trata da gestão dos fatores de estresse. De saber como persistir quando já fomos além dos limites da nossa capacidade e de saber quando deixar para lá. Em termos específicos, o capítulo trata do que chamamos de "o monitor", o mecanismo cerebral que administra a defasagem entre o lugar onde estamos e aquele para onde vamos. A maneira como isso se apresenta é diferente para cada um, mas tem impacto em cada terreno da vida, da criação dos filhos ao sucesso na carreira, passando pelas amiza-

---

* Em inglês, "brown people", termo específico ligado ao contexto norte-americano, se refere a pessoas de origem latina, árabe ou asiática. As discussões raciais no Brasil ocorrem em um contexto diferente dos EUA, logo, não há uma tradução que denote o mesmo sentido do inglês, portanto, optamos por termos como "minorias étnicas", "pessoas racializadas" ou "pessoas não brancas", que abrangem as origens citadas de maneira respeitosa. (*N. da E.*)

des e a autoimagem corporal. No caso das mulheres, a defasagem logo se transforma num abismo.

Neste capítulo, vamos explicar como o monitor funciona, e por que às vezes ele entra em colapso. Em seguida falaremos sobre as maneiras de pôr em prática estratégias, baseadas em fatos comprovados, para cada frustração e cada fracasso, dos engarrafamentos no trânsito à efetivação no emprego.

Permita-nos apresentar... O monitor

O nome técnico é "circuito de retroalimentação redutor (ou ampliador) de discrepância" e "velocidade-padrão", mas todo mundo cai imediatamente no sono quando dizemos isso, de modo que preferimos chamar de monitor. É o mecanismo cerebral que decide continuar tentando ou desistir.

O monitor sabe (1) qual é a sua meta; (2) o grau de esforço que você está investindo nela; e (3) o progresso que vem obtendo. Ele mantém o cálculo da proporção entre o seu esforço e o seu progresso e tem uma opinião muito firme sobre qual deveria ser essa proporção. São muitas as maneiras de um plano dar errado, algumas delas podendo ser controladas, outras, não, e todas perfeitamente capazes de deixar seu monitor frustrado.[1]

Imagine, por exemplo, que você está voltada para uma meta simples: dirigir até o shopping. E sabe que em geral leva cerca de vinte minutos. Se os semáforos estiverem todos verdes e você estiver se movimentando rapidamente pela pista, será muito bom, certo? Você está fazendo progressos mais fácil e rapidamente do que o monitor espera, o que é ótimo. Menos esforço, mais progresso: monitor satisfeito.

Mas suponha que você teve de parar num semáforo porque alguém não estava prestando atenção. Vai ficar meio chateada e frustrada, e talvez tente passar à frente do idiota antes do próximo sinal. Mas, depois do primeiro sinal vermelho, você acaba tendo de parar em todos eles, e a cada parada a frustração vai aumentando um pouco mais. Já se passaram vinte minutos e você só está na metade do caminho. "Chateada e frustrada" se transforma em "muito puta". Até que você chega à rodovia e dá de cara com um acidente! Em meio a idas e vindas de ambulâncias e viaturas de polícia, fica ali esperando, parada na estrada, durante quarenta minutos, furiosa, o sangue fervendo e jurando nunca mais voltar ao shopping. Investimento alto, pouco progresso: monitor enfurecido.

Mas aí! ... Se você ficar ali esperando um bom tempo, uma enorme alteração emocional vai ocorrer. O seu monitor troca a avaliação da sua meta de "atingível" para "inatingível", empurra você do alto de um penhasco emocional e a faz cair num *poço de desespero*. Perdido em total desamparo, seu cérebro abre mão de toda esperança e você fica soluçando no carro, pois agora só quer voltar para casa e não pode fazer nada.

Num vídeo dolorosamente cômico postado em janeiro de 2017, o site de sátira e notícias *The Onion* informava que "um número cada vez maior de mulheres está abandonando o trabalho para se dedicar em tempo integral a ficar deitada no chão com a cara no tapete, em total resignação. Segundo um relatório do Ministério do Trabalho, ficar deitada imóvel em total resignação de noite e nos fins de semana simplesmente não é mais suficiente para as mulheres." É o poço do desespero: impotência e resignação.

A tremenda força de se entender o monitor é que, uma vez sabendo como ele funciona, podemos influenciar o funcionamento do nosso cérebro, com estratégias para lidar com os fatores de estresse tanto controláveis quanto incontroláveis.

Lidando com fatores de estresse que podemos controlar: estratégia de solução de problemas

O monitor faz o cálculo dos seus esforços e do seu progresso. Quando muito esforço não chega a gerar um progresso satisfatório, podemos mudar o *tipo* de esforço no qual estamos investindo. Por exemplo, a frustração de ficar presa no trânsito pode ser minimizada com uma rota alternativa encontrada no GPS. É necessário apenas se assegurar de ter um GPS à mão. Essa é uma estratégia de solução de problemas.

Se você está acostumada a carregar uma verdadeira farmácia na bolsa, já sabe o que é uma estratégia de solução de problemas. Se escreve listas, mantém uma agenda ou segue um orçamento, sabe o que significa ter uma estratégia de solução de problemas. É exatamente como o nome diz: você analisa o problema, traça um plano com base nessa análise e o executa. A boa notícia é que as mulheres são socializadas para resolver problemas estrategicamente. A má notícia é que cada problema requer um tipo específico de planejamento.

Por exemplo, se estivermos falando, digamos, de administrar um tratamento de câncer ao mesmo tempo em que trabalha em tempo integral, cria os filhos e tem um relacionamento, são muitas as agendas envolvidas, com informações sobre efeitos colaterais da medicação e como devem ser geridos, estratégias para garantir que todos sejam alimentados e façam o dever de casa e cheguem aonde devem chegar diariamente. Se a questão for encontrar emprego, há a rotina de checar postagens, mandar currículos, comparecer a eventos e manter contatos, se preparar para entrevistas e assim por diante. Há providências práticas a tomar para administrar os fatores controláveis, e o fato de controlar o que pode ser controlado torna o resto mais suportável.

A última parte intuitiva da estratégia de solução de problemas é administrar o estresse causado pelos problemas e o esforço para solucioná-los. Como vimos no Capítulo 1, o que funciona na gestão do fator de estresse raramente vai ajudar na gestão do estresse propriamente dito, de modo que é bom lembrar de incluir a *conclusão do ciclo* na estratégia.

O que nos leva a contemplar as maneiras eficazes de lidar com os fatores *in*controláveis de estresse.

Lidando com fatores de estresse que *não* podemos controlar: a reavaliação positiva

Imagine então que você está presa num engarrafamento e o GPS pifou. Para essa situação, a estratégia a que recorremos é a "reavaliação positiva".[2]

Reavaliação positiva significa reconhecer que ficar presa no trânsito *vale a pena*. É decidir que o esforço, o desconforto, a frustração, os obstáculos imprevistos e até o fracasso repetido têm seu valor — não apenas por serem passos na direção de uma meta compensadora, mas por nos darem a oportunidade de transformar as dificuldades em oportunidades de crescimento e aprendizado.[3]

Algumas pessoas percebem naturalmente o que é importante em situações difíceis. Esses otimistas naturais sempre esperam que coisas boas aconteçam e automaticamente consideram que as coisas ruins, quando acontecem, são fatores temporários e isolados que não terão impacto duradouro. Se você é assim, parabéns! O otimismo está associado aos mais variados resultados positivos em matéria de saúde mental, saúde física e relacionamentos.[4] Você provavelmente não precisa mais ser convencida ou instruída na questão da reavaliação positiva. Simplesmente vai seguindo e segurando as pontas — enxergando o raio de esperança em cada nuvem e o arco-íris em cada tempestade. Será mesmo?...

Os pessimistas, em compensação, nem sempre esperam bons resultados e podem encarar as coisas ruins, quando acontecem, como sintomas de problemas mais amplos que podem ter efeitos duradouros. Amelia é a pessoa mais pessimista que eu conheço — algo que já medimos objetivamente, com instrumentos de análise usados para avaliar pessimismo e otimismo —, e, além do mais, como regente, foi profissionalmente treinada para saber que pode e deve ser responsável por *tudo*. De modo que não engoliu essa história de "reavaliação positiva". Para ela, mais parecia um vídeo que uma amiga compartilhou no Facebook, intitulado "Oito coisas que as pessoas felizes fazem diferente". Entre elas havia pérolas úteis, daquelas escritas em maiúsculas, do tipo "SEJA GRATO — nunca permita que as coisas que você QUER o façam esquecer das que TEM", e "CULTIVE O OTIMISMO". Mantenha-se positivo. Quando chover, tente encontrar o arco-íris. Quando estiver no escuro, procure as estrelas."

Mas não é isso que "reavaliação positiva" significa; não é simples como "veja o lado positivo" ou "encontre o raio de esperança" ou "desfrute do percurso". Tampouco se trata de não ficar frustrada com a constante defasagem entre o que é e o que podia ou devia ser. Muito menos de enfiar os dedos nos ouvidos e seguir cantarolando "Lá lá lá, está tudo bem, não tem nada errado!". Na reavaliação positiva você pode reconhecer quando as coisas são difíceis, e pode reconhecer também que a dificuldade vale a pena — trata-se na verdade de uma *oportunidade*.

Emily então apresentou uma coleção de artigos científicos publicados ao longo de duas décadas a Amelia, que não teve o menor problema com os dois primeiros passos: primeiro, reconhecer quando as coisas são difíceis; depois, reconhecer que a dificuldade vale a pena. Os pessimistas partem do princípio de que tudo é difícil e vai exigir trabalho, de modo que foi fácil. A parte difícil é reconhecer que essas dificuldades na verdade são oportunidades.

Mas a reavaliação positiva funciona porque é realmente um fato que as dificuldades representam oportunidades. Quando algo parece desconfortável, você provavelmente está se dedicando a uma tarefa capaz de gerar mais e melhor progresso do que se fosse fácil. Apenas alguns exemplos: os estudantes cujas leituras obrigatórias são impressas em fontes feias e difíceis de ler se lembram mais do que leram a curto prazo e se saem melhor nos exames a longo prazo do que aqueles cujos materiais são mais legíveis.[5] Um barulho de fundo claramente perceptível e incômodo pode aumentar a criatividade de uma pessoa.[6] Grupos mais heterogêneos dão origem a mais inovação e melhores soluções para os problemas, embora se sintam menos confiantes quanto à solução e considerem o processo mais difícil.[7] E, muito diretamente, as pessoas que desafiam o próprio corpo com a prática regular de exercícios desenvolvem ossos, músculos e sistemas cardiovasculares mais fortes — a força é a reação do corpo ao fato de estar... fazendo força.

Na verdade, o esforço que requer muito pouco esforço apresenta uma desvantagem: quando uma tarefa parece fácil, nos sentimos mais confiantes com nossa capacidade de desempenhá-la apesar de termos *maior probabilidade de fracassar*. Os novatos perfeitamente incompetentes se consideram muito confiantes em sua capacidade de fazer algo que acabaram de aprender. Em compensação, os verdadeiros especialistas sabem como seu trabalho é difícil e se mostram realistas quanto à própria competência, considerando moderada sua confiança na própria capacidade, muito embora seu desempenho seja naturalmente do nível de um especialista.

A redução do estresse na reavaliação positiva não é uma ilusão. A dificuldade pode aumentar a criatividade e o aprendizado, fortalecer a capacidade de enfrentar dificuldades maiores no futuro e capacitar para continuar trabalhando por metas realmente importantes. A reavaliação chega inclusive a alterar o funcionamento do cérebro: o córtex pré-frontal dorsolateral é ativado, o que amortece o córtex pré-frontal ventromedial, que por sua vez amortece a amígdala, o que reduz a reação ao estresse.[8] Nem todo fator de estresse é explicitamente benéfico, naturalmente. Saber que estamos sendo comparados a outras pessoas, por exemplo, muito provavelmente reduz a criatividade.[9] Mas com frequência o processo desconfortável ou frustrante é mais bem-sucedido. Como dizem os pesquisadores, podemos "transformar dores afetivas em ganhos cognitivos".[10]

Alterar a expectativa: redefinindo o que é vencer

A estratégia de solução de problemas e a reavaliação positiva são maneiras cientificamente baseadas em fatos de alterar o esforço feito à medida que avançamos em direção a uma meta. Elas reduzem a frustração, nos mantendo motivados e nos permitindo seguir em frente. Mas suponha que você faça tudo isso e a coisa funcione... só que... é muito mais difícil ou muito... mais lento... do que...

você...

esperava.

Mesmo vendo que está dando certo, você fica cada vez mais frustrada porque o progresso não atende à expectativa do seu monitor quanto ao grau de esforço que deveria ser investido na tarefa. Neste caso, você precisa alterar as expectativas do seu monitor sobre o grau de dificuldade que será encontrado ou o tempo que será necessário.

As expectativas são a estratégia. "Vinte minutos até o shopping" é uma expectativa. "Quatro anos para concluir a faculdade" é outra. Como também "casada, um filho, quando tiver trinta anos". Quando nos frustramos com o avanço lento ou descontínuo em direção à meta, e a estratégia de solução de problemas e a reavaliação positiva não ajudam com a frustração, precisamos redefinir o que é vencer. Eis como:

Digamos que a sua meta seja escalar o monte Everest. Se começar a subir a montanha na expectativa de que rápida e tranquilamente chegará ao topo, assim que começar a ficar difícil o seu monitor vai se apavorar.

Você pode desistir. Pode começar a se perguntar se tem alguma coisa errada com você — afinal, alguém disse que seria fácil, e na verdade é difícil, de modo que o problema não deve ser a montanha, mas *você*!

Mas, se começar a subir sabendo de antemão que será a coisa mais difícil que você já fez, quando começar a ficar difícil o seu monitor poderá admitir a dificuldade sem ficar frustrado. É mesmo uma meta difícil, e, portanto, é normal que você esteja passando por isso.

Quando tentamos fazer algo em que inevitavelmente fracassaremos e seremos reiteradamente rejeitados antes de alcançar a meta — por exemplo, quando gravamos uma música, ou quando somos atores, ou vendemos seguros, ou tentamos orientar um adolescente a se comportar como um adulto razoável —, vamos precisar de uma relação com a vitória que não seja padronizada, focando em metas progressivas.

Amelia testou essa estratégia num verão alguns anos atrás, durante uma sessão de gravação de música de coral.

Se você fosse convidada a imaginar uma sessão de gravação, você talvez visualizasse um grupo de músicos tocando juntos durante horas, ou quem sabe uma cantora com fones de ouvido gigantescos dando tudo de si na frente de um microfone, e os músicos vão embora horas depois, tomados pela alegria da expressão artística.

Talvez às vezes seja mesmo assim. Mas em geral uma sessão de gravação parece mais com ficar preso num engarrafamento daqueles na volta do trabalho. O tempo todo começa e para, começa e para, e a gente só querendo chegar em casa.

Numa sessão de gravação, a meta é a *perfeição*, e os seres humanos não são perfeitos, de modo que dá para avançar apenas uns seis compassos (talvez uns quinze segundos de música) a cada vez, com um sujeito por trás de um vidro dizendo nos intervalos: "Cantando demais, coro; mais uma agora."

Depois de vinte minutos cantando os mesmos seis compassos de música de novo e de novo... você começa a ficar entediado. Depois de quarenta minutos, a música não é mais sentida do mesmo jeito. E aí o sujeito por trás do vidro diz: "Cantando bonito, coro. Mas um pouco frio. Dá para avivar um pouco as cores no próximo take?" E dá vontade de arrancar os cabelos, pois não tem como tornar as cores mais vivas, já que todos os neurotransmissores associados à vivacidade emocional (e, portanto, aos timbres também) foram queimados quinze minutos antes quando o compasso dois estava desafinado. Logo, não dá.

Mas tem de ser. É uma sessão de gravação, e a meta é a *perfeição* — cada take, cada fragmento, cada momento. Seis a oito horas de perfeição artística e vocal: eis a meta.

— Então, temos duas possibilidades — disse Amelia a um coro de quarenta cantores profissionais. — Podemos socar a frustração bem lá no fundo, de onde vai nos levar a explodir mais tarde com alguém ou prejudicar de alguma outra forma nossa arte e nossa saúde... ou então redefinir o que é vencer no momento e conquistar a nossa meta.

Para em seguida propor:

— A meta, a cada take, é encher o Andrew de alegria.

Andrew, claro, era o cara por trás do vidro, o engenheiro de som — e não qualquer engenheiro de som. Um engenheiro de gravação contemplado com um Grammy que tinha trabalhado com alguns dos artistas de maior renome no século XXI. E, para melhorar, ele também era um fofo — louro, britânico, todo tímido. Todo mundo no coro estava eufórico por trabalhar com ele.

Quarenta cantores sorriram ante a possibilidade de encher Andrew de alegria, e a energia no estúdio mudou.

— Já está melhor, não? — observou Amelia.

E estava.

No terceiro dia tentando encher Andrew de alegria, quando já começava a ficar bem difícil manter o foco, mas eles ainda tinham de gravar outra faixa, uma soprano perguntou a ele:

— Andrew, você está cheio de alegria?

Ele fez uma pausa com o cabo de microfone que estava posicionando, pensou um momento e fez que sim. Disse:

— É. Estou mesmo.

A redefinição do que seria vencer no nosso caso tornou a sessão de gravação muito menos torturante. Mas o melhor é que, um ano depois, quando o grupo voltou a se reunir, vários cantores foram falar com Amelia, e disseram:

— Sabe aquela história do monitor? Realmente mudou a minha vida.

No fim deste capítulo você vai encontrar uma planilha que a ajudará a encontrar metas graduais para manter seu monitor satisfeito, mas a versão superabreviada das orientações a seguir é a seguinte: *logo, certo, positivo, concreto, específico* e *pessoal*.[11] *Logo*: sua meta deve poder ser alcançada sem precisar de paciência. *Certo*: deve estar sob seu controle. *Positivo*: a meta deve ser algo que traga bem-estar, e não apenas alguma coisa para evitar o sofrimento. *Concreto*: mensurável. Você pergunta a Andrew se ele está cheio de alegria, e ele pode responder que sim ou que não. *Específico*: nada genérico, do tipo "encher as pessoas de alegria", mas específico como encher *Andrew* de alegria. *Pessoal*: Ajuste a meta a você. Se você não der a mínima para o estado de ânimo de Andrew, esqueça dele. Quem é o seu Andrew? Talvez você mesma seja o seu Andrew.

Redefinir a vitória em termos de metas progressivas não é a mesma coisa que premiar a si mesmo por alcançar progressos — esse tipo de premiação é ineficaz e pode até ser prejudicial.[12] Ao redefinir o que é vencer, você estabelece metas que são realizações em si mesmas — e o sucesso é o seu próprio prêmio.

Alterar a expectativa: redefinindo o que é fracassar

No caso de metas abstratas, impossíveis ou intangíveis por algum motivo, você pode reduzir a frustração estabelecendo uma relação não padronizada com a vitória. Mas às vezes você tem em vista uma meta concreta claramente definida que não pode ser redefinida. Nesses casos, vai precisar de uma relação fora dos padrões com o *fracasso*. Você pode fazer todas as coisas que tinha de fazer sem conseguir chegar aonde precisaria, acabando em ou um lugar completamente inesperado. Ou, como dizia o personagem Dirk Gently, de Douglas Adams: "Raramente eu chego aonde pretendia chegar, mas muitas vezes acabo num lugar onde precisava estar." Abra o seu foco para enxergar as vantagens inesperadas com que se depara no caminho. Esse tipo de adaptação torna o fracasso quase (*quase*) impossível, pois significa reconhecer que sucesso não se trata apenas de vencer.

E não estamos nos referindo apenas àquele espírito "Demos toda a nossa energia!" do time de futebol do seu filho de 6 anos. São incontáveis os exemplos de pessoas que não atingiram uma meta específica, mas que no caminho para o fracasso alcançaram algo importante, verdadeiras transformações. Os post-its foram inventados quando um químico tentou sem sucesso produzir uma cola forte; no fim das contas, sua cola fraquíssima passou a ser usada no mundo inteiro. O marca-passo foi inventado quando Wilson Greatbatch tentava criar um instrumento para medir a pulsação cardíaca e se equivocou na construção do protótipo. O fracasso de Hillary Clinton na tentativa de chegar à Casa Branca abriu caminho para a vitoriosa participação de um número recorde de mulheres em disputas políticas e de outras posições de liderança nos Estados Unidos. O post-it, o marca-passo e o florescimento da participação feminina na política norte-americana foram resultados revolucionários que surgiram do fracasso de alguém na tentativa de conseguir algo diferente.

É a forma de reavaliação positiva mais exigente, e nada disso nos livra da dor do fracasso e da perda. Parte da recuperação num processo de perda consiste em nos voltarmos para nossa dor com gentileza e compaixão, além de completar o ciclo de estresse causado pelo fracasso. Mas outra parte é reconhecer os inesperados resultados positivos do fracasso.

COMO NÃO ADMINISTRAR SEU MONITOR

A estratégia de solução de problemas e a reavaliação positiva são métodos adaptativos de superação, o que significa que em geral funcionam, com o mínimo de risco de consequências indesejáveis. Mas existem outros métodos de superação que não necessariamente ajudam, e outros que são positivamente destruidores. Entre esses métodos inadequados estão o confronto autodestrutivo, o sufocamento do estresse e a evitação. Muitas vezes nos voltamos para estratégias assim quando sentimos que não temos controle numa situação estressante, e tentamos desesperadamente recuperá-lo.

Um exemplo de confronto autodestrutivo é "Eu me impus e não cedi!". Não ceder é importante em princípio e pode ser eficiente quando não estamos sobrecarregados, mas não quando estamos estressados e sem controle. Quando continuamos lutando mesmo sobrecarregados, é menos uma luta valente e determinada e mais o fato de você estar encostada contra a parede e cercada por todos os lados. É melhor pedir ajuda.

Sufocar é o mesmo que "Isso não me atingiu". Se alguma coisa é importante, deve atingir você. Deve acionar um ciclo de reação ao estresse. O fato de negar que você está passando pelo estresse a impede de lidar com ele — e já sabemos desde o Capítulo 1 o que acontece neste caso. Se perceber que está agindo como se estivesse bem quando na verdade está profundamente angustiada, faça o mesmo: peça ajuda.

A evitação vem em dois sabores diferentes. Temos por um lado "Fiquei esperando um milagre acontecer", abrindo mão da responsabilidade pessoal na geração de mudanças, e por outro "Comi até não sentir mais nada", o que a deixa anestesiada. Ambas podem ser quebra-galhos úteis quando o estresse, a preocupação, a frustração, a raiva ou o desespero passam dos limites. Às vezes a gente precisa mesmo se anestesiar um pouco com Netflix e umas colheradas de sorvete. Certa vez, Emily estava falando da necessidade de "completar o ciclo" e da importância de vivenciar realmente os próprios sentimentos, e uma pessoa perguntou: "Mesmo quando você está cuidando, digamos, de um parente com doença terminal? Será que é tão ruim assim esquecer tudo de vez em quando e passar o dia inteiro assistindo à série *Orgulho e preconceito*?"

Claro que não. Às vezes a gente precisa fechar a porta para o mundo e se dar o direito de se sentir confortável e segura — desde que não seja a única coisa que façamos. Podemos encarar como uma estratégia de sobrevivência a curto prazo. E também precisamos de um plano e da noção do que há de importante na luta.

Talvez a reação inadequada à angústia mais confiável seja a "ruminação". Como uma vaca mascando seu capim, ficamos remastigando nossa dor vezes e vezes seguidas, fazendo força para extrair até o último pedacinho de dor. Se perceber que seus pensamentos e sentimentos estão sempre voltando para o mesmo sofrimento, peça ajuda.

— Por essas e outras é que as pessoas largam essa história de autocuidado — disse Julie a Amelia, abrindo a caixa de um suntuoso bolo de chocolate. E cortou um pedação. — Quando a gente pinta a parede mais encardida do quarto, só serve para deixar as outras paredes parecendo mais encardidas. Você disse que devemos "processar nosso estresse, o que é diferente de processar os fatores de estresse". Muito bem, foi o que eu fiz, e ajudou, e agora quero me divorciar, e basicamente a responsável é você. Vai nessa! — E estendeu um prato com uma fatia do bolo.

— Como é que é? — perguntou Amelia, aceitando a fatia.

"O que é" é que Julie tinha passado um mês aprendendo a identificar os fatores de estresse em sua vida para então completar os ciclos de reação ao estresse. Foi o que bastou para se dar conta de que um dos seus fatores crônicos de estresse era o marido, Jeremy.

— Comecei a ver o trabalho que me dava tentar administrar os sentimentos dele — explicou —, o tanto de estresse adicional que eu estava acumulando por causa do estresse dele. Até que semana passada iria acontecer o recital de outono de Diana, e eu disse ao Jeremy: "Vamos indo?", e ele resmungou: "Aquela criançada toda e aquela música horrorosa...", e eu procurei fazê-lo se sentir melhor, sabe como é? Não que a coisa que eu mais quisesse na vida naquelas três horas fosse aquilo, mas tinha de ser. Então eu insisti: "É um momento importante. Vamos ver a nossa filha no palco", tentando fazê-lo enxergar o lado bom. E sabe o que ele respondeu? "Você pode me obrigar a ir, mas não pode me obrigar a gostar." Obrigá-lo a ir! Obrigá-lo a gostar! Esses recitais fazem parte! Por que eu preciso obrigá-lo a ser pai de verdade?! E por que tenho de ficar segurando as pontas quanto ao que ele prefere ou deixa de preferir? Ninguém está preocupado em fazer isso comigo, eu é que tenho de cuidar para me sentir bem. Tenho de encontrar motivos para gostar de coisas de que ninguém gosta. Tenho de encontrar maneiras de não reclamar de coisas

que me desagradam ou que não quero para a minha vida. Nessa noite a gente começou a discutir e então ele disse: "Se não quer fazer, não faça. Não precisa se preocupar comigo. Não precisa ficar procurando o lado bom. Reclame se quiser!"

E foi o que eu fiz. Em geral, meu primeiro instinto é fazer alguma coisa, porque ele nunca faz — lavar a louça, lavar roupa, limpar as bancadas da cozinha —, mas dessa vez eu reclamei. E você nem imagina o que aconteceu. Uma semana depois ele perguntou: "O que está acontecendo com você? Não para de se queixar e de criticar! Anda tão negativa!" Eu negativa! Dá para acreditar? Eu respondi: "Você me disse para reclamar quando quisesse reclamar. Para não ficar te poupando. E, se é para não poupar seus sentimentos, estou dizendo que simplesmente ligar a máquina de lavar louça não é o mesmo que limpar a cozinha."

E ele respondeu (se prepare para esta): "Se você quer as coisas do seu jeito, faça você mesma."

— E você resolveu pedir o divórcio — disse Amelia.

— Acontece que às vezes é muito bom. Incrível — continuou Julie, se interrompendo para pegar mais um pedaço de bolo e mandando para dentro com cerveja preta antes de prosseguir: — Você sabe que as máquinas caça-níqueis são feitas para nos passar a perna. Você fica jogando dinheiro fora atrás de mais dinheiro, mas de vez em quando ganha o suficiente para ter vontade de continuar... É o meu casamento — disse Julie. — Acabei desistindo. Não sei do que desisti, nem por quanto tempo, mas desisti. Larguei tudo, menos o bolo de chocolate.

É normal que a mudança seja difícil. Às vezes leva tempo para as coisas melhorarem. Às vezes a solução de um problema cria outro. Às vezes faltam organização e atitude positiva no mundo para salvar um casamento. Às vezes — como Julie acabaria descobrindo — o que é preciso para salvar um casamento é salvar a si mesma.

Quando desistir

O monitor tem um ponto de articulação em que muda a avaliação da sua meta, de "atingível" para "inatingível". Você pode começar a oscilar entre seguir em frente e desistir, entre a raiva frustrada — "Esta meta *é* atingível, e que se danem esses idiotas no meu caminho!" — e o desespero impotente — "Não dá, desisto, é tudo uma porcaria!"

É mais fácil gerir as emoções de maneira eficaz quando podemos dar nomes a elas.[13] Não encontramos um nome para essa emoção, embora seja conhecida de todo mundo que conhecemos. Então inventamos um nome:

"Tosba."

Você pode dar o nome que achar melhor, mas nós gostamos dessa palavra boboca. Temos essa sensação em missões impossíveis, do tipo "Odeio este lugar, odeio essas pessoas, vou largar tudo! Mas não dá, estou presa aqui, preciso do dinheiro, tenho de esperar a perspectiva de outro emprego, nunca vou sair deste buraco!" Presas na Tosbalândia. Acontece na escola, por exemplo: "Vou terminar este semestre e depois nada nem ninguém me segura, por mais que venham pra cima de mim com isto e aquilo. Caceta, não aguento mais, desisto, sou mesmo um fracasso!" Tosbarama. Acontece em relacionamentos difíceis: "Tenho certeza de que posso salvar este relacionamento, só preciso me esforçar mais. Mas não, não adianta, ele nunca vai mudar, não sou boa com essas coisas de sentimentos para poder ajudar os outros a serem pessoas melhores, mas... caramba, não cabe a mim mudar ninguém! Mas... caramba, preciso *me* mudar!" Hipertosba.

Quando, então, sabemos que está na hora de parar com a estratégia de solução de problemas, largar a reavaliação positiva e simplesmente... desistir?

A ciência tem uma resposta sobre esse momento de virar as costas e ir embora — quer dizer, mais ou menos... Ela se expressa em termos de um "problema para explorar/aproveitar", como neste caso: "Devo explorar novos terrenos ou aproveitar o terreno em que já estou?" Os animais selvagens são bons nisso.

Imagine um passarinho ou um esquilo buscando sementes e grãos na floresta. Em dado momento, ele passa mais e mais tempo na busca, com sucesso cada vez menor, à medida que encontra e se apropria da maior parte do alimento disponível por ali. Seu monitor está bem sintonizado com o ambiente e automaticamente dispara a decisão de seguir para outro trecho da floresta. Não é uma decisão racional e cognitiva; os instintos do animalzinho estão conectados ao mundo, lendo o meio ambiente, e o mandam avançar, levando em consideração o custo da mudança, inclusive se mover até outro trecho, correndo o risco de enfrentar predadores e assim por diante.[14]

Se quiser tentar usar esse princípio racionalmente, você só precisa escrever quatro listas:

Quais as vantagens de continuar?

Quais as vantagens de parar?

Quais os custos de continuar?

Quais os custos de parar?

Aí você passa os olhos nas quatro listas e toma uma decisão baseada nas suas estimativas de ampliação de vantagens e minimização de custos. Lembre-se de levar em conta custos e benefícios de curto e longo prazo. Se decidir continuar, lembre-se de incluir a finalização do ciclo no seu plano.

TABELA DECISÓRIA

Devo persistir ou desistir: ________________________________

________________________________ *(por exemplo, do meu emprego, do meu relacionamento, da minha dieta, do meu lugar de culto, do uso de substâncias, do hábito de me comprometer demais...)*

CONTINUAR COMO ESTOU	DESISTIR
VANTAGENS – IMEDIATAS:	VANTAGENS – IMEDIATAS:
VANTAGENS – DE LONGO PRAZO:	VANTAGENS – DE LONGO PRAZO:
CUSTOS – IMEDIATOS:	CUSTOS – IMEDIATOS:
CUSTOS – DE LONGO PRAZO:	CUSTOS – DE LONGO PRAZO:

Muitas vezes, porém, não é com uma análise racional e explícita de custos e benefícios que sabemos quando desistir; pode nos acontecer do jeito como acontece com o pássaro e o esquilo — numa sutil intuição independente da racionalidade. A gente simplesmente ouve a voz lá dentro dizendo: "Você já fez o que pôde. Agora está na hora de ir em frente."

Os seres humanos — especialmente as mulheres — têm uma extraordinária capacidade de ignorar essa voz. Vivemos numa cultura que valoriza o "autocontrole", a "determinação" e a persistência. Muitos de nós aprendemos a encarar uma mudança de objetivos como "fraqueza" e "fracasso", ao passo que outra cultura enxergaria coragem, força e abertura para novas possibilidades. Nos ensinaram que abrir mão de uma meta é o mesmo que fracassar. Gostamos de contar e ouvir histórias de gente que, contra todas as probabilidades, alcançou coisas notáveis enfrentando grande resistência, o que é inspirador. Mas essas histórias muitas vezes dão a entender que controlamos o nosso destino — como se controlássemos a quantidade de sementes e grãos num determinado trecho da floresta. Se "fracassamos" na perseguição de uma meta, é porque há algo errado conosco. Não lutamos o suficiente. Não "acreditamos".

Nossa tendência a nos agarrar ao objeto quebrado que temos em vez de largá-lo e ir em busca de algo novo não é decorrência apenas do aprendizado social. O estresse (medo, ansiedade etc.) por trás da crença *altera nosso processo decisório*, de tal maneira que, quanto mais estressados nos sentirmos a respeito de qualquer mudança, menos probabilidades teremos de adotá-la. Digamos que um esquilo ouça um ruído nas folhas por perto e então pare por um momento, escutando... e não ouça mais nada. Mas agora ele está vigilante. Sua reação ao estresse foi ativada. E continua explorando o mesmo trecho, pois passar para um novo trecho significa correr risco, caso haja algum predador por baixo das folhas. Não importa quantos grãos e sementes possam existir no outro trecho se lá houver um falcão capaz de devorá-lo.

E a abundância de recursos do ambiente em que nos encontramos altera a maneira como decidimos deixá-lo ou permanecer nele. Num ambiente rico em recursos, as pessoas na verdade mais prontamente abrem mão e se transferem para a próxima oportunidade, pois o risco da mudança é menor. É mais fácil mudar de emprego quando temos quatro ofertas. É mais fácil largar um mau relacionamento quando podemos passar direto para uma relação verdadeiramente amorosa com outra pessoa.

São muitos os motivos pelos quais desistir é difícil, e não podemos dizer a você qual é a decisão acertada a tomar. Entretanto, conhecendo os fatores que costumam determinar nossa relutância em renunciar, podemos dizer o seguinte: se você estiver se sentindo não apenas frustrada e desafiada, mas impotente, isolada e aprisionada, como se quisesse se esconder numa caverna, ou como se preferisse pôr a mão num vaso sanitário cheio de girinos a passar mais um único dia fazendo a mesma coisa, com toda a certeza deveria desistir, seja do que for.

#elapersistiu

A senadora Elizabeth Warren, de Massachusetts, virou notícia quando, tentando se pronunciar no Senado, foi obrigada a se calar pelo líder da maioria, Mitch McConnell. O objetivo da senadora Warren quando McConnell cortou sua palavra era ler uma carta de Coretta Scott King sobre os problemas judiciais enfrentados pelo então senador Jeff Sessions por motivo de racismo. Num comentário que ficaria tristemente famoso, McConnell disse: "Ela foi advertida. Foi-lhe dada uma explicação. E, no entanto, ela persistiu."

Em seguida, os senadores Tom Udall, Sherrod Brown, Bernie Sanders e Jeff Merkley leram trechos da mesma carta, sem o menor problema.[15]

Hmmm... Qual é a diferença entre a senadora Warren e os senadores Udall, Brown, Sanders e Merkley? Assim como Udall e Brown, ela é a senadora mais antiga do seu respectivo estado; como Sanders, vem da Nova Inglaterra. Seria ela a única formada em direito? Não, Udall também é advogado; não pode ser esse o motivo.

Realmente é uma pergunta dificílima.

Qualquer que fosse a motivação de McConnell, as mulheres reconheceram em suas palavras as diferentes maneiras como também costumam ser silenciadas. "E, no entanto, ela persistiu" se transformou imediatamente num grito de arregimentação para as mulheres que algum dia receberam ordens para se sentar e se calar. A frase desencadeou uma verdadeira tempestade nas redes sociais e postagens de blogs, associando #shepersisted [#elapersistiu] a Malala Yousafzai, Rosa Parks, Sonia Sotomayor, Tammy Duckworth, Laverne Cox e muitas outras mulheres que enfrentaram as mais variadas adversidades e depois de tudo conseguiram se afirmar.[16]

A coisa teve tanta repercussão porque persistir é o que as mulheres fazem todo dia, sem falta. Muitas vezes persistimos porque literalmente não temos escolha. Temos filhos para alimentar e um mundo para transformar, e não podemos parar simplesmente porque é difícil. Superar obstáculos como os Mitch McConnells deste mundo não é apenas um passo necessário em direção a nossas metas; a superação desses obstáculos faz parte do nosso sucesso. Que incrível!

Mas levante a mão quem acha que isso acaba sendo exaustivo. Levante a mão quem já quis desistir. Levante a mão se você alguma vez se perguntou: *O que mais eu ainda preciso fazer para ser suficiente? Quanto eu preciso dar de mim mesma? Até que ponto preciso me polir e amaciar para avançar pelo mundo sem atrito?*

Nós também.

A dificuldade das mulheres raramente é falta de persistência — pelo contrário. Estamos alertas contemplando as possibilidades do que o mundo pode ser — do que *nós* podemos ser. Nosso mundo pode ser justo; nossas comunidades podem viver em segurança; nossa casa pode ser limpa e arrumada; nossos filhos podem se calçar na hora de ir para a escola. Mas existe um amplo e profundo abismo entre nós e a concretização dessas possibilidades. Nossa permanente ação diante desse abismo é fazer o que for necessário para chegar ao outro lado, e continuar fazendo, aconteça o que acontecer, até conseguir.

Até que ficamos exaustas e nos perguntamos se é possível conseguir algo daquilo que almejamos sem nos destruir. Nos perguntamos se não estaria na hora de desistir.

A vida raramente é perfeita. Quase sempre há uma defasagem entre o que as coisas são e o que desejamos, esperamos ou planejamos. A qualidade da nossa vida não se mede pela quantidade de tempo que passamos em estado de perfeição. Pelo contrário, as pessoas de visão — basta pensar nos maiores batalhadores pela justiça social nos séculos XX e XXI — enxergam a *maior* defasagem entre o que é e o que deveria ser e sabem que não alcançarão em vida um mundo que realize plenamente sua visão do que é possível. Uma defasagem entre realidade e perfeição não é anormal nem sinal de disfunção; normalmente faz parte da vida. Na verdade, como vimos, o monitor *prospera* quando as coisas são um pouco frustrantes, quando há sempre algum novo desafio, alguma nova habilidade a desenvolver, algum território desconhecido a explorar. No dia a dia, a qualidade da nossa vida se mede pela liberdade de escolha entre ficar e ir embora. E essa liberdade ocorre quando temos suficiente abundância e segurança para largar mão do que não presta mais e ir em busca de algo novo.[17]

> *A estratégia de monetização da própria capacitação adotada por Sophie reúne no mais alto grau de pragmatismo a estratégia de solução de problemas e a reavaliação positiva. O mundo por acaso insiste que você seja boa em algo em que nunca quis ser boa? Trate de transformar isso numa oportunidade de negócios que resolva o problema!*
>
> *Os negros, as mulheres, as pessoas com deficiência e membros de outras minorias costumam persistir diante de frustrações impossíveis, muitas vezes atribuindo às provações mais difíceis o fato de terem alcançado as formas mais impactantes de crescimento pessoal.*
>
> *O que nos mantém na luta quando sabemos que, pessoalmente, não assistiremos às mudanças que temos buscado? Por que persistimos quando nossa única esperança é tornar a vida melhor para a próxima geração?*
>
> *A resposta é "algo significativo que vá além de nós mesmos". Essa ciência é o tema do próximo capítulo.*

Uma meta não é uma vida — mas pode ser o que dá forma e direcionamento ao modo como vivemos cada dia. Se as metas são *aquilo* que queremos concretizar, o "significado" é o *porquê* desse desejo. Continuamos a dar o melhor de nós mesmos na criação de um filho, mesmo quando esse filho nos dá vontade de sair correndo para nunca mais voltar. Persistimos num emprego frustrante porque sabemos que estamos fazendo a diferença na vida dos outros. Insistimos com a nossa arte, mesmo sabendo que talvez nunca consigamos ganhar a vida com ela, porque simplesmente não seríamos plenamente nós mesmos se parássemos. Embora as suas metas possam ser diferentes das nossas, elas têm em comum um tema abrangente: nos dão o sentimento de estar envolvidos com algo mais amplo que nós mesmos.

Id;nl:

- A frustração ocorre quando nosso progresso em direção a uma meta parece requerer mais esforço do que esperávamos.
- Podemos administrar a frustração usando a estratégia de solução de problemas no caso dos fatores de estresse que podemos controlar, e a reavaliação positiva no caso daqueles que não podemos controlar.
- Quando lutamos por alguma coisa, podemos alcançar um ponto de oscilação entre a raiva frustrada e o desespero impotente. Solução: escolha o momento certo para desistir, que pode ser agora ou nunca; de qualquer maneira, a escolha põe você no comando novamente.
- O seu cérebro tem um mecanismo próprio para avaliar quando está na hora de desistir. Preste atenção a essa voz silenciosa. Ou então faça uma planilha; às vezes é mais fácil.

REDEFINIR O QUE É VENCER

Para enfrentar a frustração de alcançar uma meta praticamente impossível — por exemplo, a "perfeição" — ou eternamente em evolução — por exemplo, criar um filho "com sucesso" —, comece redefinindo o que significa "vencer" no caso dessa meta.

Meta frustrante ______________________________

____

____

O que há nessa meta que deixa o seu monitor frustrado? Por acaso ela é inatingível? Você sente certa ambivalência em relação a ela? Será que foi apenas uma ideia tola de outra pessoa? Alguma parte nela a faz se sentir impotente? São muitos obstáculos frustrantes mas incontornáveis entre você e a "vitória"?

Busque mentalmente pelo menos vinte possíveis definições de "vitória" capazes de satisfazer o seu monitor. Não esqueça de ter muitas ideias bobas e impraticáveis, além de algumas realmente capazes de funcionar. Esse tipo de investigação funciona melhor quando a gente não filtra. Para algumas pessoas, também funciona melhor em colaboração; se for o seu caso, peça ajuda a um amigo.

Agora escolha as suas três favoritas e atribua notas a elas com base nos critérios para metas capazes de agradar ao monitor:

Logo: Quando você vai saber que teve êxito? A sua meta deve ser atingível sem necessidade de paciência.

Certo: Qual o seu grau de confiança em chegar ao êxito? Sua meta deve estar ao alcance do seu controle.

Positivo: Que melhora você vai sentir quando vencer? Deve ser alguma coisa que cause uma boa sensação, não apenas algo que evite o sofrimento.

Concreto: Mensurável. Como você vai saber se teve êxito? Há uma indicação externa de que você foi bem-sucedida.

Específico: O contrário de genérico. Você deve ser capaz de visualizar com precisão como será o sucesso.

Pessoal: Por que essa meta é importante para você? Que importância realmente tem? Adapte sua meta ao grau de importância real para você.

	LOGO	CERTO	POSITIVO	CONCRETO	ESPECÍFICO	PESSOAL
1.						
2.						
3.						

Releia sua descrição do que tornou essa meta frustrante. Agora você pode escolher a nova definição de "vitória" que melhor leva em conta esses problemas!

3

SIGNIFICADO

Algum tempo depois do drama do bolo de chocolate, Julie chamou Amelia dizendo que precisava desabafar.

Só que, em vez de falar, ela ficou vendo sem parar programas infantis da TV britânica. Dava um alívio hipnótico. Ela olhava anestesiada para a tela, e, quando começaram a passar os créditos com fundo musical, disse: "Jeremy está dormindo no sofá há uma semana. Não tenho a menor ideia do que vai acontecer." Amelia ficou de queixo caído, mas Julie logo acrescentou: "Não quero falar do assunto."

As duas ficaram vendo caladas mais um episódio de 14 minutos. Passaram os créditos. A TV ficou escura e em silêncio e apareceu na tela uma mensagem perguntando se Julie queria continuar assistindo.

— Não fique aí me julgando! — ela berrou para a TV, e clicou no Sim.

Um terceiro episódio hipnoticamente calmante começou, e então Julie disse:

— Uma vez eu tive intoxicação alimentar. Horrível. De ficar sentada no vaso sanitário com uma lata de lixo no colo...

Com certo receio, Amelia perguntou:

— E agora a sensação é parecida?

Julie sacudiu a cabeça.

— Muito pior. Na intoxicação alimentar você sabe o que está acontecendo. Dá para aceitar, porque a gente sabe o motivo.

É a força do significado. Somos capazes de tolerar qualquer sofrimento se soubermos o porquê.

E o simples fato de não saber por que é em si mesmo um profundo sofrimento.

— Eu fiz uma lista — prosseguiu Julie, entregando a Amelia um pedaço de papel.

Era uma lista de perguntas, entre elas "Vale a pena?"; "Eu quero que valha a pena?"; "E será que tem de valer a pena?"; "Como é que vou respeitar a mim mesma se desistir?"; "Como vou me respeitar se não for capaz de largar mão?"; "Que tipo de pessoa eu sou?"; "O que é o amor?"; "Quais as coisas que realmente importam?".

— Vamos ver outro episódio. — Ela acionou o controle remoto e as coloridas criaturinhas cantantes começaram a se movimentar na tela.

— Eu bem que queria saber a resposta para algumas dessas perguntas — interrompeu Amelia. — Olhou então para o pedaço de papel e leu: — Quais as coisas que realmente importam?

A maneira de responder a essa pergunta é o tema deste capítulo.

Toda heroína da Disney canta uma canção do tipo "Eu quero", explicando o que está faltando na sua vida. Moana se sente atraída pelo oceano. Tiana está "quase lá", economizando para abrir um restaurante. Bela quer "mais que a vida no interior". A tradição remonta a Branca de Neve, cantando "o meu príncipe vai chegar". Dá para acompanhar o progresso das mulheres nos Estados Unidos pelo que as heroínas da Disney dizem nas suas canções "Eu quero".

Embora mude o que elas costumam dizer, existe uma constante: a heroína sente o chamado de alguma coisa.

Então, assim como a maioria de nós não costuma começar a cantar espontaneamente (embora algumas sim: Amelia), a maioria tampouco leva uma vida de heroísmo épico e aventuras arriscadas. Não somos escolhidas pelo oceano para encontrar o semideus Maui, recuperar o coração de Te Fiti e salvar o mundo — aqui entre nós, nem iríamos querer mesmo, se pudéssemos escolher. Temos outras coisas em perspectiva. Temos empregos e escola. Filhos para alimentar, uma banheira para esfregar e uma caixa de correio para limpar, sem falar dos romances para ler e dos filmes para assistir.

Como qualquer heroína, no entanto, crescemos e prosperamos quando atendemos ao chamado de algo maior, quando todas as idas e vindas do trabalho, a roupa para lavar, o cocô do cachorro para limpar e ficar repetindo "Nada de televisão até acabar o dever de casa!" têm um *significado* maior que o massacre da rotina diária.

Nos últimos trinta anos, a ciência chegou claramente à conclusão de que "encontrar significado na vida" é bom para nós, exatamente como as verduras, os exercícios e o sono.

Este capítulo é sobre "significado", uma força que trazemos em nós e que nos ajuda a resistir e a nos recuperar do burnout. A necessidade que uma mulher tem de "significado na vida" não é fundamentalmente diferente da necessidade de um homem, mas os obstáculos que se interpõem entre as mulheres e o seu sentimento de significado *são* de fato diferentes.

Do que se trata exatamente?

Arte, orgasmos e significado na vida: são coisas que é provável que você identifique perfeitamente ao se deparar com elas, pois são diferentes de tudo o mais e não há neste mundo duas pessoas que as vivenciem da mesma maneira.[1]

Os pesquisadores encaram o "significado" de duas maneiras diferentes. Na psicologia positiva, liderada por Martin Seligman, o "significado" é um dos principais elementos na promoção da felicidade em pessoas saudáveis.[2] Outra corrente de pesquisa encara o significado como uma estratégia de adequação para pessoas que se recuperam de uma doença ou de um trauma.[3] Essas diferentes visões do "significado" têm quatro coisas em comum:

Em primeiro lugar, ambas as abordagens reconhecem que o significado nem sempre é "divertido".[4] Na abordagem propiciadora de felicidade, são consideradas atividades "significativas" aquelas que "buscam usar e desenvolver o melhor no indivíduo", em contraste com as que se voltam exclusivamente para a "busca do prazer".[5] No modelo da cura de tramas, "significado" contempla aprender a "conviver com" doenças crônicas. No primeiro caso, é como extrair nossos nutrientes dos legumes; no segundo, como consegui-los por meio de uma injeção dolorosa porém eficaz. Na maioria dos casos nós preferiríamos os legumes, mas às vezes a injeção é nossa única escolha.

Em segundo lugar, as duas abordagens concordam quanto ao fato de que o significado representa "um valor final positivo a ser ostentado na vida do indivíduo".[6] Ou seja, uma vida tem significado quando a pessoa contribui com algo positivo para o mundo até a hora da morte — tenha sua vida sido prazerosa ou não. Significado é a sensação de que a gente "tem importância em algum sentido mais amplo. A vida pode ser tida como significativa quando se tem a impressão de que existe um significado além do trivial ou momentâneo, de que há um propósito ou uma coerência que transcenda o caos".[7]

Em terceiro lugar, o significado não é constante. Em nossa vida, certos momentos parecem intensamente carregados de significado. Outros parecem "neutros de significado" — você está apenas realizando tarefas ou cumprindo obrigações, e não importa se sente uma conexão com algo maior. Outros ainda carregam uma forte sensação de ausência de significado, momentos em que o estamos *buscando*. Podemos avançar durante muito tempo sem experimentar uma sensação de significado, e começamos a nos perguntar o que a própria vida pode significar, ou então acontecem coisas terríveis que parecem privar a vida de qualquer sentido, e perguntamos *por quê*. O significado passa.

Por fim, seja para fomentar o desenvolvimento pessoal ou ajudar a enfrentar algo, o significado é bom para você.[8] As pessoas com maior senso de significado e propósito na vida têm melhor saúde e maior probabilidade de acesso a serviços preventivos de saúde para protegê-la.[9] Uma metanálise da relação entre "propósito na vida" e saúde constatou que um maior senso de propósito estava associado a um risco 17% menor de mortalidade, independentemente das causas.[10] E esses benefícios podem ser conquistados por intervenção ativa. Os participantes de psicoterapias voltadas para o significado desenvolvem maior bem-estar geral, melhores relacionamentos e mais esperança, além de menor estresse psicológico e melhor saúde física.[11] Mesmo entre pessoas com doenças graves ou terminais, intervenções que resultaram em maior sentimento de significado na vida renderam benefícios para a depressão, a ansiedade, a angústia e a qualidade de vida global dos participantes.[12]

Resumindo, "significado" é a experiência nutritiva de nos sentirmos como se estivéssemos conectados com algo maior. Nos ajuda a progredir quando as coisas vão bem na nossa vida e a enfrentá-las quando vão mal.

Então, de onde vem isso?

Quem faz é você

Talvez você esteja acostumado a ouvir falar do significado como algo que "buscamos" ou "descobrimos", e às vezes é realmente assim a vivência que as pessoas têm dele — uma súbita revelação que lhes vem do alto, ou um tesouro encontrado depois de anos seguindo o mapa. Mas raramente o significado é algo que encontramos no fim de uma longa e árdua jornada. Para a maioria de nós, significado é o que nos dá sustentação no longo e difícil percurso, não importando o que vamos encontrar no fim. O significado não é encontrado; é *feito*.[13]

Para criar significado, dizem as pesquisas, é necessário nos envolvermos com algo maior que nós.[14]

Esse "Algo Maior" — como um Deus no qual acreditamos ou um sonho que temos para o futuro — é a nossa fonte de significado. Sua mera existência não basta, assim como a mera existência dos legumes e verduras não basta para nos alimentarmos. Temos de nos envolver ativamente. Comer as verduras. Nos envolver com Algo Maior. Como os legumes, o seu Algo Maior pode não ser o que há de mais divertido no prato à sua frente, mas provavelmente é o mais nutritivo. Ao contrário do que acontece com os legumes, você pode sentir um *chamado* para se envolver com esse Algo Maior, assim como as heroínas sentem um chamado para a aventura, abrindo um restaurante, ou do oceano.

Constatou-se nas pesquisas que o significado tem maior probabilidade de provir de três tipos de fontes:[15]

1. Busca e realização de metas ambiciosas que deixem um legado — do tipo "encontrar a cura do HIV" ou "tornar o mundo melhor para as crianças";
2. Trabalhar por um chamado divino ou de outra ordem espiritual — do tipo "alcançar a libertação espiritual e a união com Akal" ou "glorificar a Deus com minhas palavras, meus pensamentos e meus atos"; e
3. Uma ligação amorosa e de intimidade emocional com outras pessoas — do tipo "criar meus filhos para que sejam amados, aconteça o que acontecer" ou "amar e apoiar meu parceiro com sinceridade e bondade".

Muitas fontes de significado combinam essas coisas, e, se o seu Algo Maior não estiver em nenhuma dessas três categorias, tudo bem também. Em termos do seu bem-estar pessoal, não existem fontes de significado certas ou erradas; apenas algo que possa lhe dar esse sentimento de que a sua vida tem um impacto positivo.[16]

O que é o seu Algo Maior?

Algumas pessoas sabem exatamente o que é o seu Algo Maior, enquanto outras levam anos para descobrir. Amelia sempre soube, mesmo quando não sabia que sabia. Queria reger corais desde os 12 anos, e aí está ela, com três formações na regência de corais e um currículo impressionante de atuações como regente. Emily foi tocando o barco como podia, da escola para o trabalho e de novo de volta aos estudos, até que, tentando estabelecer retrospectivamente o padrão das portas pelas quais tinha passado, finalmente se deu conta, cerca de vinte anos depois de Amelia. O Algo Maior de Emily: mostrar às mulheres como viver com confiança e alegria nos seus corpos. O de Amelia: arte. Poderíamos contribuir de muitas outras maneiras — as necessidades do mundo não têm fim —, mas estas nos fazem sentir que estamos contribuindo com algo positivo. E é assim que criamos significado.

As experiências que temos nesse empenho de descobrir as fontes de significado na vida poderiam indicar que não existe uma maneira previsível para cada indivíduo encontrá-las. O que há em comum é uma voz interior que ouvimos quando nos dispomos a escutar. Todo mundo a traz dentro de si.

Está ouvindo? Aquele ritmo constante no centro do seu peito?

Ou talvez seja uma pulsação mais lenta mais embaixo, em algum ponto da barriga. Ou uma auréola de sabedoria no alto do crânio. Pare um minuto — pare literalmente de ler; você pode até ligar um cronômetro — e ouça. Pergunte a si mesma: *O que estou fazendo quando sinto com mais força que estou fazendo o que tenho de fazer?*

Dolores Hart foi uma estrela de cinema que tinha o dom de ouvir essa voz com o "ouvido do coração", segundo ela mesma. Em 1964, tinha estrelado várias grandes produções, contracenado com Elvis Presley no papel feminino principal e estava estrelando uma peça na Broadway quando visitou a Abadia de Regina Laudis em Bethlehem, Connecticut, para um período de repouso. Aos 24 anos, era uma estrela em ascensão com tudo o que o mundo mais valorizava: beleza, sucesso profissional e prestígio, dinheiro e um noivo bonitão. Mas vinha sentindo que alguma coisa estava errada, como se algo faltasse.

Assim que botou os pés na abadia, ela sentiu como se tivesse voltado para casa. Não muito tempo depois, fez votos religiosos e passou a dedicar sua vida ao serviço de Deus. Relata ela:

> *De certa forma, nunca me senti realmente uma pessoa até chegar à Regina Laudis. Ficar ali não era um compromisso, mas o verdadeiro desafio da minha vida. [...] Eu não decidira fugir das minhas responsabilidades me isolando da realidade. Acreditava que, para que haja uma suprema e real salvação*

> *para toda a humanidade, é preciso que comece com um envolvimento extremamente pessoal.*[17]

Ela não entrou para a abadia porque o catolicismo oferecia as respostas da sua preferência. Mesmo como integrante de uma comunidade monástica católica, diz ela, "não me deixo convencer facilmente por respostas religiosas. [...] Fui encontrando minhas respostas passo a passo".

Se você ainda não conseguiu identificar o seu Algo Maior, as pesquisas levaram a certas estratégias que podem ajudar:

Experimente escrever seu próprio obituário ou um "resumo de vida" se colocando no lugar de um neto ou aluno.

Peça aos amigos mais próximos que descrevam o seu "eu real", as características da sua personalidade e da sua vida que estão no cerne do que há de melhor em você.

Imagine que uma pessoa importante para você esteja passando por um momento sombrio na vida — houve uma grande perda e ela se sente impotente e isolada (as duas coisas que mais rapidamente nos privam do senso de significado). Do lugar do seu melhor eu, escreva uma carta para oferecer apoio nesse momento difícil. E depois a releia. É para você mesma.[18]

Por fim, pense numa época em que tinha uma forte sensação de significado ou propósito ou "alinhamento", ou como quer que seja para você o nome desse sentimento. O que você estava fazendo naquele momento? O que lhe proporcionava essa sensação de significado?

Todas essas abordagens ajudam a distinguir o autêntico sentimento de Algo Maior na sua voz interna daquilo que se interpõe no seu caminho — a famosa Síndrome do Doador Humano.

A Síndrome do doador humano

Na Introdução, falamos dos conceitos contrastantes de "doadores humanos" e "seres humanos" empregados pela filósofa Kate Manne, um código cultural em que os seres humanos têm a obrigação moral de *ser* toda a sua humanidade, ao passo que os doadores humanos têm a obrigação moral de *dar* toda a sua humanidade, com alegria e disposição. Chamamos de "Síndrome do doador humano" os padrões de comportamento associados a essas convicções morais.

Pense na Síndrome do doador humano como um vírus cujo único objetivo é perpetuar a própria existência. Você foi infectada por ele assim que nasceu, aspirando-o já ao respirar pela primeira vez. E, assim como o vírus da raiva torna os cães agressivos e a encefalopatia espongiforme bovina deixa as vacas "loucas", a Síndrome do doador humano altera o comportamento humano para se perpetuar — mesmo que para isso tenha de matar o hospedeiro (ou seja, nós).

Você por acaso sofre da Síndrome do doador humano? Entre os sintomas, estão:

- achar que você tem a obrigação moral — ou seja, é algo que você *deve* ao seu parceiro, à sua família, ao mundo ou até a si mesma — de ser bonita, feliz, calma, generosa e atenta às necessidades dos outros;
- achar que o fato de eventualmente não ser bonita, feliz, calma, generosa e atenta a torna uma pessoa fracassada;
- achar que o seu "fracasso" significa que merece ser punida — chegando ao ponto de se flagelar; e
- achar que esses não são apenas sintomas, porém ideias normais e verdadeiras.

Este último é o mais grave, claro. O que torna esse "vírus" metafórico tão bem-sucedido como agente infeccioso é o fato de os seus sintomas serem mascarados. Você não consegue ver o vírus, mas ele se perpetua — vale dizer, estamos cercados de pessoas igualmente "infectadas", e elas também nos tratam, e a si mesmas e a todo mundo, como se a Síndrome do doador humano fosse um comportamento humano normal, o que reforça nossa impressão de que não é uma doença, mas um modo saudável e normal de vida.

Se você foi criada numa cultura baseada na Síndrome do doador humano, aprendeu a dar prioridade a ser bonita, feliz, calma, generosa e atenta às necessidades dos outros, acima de qualquer outra coisa. Talvez — *talvez* — possa ir em busca do seu Algo Maior pessoal (leia-se: egoísta) se tiver atendido plenamente às necessidades de todo mundo e não deixou de ser bonita e calma.

Na superfície, a Síndrome do doador humano parece dar sustentação a certos Algos Maiores, por exemplo, *ajudar os outros*. De qualquer forma, ajudar é o que se espera dos doadores, sendo uma característica definidora das grandes figuras da história.

Audre Lorde: "Quando tenho coragem de ser poderosa, de me valer da minha força a serviço da minha visão das coisas, fica cada vez menos importante saber se estou com medo ou não."[19]

Malala Yousafzai: "Eu elevo minha voz — não para gritar, mas para que sejam ouvidos os que não têm voz."

Shirley Chisholm: "Ajudar os outros é o aluguel que pagamos pelo nosso quarto aqui na Terra."

Hillary Clinton: "Faça todo o bem que puder, por todas as pessoas que puder, de todas as maneiras que puder, enquanto puder."[20]

Cada uma dessas mulheres se esforçou para estar "disponível" de maneiras que iam de encontro ao seu papel como doadoras humanas. Se você fizer isso — digamos, deixando de atender às necessidade de alguém, ou de se mostrar bonita e calma, ou querendo se apropriar de um poder que pertença "de direito" a um ser humano, e não a um doador humano —, o mundo vai tratar de derrubá-la.

Dizem: "O que há de errado com você?"

Dizem: "Volte para o seu lugar."

É uma questão com a qual vamos nos deparar muitas e muitas vezes ao longo deste livro: Comporte-se. Obedeça às regras. Senão...

A Síndrome do doador humano chega ao ponto de bater na tecla de que estamos erradas se nos consideramos heroínas enfrentando um inimigo. Uma doadora não tem necessidades nem, portanto, nada por que lutar. O próprio Joseph Campbell, criador do modelo "jornada do herói", resumiu bem a coisa quando confrontado com a ideia de uma "jornada da heroína". Ele disse: "As mulheres não precisam empreender a jornada. A mulher já está presente em toda a jornada mitológica. Ela só precisa se dar conta de que é o lugar ao qual as pessoas se esforçam para chegar."[21]

As mulheres são um "lugar"; só os homens são "pessoas" empreendendo uma jornada, com um vilão a derrotar. O Algo Maior das mulheres são os homens.

Pois digam isso a Malala; muita gente disse. Digam à deputada norte--americana Tammy Duckworth, que perdeu as pernas em combate na guerra do Iraque e se tornou depois a primeira norte-americana de origem asiática e a primeira mulher deficiente eleita para o Congresso dos Estados Unidos. Digam a Tona Brown, a primeira mulher trans negra a se apresentar no Carnegie Hall. Digam a Ellen Ochoa, a primeira norte-americana de origem latina a fazer uma viagem espacial, e atualmente diretora do Johnson Space Center. Digam a qualquer mulher que já exerceu uma função altamente desgastante numa fábrica ou passou oitenta horas por semana limpando a casa dos outros ou dançou num clube de strip-tease, tudo isso para pagar as contas, custear o aquecimento para os filhos não passarem frio à noite — ou para conseguir estudar e se tornar uma líder no seu campo de ação.

Diga a ela: "Qual é o seu problema? Volte para o seu lugar. Você não precisa ir a lugar nenhum; precisa apenas ser o lugar ao qual um homem está tentando chegar."

É o que dizemos o tempo todo, a outras mulheres e a nós mesmas. Sofrer da Síndrome do doador humano é estar convencida, de alguma maneira, de que todo mundo deve sofrer como nós. Assim, se vemos alguém que nem parece estar se esforçando, ficamos indignadas. Quando vemos mulheres que não tentam controlar sua aparência nem suas emoções para não incomodar ninguém, ou que empregam seu tempo, dinheiro e trabalho para melhorar o próprio bem-estar, e não o de outras pessoas, dizemos com nossos botões: "Mas qual é o problema dela? Se eu tenho de obedecer às normas, ela também tem! Ela tem de *ficar no seu lugar*." E chamamos essa mulher insubordinada de gorda ou mandona ou arrogante. Como se essas coisas fossem ruins.

Em certo sentido, a Síndrome do doador humano é o primeiro vilão da nossa história. Ela tenta nos fazer ignorar o nosso Algo Maior, pois supostamente teríamos de dedicar todos os nossos recursos aos seres humanos. Mas como escapar do vilão da nossa própria história ou derrotá-lo quando estamos preocupadas em policiar as outras para impedi-las, justamente, de derrotá-lo?

A boa notícia é que, quando nos envolvemos com Algo Maior, assim gerando significado na vida, estamos na verdade curando a Síndrome do doador humano, tanto em nós mesmas quanto naqueles que nos cercam.

Gerar significado para curar A Síndrome do doador humano

A Síndrome do doador humano servia para dizer às mulheres que o lugar delas — seu *único* lugar — era em casa (e ainda funciona assim em algumas regiões). Betty Friedan documentou que se tratou de instrumentalizar a *doação* para manipular as donas de casa nas décadas de 1950 e 1960, afastando-as do mercado de trabalho ao qual haviam chegado durante a Segunda Guerra Mundial com o argumento de que as tarefas domésticas seriam o (único) Algo Maior capaz de realizá-las como mulheres. Além disso, se elas "não tinham um orgasmo encerando o piso da cozinha",[22] na memorável colocação da mesma Betty Friedan, a culpa era só delas. Se as tarefas domésticas as deixavam insatisfeitas ou incompletas, era porque não prestavam como mulheres. Até que Friedan apontasse esse "problema sem nome", milhões de mulheres sofriam em silêncio.

A segunda onda do movimento feminista gerou uma nova força que permitiu às mulheres exigir algo diferente ou simplesmente mais, sem terem de ouvir a eterna pergunta: "Mas qual é o problema com vocês?" Ela abriu novas possibilidades para as mulheres. Motivou mudanças na esfera pessoal, iniciativas políticas e uma virada cultural que por sua vez mudou a própria cultura.

E veio a reação — ela sempre vem. A Síndrome do doador humano pune aqueles que tentam tratá-la, e foram muitas as que pagaram um preço pela resistência ou a rebelião. O resultado a longo prazo, contudo, foi um mundo cada vez mais justo.

A Síndrome do doador humano vai tentar impedir que você saia em busca de significado. Mas cabe a você não se deixar deter. Persista no compromisso com o seu Algo Maior. Recorra às estratégias de solução de problemas. Continue concluindo o ciclo. #persista.

Mas claro que às vezes não é fácil.

Sophie se envolve com o seu Algo Maior — CIÊNCIA PARA TODOS! — de muitas maneiras. Uma delas, naturalmente, é o seu trabalho. O acompanhamento de mulheres jovens no

STEM é outra. Outra ainda são suas iniciativas de consultoria e palestra para tornar o STEM mais acessível a mulheres negras. Ela trabalha muito, muitas horas por dia, em ambientes frequentemente difíceis, e realmente faz diferença neste mundo. Centenas de pessoas seriam capazes de dizer que ela mudou suas vidas para melhor.*

O gosto pela série Star Trek *é a mais agradável das fontes de significado para Sophie. Ainda pequena, ela viu a tenente Uhura na TV e entendeu que, como menina negra, poderia se tornar uma cientista e exploradora e ser levada a sério. E, vendo que era possível, se convenceu de que nenhum obstáculo poderia se interpor entre ela e essa meta.*

E o que ela é hoje em dia? Uma engenheira.

Sophie é mesmo fã de carteirinha. Tem até uma roupa como a de Uhura — não a usada por Zoe Saldana, nem o macacão bege de Jornada nas estrelas: O filme, *de 1979, mas o minivestido de Nichelle Nichols na terceira temporada, com direito a gola canoa, braceletes gravados nos punhos e tudo o mais, naquele autêntico "vermelho engenharia". Ela o veste quando vai a convenções sobre* Star Trek, *onde se encontra com outros fãs que, como ela, moram num futuro otimista no qual qualquer um poderá ser um engenheiro, um explorador. Para Sophie, a caracterização é como viver num mundo em que esse futuro já existe.*

E de certa forma já existe mesmo — nela. Do bico das botas de cano longo até o alto da peruca bufante, Sophie é um metro e noventa de tudo a que Star Trek *aspirava — e do sonho do Dr. Martin Luther King Jr., compartilhado quando ele convenceu Nichelle Nichols a continuar no papel da tenente Uhura.*[23] *A própria Nichols conta a história: "Pela primeira vez estamos sendo vistas pelo mundo como deveríamos. [King] disse: 'Você*

---

* Sigla em inglês, usada sobretudo no sistema educacional, para designar o conjunto das disciplinas de "ciência, tecnologia, engenharia e matemática". *(N. do T.)*

percebe que é o único programa que minha mulher Coretta e eu deixamos nossos filhos pequenos assistirem?'"

Tornar o mundo um lugar melhor para os cientistas não significa apenas explicar pacientemente o que são privilégios e contar histórias da exclusão "acidental" de mulheres e negros. Pode passar também por um minivestido vermelho vivo e um delineador bem marcado. Quando Sophie sai do carro numa convenção de Star Trek *e entrega a chave ao manobrista, todos os seres humanos se voltam para admirá-la. Todo mundo quer tirar fotos com ela.*

E, quando ficam sabendo que ela é uma engenheira de verdade na vida real, muitas vezes ficam com o cérebro pelo avesso.

O prenome de Uhura é Nyota, palavra suaíli que significa "estrela".

Daquelas que a gente admira de longe, pensando em alcançar.

Criar significado quando acontecem coisas terríveis

Quando a vida anda estável, não precisamos de um grande sentimento de significado para ficar bem. Nos envolvemos regularmente com nosso Algo Maior, e o cérebro metaboliza essas experiências para nos dar a sensação de que o mundo faz sentido e nossa vida tem um propósito. Beleza!

Mas...

Às vezes, a vida se desestabiliza.

Quando um avião entra de repente numa zona de turbulência, nós nos agarramos aos braços da poltrona, como se isso contribuísse para manter a aeronave estável. Claro que sabemos que não funciona assim, mas nossas mãos não sabem. Elas se agarram ao que estiver ao seu alcance, e este simples fato parece tornar a turbulência mais tolerável.

Quando nossa vida passa por zonas de turbulência — como a incerteza do desemprego, um confronto com a morte, a impressão de que nosso trabalho não faz diferença ou uma sensação de isolamento pessoal —, o cérebro se agarra ao nosso Algo Maior, como se assim pudesse impedir que nossa vida ou o mundo despencasse. E funciona.[24] Isso nos ajuda a suportar a incerteza, a mortalidade, a sensação de abandono ou solidão, até chegarmos ao outro lado da turbulência e voltarmos ao espaço aéreo sem sacolejos.

Mas às vezes a turbulência dura muito, ou o avião de fato cai. Você sobrevive, mas fica num "vazio existencial", desprovido de significado.[25] Acontecem coisas terríveis, e nos sentimos aprisionados e convencidos de que nada ao nosso alcance fará diferença. Em épocas de crise assim, precisamos consertar o avião antes de retomar a viagem. E para isso é necessária uma introspecção que nos permita encarar sentimentos difíceis com compaixão e gentileza.

As histórias tipo "Eu quero" de princesas da Disney sempre chegam a um momento em que nossa heroína entra em crise e precisa parar para um momento de introspecção. Moana tem de consertar o barco. Branca de Neve precisa tirar uma longa soneca e ganhar um beijo do seu verdadeiro amor. Tiana se vê obrigada a parar de perseguir o seu sonho quando é transformada num sapo; a solução do problema do sapo, "cavando mais até o fundo", não só lhe permite se aproximar mais do seu sonho como a transforma numa princesa. Com compaixão pelas partes feridas do nosso coração, da nossa mente, do nosso corpo e da nossa comunidade, a recuperação da adversidade pode contemplar um sentimento *ampliado* de significado na vida, o que nos permite evoluir da adaptação para o florescimento.

Exemplo: um estudo realizado com mais de três mil veteranos das forças armadas dos Estados Unidos que haviam passado por traumas constatou que aqueles que apresentavam sintomas de transtorno de estresse pós-traumático (TEPT) tinham maior probabilidade de passar por um *crescimento* pós-traumático do que aqueles que não apresentavam TEPT. Esse crescimento incluía tanto um melhor sentimento de força pessoal ("Descobri que sou mais forte do que achava que era" e "Agora sei melhor que sou capaz de enfrentar dificuldades") quanto mais gosto pela vida ("Agora aprecio mais o valor da minha própria existência").[26]

Como é possível explicar isso? Como é que as pessoas são capazes de continuar envolvidas com o seu Algo Maior mesmo diante de coisas terríveis? Até diante de coisas terríveis que as separam do seu Algo Maior?

A chave aqui é: não há o que possa nos separar do nosso Algo Maior, pois ele está dentro de nós.

A HISTÓRIA DA NOSSA ORIGEM

Quer transformar algo terrível numa inesperada oportunidade de se comprometer com seu Algo Maior e criar significado? Reescreva a narrativa da sua experiência, focando nas lições e capacitações que conquistou na adversidade.[27] A isso chamamos "história da nossa origem", a exemplo da origem da vida de Batman como super-herói na trágica morte dos pais ou da origem da Mulher Maravilha nas praias tranquilas de Temiscira.

Separe meia hora mais ou menos para escrever sua história, respondendo às seguintes perguntas:

1. Que fatores de adversidade fugiam ao seu controle? (Por exemplo, outras pessoas e suas respectivas escolhas, normas culturais, suas circunstâncias de vida naquele momento, sua idade e experiência anterior, o clima...)

2. O que você fez para sobreviver à adversidade naquele momento? (Uma dica: já sabemos perfeitamente que você sobreviveu à adversidade, pois está aqui!)

3. Que recursos você mobilizou para continuar sobrevivendo depois que superou a adversidade? Seja específica. (Pode incluir recursos práticos, como dinheiro ou informação; recursos sociais, como amigos, sua capacidade de pedir, conseguir e aceitar ajuda, ou sua influência social; ou recursos emocionais como persistência, capacidade de se reconfortar e otimismo.)

Uma vez escrita a sua história, tire um momento para escrever sobre uma época em que esses recursos a capacitaram a superar uma dificuldade posterior.

Em seguida, escreva um resumo:

Muito embora eu não pudesse controlar _____ (adversidade), consegui _____ (tática de sobrevivência), e então usei _____ (recurso) para me fortalecer. Depois, fui capaz de _____ (capacitação/vitória/percepção).

Escrever a história da nossa origem pode até nos ajudar a identificar nosso Algo Maior, pois nos ajuda a identificar os fatores da experiência passada que mobilizamos para sobreviver.[28] O significado não deriva da terrível experiência vivida, mas das maneiras que encontramos para sobreviver.

Esse processo pode machucar. E na verdade é outro fator que contribui para tornar a prática eficaz: permite ao nosso corpo experimentar os sentimentos relacionados a feridas passadas, aprender que esses sentimentos não são perigosos e completar os ciclos incompletos de reação ao estresse ativados há tantos anos.[29] A coisa começa com a disposição de ver, de correr o risco do desconforto de dar atenção a algo que julgávamos exclusivamente negativo e de aprender a enxergar a experiência sem julgar, com curiosidade e até compaixão.

O Algo Maior está dentro de nós

O Algo Maior de Moana é o oceano; ela sente o seu chamado. Como ela mesma diz a Maui, o oceano a *escolheu* para sua missão. Quase ninguém concorda. A família quer que ela fique em casa e seja a líder da ilha. Maui não acredita muito que o oceano fosse escolher "uma não princesa de cabelos cacheados" que nem sabe navegar. Então acontecem coisas terríveis, e Moana cai em desespero. Chega a pedir ao oceano que "escolha outra pessoa".

Mas o fantasma da avó, a "velha louca" da aldeia, que sempre acreditou nela, aparece e leva Moana a se lembrar de quem realmente é. Enquanto procura entender o que a trouxe a esse momento decisivo, Moana se dá conta (cantando): "Eu me encontrei / Agora eu sei".

O chamado em momento algum vinha "de fora", mas do seu próprio coração. Ela não era a "escolhida" porque algo exterior a tivesse escolhido e estivesse chamando a distância, mas porque algo no seu coração chamava, e assim, sem mesmo saber, foi ela que se escolheu.

"Moana" em maori significa "oceano"; a Disney apresentou a lição bem clara e literalmente.

O que quer que a esteja chamando, seja o oceano, a arte, a família ou a democracia, saiba que não está lá fora. Está em você. Como todos os ciclos e ritmos que descrevemos neste livro, é algo que vem e vai, acelera e desacelera, desaparece e se manifesta de novo. Como uma maré, dentro de você. Mas, não importa as forças que tenha de enfrentar, seja a Síndrome do doador humano, catástrofes naturais ou alguma perda pessoal, nada é capaz de se interpor entre você e o seu Algo Maior.

O seu Algo Maior está vivo dentro de você. É possível que todo mundo ao redor discorde. Talvez a sua família queira que você fique em casa — ou saia de casa. Talvez até os seus mentores se mostrem céticos, e só a velha louca da aldeia concorde. Mas você continua ouvindo, por cima do ruído da Síndrome do doador humano e em meio ao sofrimento da violência e da injustiça. *Você* sabe; ouve o chamado no seu coração.

Julie respirou fundo e olhou para a TV, tentando entender o que era importante para ela. "Minha filha certamente é", disse, o rosto banhado em suor. "Diana. Lecionar é muito importante, realmente tem importância para mim, mas mesmo que eu não pudesse mais dar aulas, se perdesse tudo, estaria tudo bem se ainda tivesse Diana."

E ela chorou por um bom tempo, até a verdade começar a doer menos.

E foi o bastante — esse momento, esse lembrete — para fazê-la avançar um pouco no período mais desafiador da sua vida.

"Só preciso de um pouco mais de ajuda", disse finalmente. "Estávamos nessa mesma luta há muito tempo, e ele não me ouvia, nada tinha mudado. Eu simplesmente não podia mais. Esgotei completamente o 'poder'. Perdi a capacidade de poder. Se sou eu que faço tudo, administro os sentimentos dele e a casa e todo o resto, acabo ficando exausta. Se não o faço, sou punida com o mau humor dele e nada avança. Estou simplesmente cansada. Quando o obriguei a ficar no andar de baixo, não tinha nem energia para sentir raiva, acredita? Cansada demais para gritar."

Ela ainda não tinha chegado aonde precisava para preservar o próprio bem-estar. Seria necessário um chacoalhão mais forte para obrigá-la a se mexer e a lutar por um bem-estar maior e mais duradouro. Às vezes, porém, basta chegar ao fim do dia e ainda sentir que existe algum motivo para continuar lutando.

Na Segunda Guerra Mundial, um judeu anônimo, se escondendo dos nazistas, escreveu estas palavras na parede de um porão:[30]

Acredito no sol, mesmo quando não está brilhando.
Acredito no amor, mesmo quando não o sinto.
Acredito em Deus, mesmo quando está calado.

Não é um poema para explicar o que o Holocausto poderia "significar". Como poderia o genocídio "significar" alguma coisa para as vítimas e sobreviventes? Esse é um poema sobre a possibilidade de alguém sobreviver a tais horrores. Não podemos "acreditar" que estamos escapando à opressão, ao exílio ou ao desespero. No entanto, quando criamos significado, somos capazes de aguentar firme em meio a coisas piores do que poderíamos imaginar.

"Significado na vida" é algo que se manifesta quando nos comprometemos com Algo Maior que está à nossa espera dentro do nosso próprio corpo, nos ligando ao mundo. Não é necessário muito, mas é importante, porque o nosso "significado na vida", que se estabelece quando vamos bem, vai nos servir de alicerce, sejam quais forem as adversidades. Podemos aguentar, aconteça o que acontecer, ouvindo o silêncio dentro de nós, que sabe que o mundo faz sentido.

Adversidade é o que não falta no mundo, e vem a ser o tema dos dois próximos capítulos. Mas queremos que você a enfrente sabendo que está bem munida com essas ferramentas inatas e a capacidade de usá-las. Você dispõe da sua reação ao estresse e sabe como completar o ciclo. Tem o seu monitor, a estratégia de solução de problemas e a reavaliação positiva. Tem o seu Algo Maior. E assim estará protegida da adversidade. E será curada depois dela.

Chegamos então ao ponto em que deixamos o abrigo da experiência interna. Ao momento em que damos um passo para olhar o inimigo nos olhos.

A coisa está para ficar bem sombria. Mas você está pronta.

ld;nl:

- "Significado na vida" é bom para você. Você gera significado se comprometendo com algo maior — sejam metas ambiciosas, serviço prestado ao divino ou relações amorosas.
- O significado aumenta o bem-estar quando você está bem e pode salvar sua vida quando está lutando com algo.
- A Síndrome do Doador Humano é um conjunto de crenças e comportamentos pessoais e culturais segundo os quais o único "significado na vida" de certas pessoas é ser bonita, feliz, calma, generosa e atenta às necessidades dos outros.
- O ciclo de reação ao estresse, o monitor e o significado são recursos com os quais você conta na luta contra o verdadeiro inimigo.

PARTE II

O verdadeiro inimigo

4

JOGO DE CARTAS MARCADAS

Sophie estava em campo, sendo remunerada — e muito bem — para falar em encontros empresariais sobre a criação de postos de trabalho para promoção de uma força de trabalho diversificada. E mostrava rascunhos da sua palestra a Emily, a fim de ouvir seus conselhos pedagógicos.

— O que é isto? — perguntou Emily, apontando para uma palavra diferente numa imagem de PowerPoint.

— Kobayashi Maru — disse Sophie, que logo explicou, ante a cara de espanto de Emily: — É uma simulação de treinamento para cadetes da Starfleet, uma situação impossível para testar o caráter. Não dá para vencer, de modo que o objetivo é perder honrosamente.

— Coisa de Star Trek*? — insistiu Emily.*

— Coisa de Star Trek*, para transformar um vício sistêmico num jogo — confirmou Sophie, passando ao slide seguinte.*

— As pessoas estão acostumadas a contratar conhecidos, gente que frequentou as mesmas escolas. — Ela apontou para o gráfico estatístico e clicou para a imagem seguinte, cheia de referências a pesquisas sobre Associações Implícitas. — Eles têm uma tendenciosidade inconsciente que os leva a preferir pessoas parecidas com eles mesmos. — O slide seguinte estava coberto de imagens de filmes, programas de TV, videogames e histórias em quadrinhos. — Tudo o que eles consomem nas mídias confirma essa tendenciosidade — prosseguiu ela, passando a mais uma imagem, com dezenas de personagens, todos brancos, do sexo masculino e heróis: cavaleiros de armadura, homens usando mantos, mutantes com capacidade telepática, feiticeiros, detetives, detetives feiticeiros —, e eles consideram que os espaços ocupados exclusivamente por homens brancos não são apenas normais, mas também melhores.

Seu tom de voz voltou então a se acomodar no entusiasmo habitual de uma nerd da informática:

— E aqui estou eu tentando resgatar o navio na Zona Neutra, enquanto os Klingons se preparam para atacar. Eu. Vou. Morrer. A vitória está no fato de mostrar minha força de caráter toda vez que sou testada.

— E você vai dizer logo de cara que eles estão criando uma situação em que a vitória é impossível?

Sophie fez que sim.

— A ciência está nos mostrando que é bom para nós dizer as coisas com todas as letras.

Essa ciência é o tema deste capítulo.

Numa situação de violência, a prioridade é estancar o sangramento e salvar a vida da vítima. Mas em dado momento precisamos voltar atrás e descobrir como o sangramento começou, para evitar que ele se repita. Precisamos falar do facão e da pessoa que o usou contra nós.

As ferramentas que descrevemos na Parte I estancam o sangramento; são capazes de nos ajudar neste exato momento. Podem literalmente salvar nossa vida. Qualquer ser humano pode concluir o ciclo de reação ao estresse, administrar o próprio monitor e se envolver com seu Algo Maior, pois esses recursos existem em nós. Você terá acesso a eles a vida inteira, onde quer que esteja, não importa a cultura em que viva.

Mas precisamos falar da origem do sangramento — do facão e do inimigo que o empunhava.

Se você é uma mulher no Ocidente industrializado, vai se defrontar com um conjunto específico de inimigos que vão tentar botá-la "no seu lugar" repetidas vezes, ao mesmo tempo mentindo descaradamente, dizendo que é para o seu bem, e que você devia agradecer pela "ajuda". Como nos deparamos com esses inimigos literalmente desde antes do nascimento, muitas vezes acreditamos neles.

Para explicar melhor, vamos falar de algumas pesquisas com ratos. Juramos que vale a pena.

Pois bem: imagine dois ratos. O rato nº 1 vamos chamar de Ralph, o Rato... pronunciando "*Reif*", como em Ralph Fiennes, o ator. Na verdade, digamos que não seja um rato, mas realmente o Ralph Fiennes. Ele está dentro de uma caixa cujo piso eletrocuta periodicamente os seus pés. Não chega a ser doloroso, mas é desconfortável. Ralph detesta ser eletrocutado e quer sair dali toda vez que isso acontece. Felizmente, depois que o processo começa, uma portinhola se abre rapidamente e ele consegue correr na sua direção. E foge. Seus níveis de dopamina dobram, pois seu monitor logo se dá conta de que escapar dos choques é uma meta possível. Ele superou a adversidade e aprendeu que é capaz de fazer a diferença na própria situação.

Ao Rato nº 2 daremos o nome de Colin — e vamos logo chamá-lo de Colin Firth, por que não? Ele não está numa caixa, mas num tanque com água, para o "teste de nado forçado". (Só pelo nome já dá para ver que não é nada bom, certo?) Como a maioria dos ratos, Colin sabe nadar — e por sinal foi o que fez em *Orgulho e preconceito* e *Direito de amar* —, mas não gosta nada disso; preferiria sair da água logo que possível. De modo que nada e nada e nada e nada... sem conseguir chegar à terra firme. Com isso, se sente frustrado... e logo também desesperado! Totalmente bugado. E, no fim das contas, o monitor de Colin muda a avaliação da meta, de "potencialmente alcançável" para "inatingível". Seus níveis de dopamina caem pela metade; ele se sente impotente, e então se limita a flutuar, como último recurso para preservar energias até divisar algum sinal de terra.

Mas agora vem talvez a parte mais triste: se tirarmos Colin da água para secá-lo e botá-lo na caixa, ele nem sequer vai tentar escapar do choque, embora tenha a porta aberta à sua frente.[1] Na caixa de isolamento, Colin poderia fugir se tentasse, mas *não é capaz* disso. Seu cérebro aprendeu que tentar não adianta, que nada que venha a fazer dá resultado... e ele perdeu a capacidade de tentar.

Essa incapacidade de tentar se chama "desamparo aprendido". Os animais, inclusive humanos, que se veem repetidamente numa situação ruim da qual não conseguem fugir podem nem sequer *tentar* escapar, mesmo quando a oportunidade se apresenta. Quando um animal aprende o desamparo, passa batido pela frustração e vai direto para o poço do desespero. Não é uma escolha racional; seu sistema nervoso central aprendeu que, quando ele está sofrendo, nada que venha a fazer poderá alterar a situação. Esses animais aprenderam que estão em desamparo. O único caminho possível para a autopreservação é não tentar.

Quando lemos estudos como esses — e são centenas —, uma parte nossa quer a qualquer custo chegar perto do rato para lhe contar o segredo: "Colin, é um jogo de cartas marcadas! Os cientistas estão te fazendo de joguete de propósito, só para ver como você vai reagir."

É o que os cientistas fazem para estudar o desamparo aprendido em seres humanos. Num dos exemplos, os pesquisadores submeteram os participantes do estudo a um barulho irritante que eles podiam eliminar, em alguns casos, e em outros, não. Muitos integrantes do grupo "desamparado" ficaram paralisados, como os ratos, e simplesmente desistiram de tentar resolver o problema. Mas os pesquisadores se certificaram de que os participantes não deixassem a experiência mergulhados no poço do desespero. Assim que um integrante do grupo "desamparado" ficava "sabendo que o ruído era manipulado ou que o problema não tinha solução, seus sintomas desapareciam".[2]

O simples fato de saber das cartas marcadas pode nos ajudar imediatamente a nos sentirmos melhor.

É para isso que serve este capítulo.

Em *Jogos vorazes*, série de livros futurista para jovens adultos, Katniss Everdeen é obrigada a entrar num "jogo" em que tem de matar outros jovens. É um ritual desenvolvido pelo governo totalitário que controla o território.

Antes de entrar no jogo, ela ouve do seu mentor: "Lembre-se de quem é o verdadeiro inimigo."

Não somos os piores inimigos de nós mesmos. O inimigo tampouco são as outras pessoas que participam do jogo.

O inimigo é *o próprio jogo*, que tenta nos convencer de que ele não é o inimigo

Vamos então começar.

O patriarcado (eca)

Sabemos muito bem. A palavra "patriarcado" incomoda muita gente. Se você é uma dessas pessoas, está tudo bem. Não precisa aceitar a palavra nem usá-la para identificar os sintomas do fato de vivermos nessa realidade. As mensagens por ela transmitidas ecoam em nós como uma canção aprisionada em nossa cabeça há tanto tempo que nem notamos mais, sem nos darmos conta de que nos foram ensinadas na primeira infância.

No dia em que um bebê nasce (senão antes!), os adultos declaram que "É menino!" ou "É menina!". Se não houvesse diferença na maneira como meninos e meninas são tratados, o aparelho genital de um bebê não teria maior importância que qualquer outra parte do corpo na maneira de criar a criança. Mas, em vez disso, o bebê é tratado como se as mais diferentes coisas a seu respeito fossem verdade: os tipos de brinquedos de que vai gostar, as capacidades que vai desenvolver, por quem vai se apaixonar ao crescer, o que vai querer fazer na vida quando adulto.

As diferenças na maneira de criar meninos e meninas estão diminuindo; cada vez mais, os pais querem que as filhas apresentem traços "tradicionalmente masculinos" como "independência" e "força"... embora não se mostrem muito entusiasmados com a ideia de suas esposas ou namoradas terem essas características. Mas nossas expectativas ainda são muito diferentes para meninas e meninos; para constatar o alcance dessa diferença, basta dar uma olhada nas prateleiras de brinquedos para meninas e na dos meninos numa loja. A diferença não é neutra. O fato de ser criado como menino facilita crescer e assumir posições de poder e autoridade, o que vem a ser o significado de "patriarcado".

São muitas as formas assumidas por ele:

Misoginia explícita: um exemplo é a declaração de um participante de *reality show* dizendo que pega mulheres "pela xoxota" quando bem entende, por ser famoso, com cobertura maciça dos meios de comunicação, dando a entender que esse tipo de coisa é perfeitamente normal — "conversa de vestiário, ora". Imagine se ele (ou uma mulher) dissesse que "agarra os homens pelo pau" quando quer...

Ou então um jovem sai matando e ferindo gente feito louco e se justifica dizendo que as mulheres não querem fazer sexo com ele. Em reação a um desses assassinos, que se apresentava como um "incel"*, o *New York Times* publicou um artigo argumentando, de forma séria, que a "redistribuição de sexo" — vale dizer, sexo para homens, com mulheres — era uma ideia razoável.[3] Como vemos, as mulheres podiam perfeitamente impedir essas mortes, bastando que cumprissem seu dever de atender às necessidades sexuais de homens perigosos.

Durante a redação deste livro, houve nos Estados Unidos quinze assassinatos em massa cometidos por homens ou meninos, vários deles motivados pelo menos em parte por um caso de ciúme, frustração sexual ou rejeição emocional da parte de uma mulher ou menina.[4] Em mais da metade dos assassinatos em massa, o responsável mata a parceira íntima ou membros da família, entre eles a mãe, esposa ou namorada ou os filhos.[5]

Violência sexual e nos relacionamentos: as mulheres é que são desproporcional e sistematicamente vitimadas por agressões sexuais: elas têm três vezes mais probabilidades que os homens de serem agredidas, e 95% dos

---

* Do inglês, palavra-valise para *involuntary celibates* membros de uma subcultura virtual que se definem como celibatários involuntários, homens incapazes de encontrar um parceiro romântico ou sexual, apesar do desejo de terem um. Os fóruns incel são frequentados em sua maioria por homens heterossexuais e suas discussões incluem temas como ressentimento, autopiedade, misoginia, racismo, homofobia, senso de direito ao sexo e incitação à violência contra pessoas sexualmente ativas. (*N. da E.*)

agressores sexuais são homens; um quinto das alunas norte-americanas do ensino secundário tem alguma experiência de agressão ou tentativa de agressão sexual ao longo do curso.[6] Globalmente, os homens que estupram mulheres declaram que sua principal motivação é a convicção de que têm direito ao corpo de uma mulher, independentemente do que elas sintam a respeito, uma crença designada na pesquisa como "sentimento de direito sexual adquirido".[7] As mulheres são responsabilizadas pelo fato de serem agredidas, pela maneira como "induzem os homens" com seu comportamento ou sua maneira de se vestir, e os agressores dificilmente são penalizados. Ao mesmo tempo, funcionários públicos acusados de agressão sexual se defendam alegando que a mulher que faz a acusação não seria suficientemente atraente para ser objeto de um estupro.

Além da ameaça de grave violência física e sexual, as mulheres diariamente enfrentam fatores crônicos de estresse motivados pelo gênero. Essas experiências de patriarcado são como o ruído do tráfego numa cidade grande. Quem vive numa metrópole está tão acostumado com ele que nem nota mais, o que não significa, no entanto, que o barulho seja menor. Desse ruído faz parte a:

Imagem corporal: falaremos detidamente a respeito no Capítulo 5, quando pretendemos esgotar o assunto, mas queremos mencionar agora que a dismorfia corporal e os transtornos alimentares desproporcional e sistematicamente atingem mais as mulheres que os homens, e a dinâmica já se instaura no ensino fundamental, durante o qual metade das meninas de 6 anos se considera "gorda demais". E cabe lembrar que os transtornos alimentares são o tipo de transtorno mental que apresenta a mais alta taxa de mortalidade. A imagem corporal não é uma questão de vaidade, mas de vida ou morte para as mulheres.

Direito de voz: mais uma vez, a dinâmica já se estabelece no ensino fundamental: os meninos se expressam e obtêm respostas oito vezes mais que as meninas.[8] Entre adultos, em situações nas quais os homens são maioria, as mulheres se pronunciam um terço menos de vezes que os homens; só quando há mais mulheres que homens presentes elas falam tanto quanto eles.[9] Durante o primeiro mandato do presidente Barack Obama, as mulheres da sua equipe tiveram de lutar tanto para se fazerem ouvir que coordenaram uma tática de "amplificação": quando uma delas levantava uma questão importante, as outras repetiam, dando crédito à que se manifestava primeiro. Até o presidente Obama, um aliado confesso do feminismo, precisou de intervenção ativa para que houvesse equilíbrio entre os gêneros.

Nas pesquisas com ratos, esse tipo de problema generalizado é chamado de "estresse crônico moderado". Os ratos podem ser privados de alimento e água por períodos imprevisíveis, embora sem representar risco; as jaulas são inclinadas por algumas horas num ângulo de 45 graus; água é derramada nos lugares onde dormem; lâmpadas estroboscópicas são acionadas por períodos de horas. Tudo é um pouco difícil demais, de tal maneira que diariamente, aos pouquinhos, eles são desgastados por um desamparo que não chega a representar risco de vida.[10] Em termos humanos, os pesquisadores estão criando para esses ratos um contexto do tipo "um problema depois do outro".

No Ocidente do nosso século XXI, "um problema depois do outro" é a sensação que uma mulher tem com frequência. Uma constante sucessão de fatores de estresse de baixo nível que foge ao controle. Quase sempre os exemplos individuais pouco mais representam que um aborrecimento ou uma contrariedade... que no entanto vão se acumulando.

Não estamos dizendo que a vida não seja difícil para todo mundo, ou que os homens e os meninos não enfrentem também essas questões. Enfrentam. A pressão para se adequar a um molde cada vez mais estrito só aumenta, à medida que as empresas constatam os lucros a serem auferidos se os homens acharem que só têm valor com um abdômen de tanquinho e ereções instantâneas. Os assassinatos em massa não discriminam gênero, estando o assassino muitas vezes entre as vítimas, e os homens têm maior probabilidade de morrer em atos de violência, inclusive pelas próprias mãos. A misoginia não mata apenas mulheres.

Mas isso seria assunto para outro livro. Aqui o que nos cabe é encarar o fato de que vivemos num ambiente em que as mulheres têm mais probabilidade que os homens de constatar, ao chegar em casa, que alguém jogou água na sua cama.

A condição feminina "estresse crônico de baixo nível" é ainda mais complicada do que parece, por dois motivos: primeiro, é muito possível que a biologia feminina e a masculina reajam de maneira diferente a esse tipo de estresse. Quando ratos machos são expostos a esses fatores brandos e crônicos de estresse, seu tempo de nado forçado cai pela metade em pouco tempo. Depois de seis semanas, cai pela metade de novo. Os ratos fêmeas, em contraste, levam três semanas para reduzir pela metade o tempo de nado... e esse tempo não muda mais depois de seis semanas. Os ratos fêmeas expostos a fatores brandos e crônicos de estresse persistem mais que os machos. Perseveram mais diante das dificuldades; seu cérebro leva o dobro do tempo para mudar para o padrão de desamparo. Ao que parece, até os ratos fêmeas #persistem.

Em segundo lugar, um dos fatores de estresse que enfrentamos é ficarmos ouvindo que não estamos passando por mais estresse nem por formas diferentes de estresse que os homens. Um dos aspectos do patriarcado (eca) no Ocidente moderno é o fato de ele afirmar que não existe mais.

Manipulação psicológica

Lembra do filme *À meia-luz*? O marido de Ingrid Bergman faz a iluminação a gás oscilar, mas diz que é apenas imaginação dela. Coloca um relógio na bolsa dela e diz que ela o roubou. Caminha pelo sótão em busca das joias da falecida tia dela e diz à personagem de Ingrid que ela está imaginando os passos que ouve. Impede que ela tenha contato com outras pessoas, dizendo que é para o seu bem, pois evidentemente está com os nervos abalados.

Isolada e aprisionada, que outro recurso ela teria senão acreditar nele?

No filme, a verdade afinal é reconhecida quando um policial, o sonho de consumo Joseph Cotten, aparece na casa e diz a Ingrid Bergman: "É verdade, a iluminação está oscilando. Você não está louca."

Essa história causou tanta impressão em sucessivas gerações de cinéfilos que a expressão *gaslighting*, referência em inglês à iluminação a gás, passou a designar o fenômeno em que se repete incansavelmente a mulheres e outros grupos marginalizados que é tudo imaginação deles.

Sabe quando alguém vem dizer que você está imaginando coisas quando se queixa da discriminação? Estão praticando o *gaslighting* com você, ou tentando manipulá-la psicologicamente.

E aquela sensação quando alguém está agindo assim, mas você não tem muita certeza, pois a pessoa pode ter razão e você pode estar exagerando e sendo hipersensível? Como se não pudesse confiar nos seus próprios sentidos, só que o que os seus sentidos estão dizendo não deixa margem a dúvida? Isso é se sentir psicologicamente manipulada. *Gaslit.* Você é simultaneamente tomada de dúvida, medo, raiva, sentimento de traição, isolamento e confusão misturada com pânico. Consegue sentir que há algo errado numa situação, mas não consegue explicar como nem por quê. E aí você fica achando que pode ter entendido mal, ou se sente inadequada por não conseguir articular sua objeção.

É difícil chegar para um amigo e explicar o que aconteceu, como você reagiu e por quê. Se não identificar a manipulação em andamento, você pode até hesitar em contar a história a alguém, pois o objetivo é fazê-la questionar sua própria credibilidade e competência. Mas fique tranquila. Você não está errada nem é burra: está sendo manipulada.

Os donos da verdade na televisão nos informam que o sexismo não existe mais (#nemtodososhomens, e P.S.: o racismo também não: #todasasvidasimportam), de modo que, se não ganhamos tanto quanto os homens (ou os brancos) com quem trabalhamos, é porque ainda não merecemos — ou, pior ainda, porque os homens exigem aquilo que querem, e, se nós pedíssemos, conseguiríamos. E, se pedimos e não conseguimos, é porque não pedimos direito. As revistas nos dizem que, se simplesmente bebermos dez sucos verdes por dia, vamos nos sentir ótimas e ficar lindas, nossos filhos dirão "por favor" e "obrigado" e o patrão vai nos dar aquela promoção. Se nada disso acontecer, é porque não bebemos os dez sucos verdes; certamente não é por causa de nenhum vício sistêmico.

A mensagem é constante e invariável: se tem algo errado, *a culpa é sua.* Não pode ser verdade que o mundo inteiro esteja falido ou louco; *você* é que está falida e louca. Não se esforçou o suficiente. Não fez o que devia fazer. Não tem a capacidade necessária.

No fim das contas, o que podemos fazer senão acreditar neles?

A manipulação psicológica gera sentimentos profundamente desconfortáveis de aprisionamento, ao mesmo tempo nos levando a crer que nós é que nos aprisionamos, o que só serve para nos deixar mais enraivecidas, tristes e desesperançadas.

Há quem nos manipule dessa maneira de propósito.[11] São aqueles valentões que pegam nossa mão para nos esbofetear com ela, dizendo: "Pare de se punir! Pare de se punir!"

Mas nem todo praticante da manipulação psicológica é um cretino. Alguns sofrem do que poderíamos chamar de "cegueira patriarcal". Identificamos duas causas para essa cegueira: a Síndrome do doador humano e a "assimetria vento contra/vento a favor".

Cegueira patriarcal nº 1: Síndrome do doador humano

No cerne da Síndrome do doador humano está o pressuposto implícito e profundamente enraizado de que as mulheres devem dar tudo, cada momento de suas vidas, cada gota de energia, para cuidar dos outros. O "autocuidado" na verdade é egoísta, pois se vale de recursos pessoais para promover o bem-estar de uma doadora, e não de outra pessoa.

A Síndrome do doador humano é o contexto de que dependem as "horas extras" — a desigualdade, que vem diminuindo, mas persiste, no tempo e no esforço dedicados por homens e mulheres à criação dos filhos e ao funcionamento da casa: quarenta horas por semana no caso das mulheres, contra uma hora e meia no dos homens, na média mundial.[12] Até nos países mais equilibrados — entre eles os Estados Unidos, o Reino Unido e o Canadá — as mulheres ainda gastam 50% mais tempo nessas formas não remuneradas de trabalho.[13] A título de exemplo, a diferença no Reino Unido em 2016 era entre 26 horas por semana para as mulheres e 16 para os homens.[14]

Pior ainda, a Síndrome do Doador Humano é o contexto de que depende a violência sexual — a crença fundamental de que os homens têm direito ao corpo das mulheres, e, se um homem acha uma mulher atraente ou ela se coloca numa posição em que ele pode se apropriar do corpo dela, bem... é o que acontece; os homens têm direito de pegar o que conseguem pegar. Não se trata apenas de uma dinâmica emocional e cultural. Tem sido e continua sendo uma realidade aprovada literal e juridicamente. Durante milênios, no Reino Unido, uma mulher e tudo o que possuísse se tornava propriedade legal do homem com quem se casasse. Só recentemente as mulheres conquistaram o direito de manter suas propriedades no casamento (1882), preservar o nome de família (1924) e não serem estupradas pelo marido (1991).[15]

A Síndrome do doador humano está tão profundamente arraigada que precisamos de estatísticas e datas para nos dar conta dos desequilíbrios e da injustiça. Sem avaliações objetivas em larga escala e uma perspectiva histórica, é muito fácil se acomodar com as desigualdades já conhecidas: as doadoras humanas não têm nem controlam nada, nem sequer o próprio corpo, de modo que, quando se diz que uma mulher foi sexualmente assediada, abusada ou agredida por um homem, lamentamos o fato de uma acusação de agressão ou assédio sexual comprometer a promissora carreira do homem, dando a entender que a acusadora foi na realidade a causadora da situação. As acusadoras são ameaçadas de morte, e o acusado recorre à Suprema Corte.

Em suma, é fácil ser cego.

Como, então, podemos manter os olhos abertos e ajudar os outros a verem?

Quando falamos a universitários sobre seres humanos e doadores humanos, perguntamos: "Qual a solução?"

O que você acha?

A primeira resposta que dão quase sempre é: "Que todo mundo seja criado para ser um ser humano!"

Vamos pensar um pouquinho nisso. Como seria um mundo em que todos fossem seres humanos competitivos, ambiciosos e com seus direitos?

Diante dessa imagem, um estudante de filosofia se saiu com a seguinte resposta: "Solitário, pobre, mau, ignorante e limitado", citando Thomas Hobbes, para quem o "estado natural" era uma "guerra de todos contra todos", pois "o homem, cuja alegria consiste em se comparar aos outros homens", está "constantemente em competição pela honra e pela dignidade".

Se todos forem criados para serem "seres humanos", o resultado será uma guerra eterna e/ou, dando crédito a Hobbes, um governo totalitário. Muito engraçado! E o fato de tantos estudantes automaticamente partirem do princípio de que a categoria "seres humanos" — vale dizer, os homens — é o padrão e "doador humano" — vale dizer, as mulheres —, a alternativa, é em si mesmo um sintoma da Síndrome do doador humano. Pura "cegueira patriarcal".

Pois bem. E se... apenas se... todo mundo fosse criado para ser uma versão do doador humano? E se partíssemos do princípio de que seria responsabilidade moral de *toda* pessoa ser generosa e atenta às necessidades dos outros? Se partíssemos do princípio de que ninguém tem basicamente o direito de obter o que quiser de outra pessoa, devendo todo mundo tentar ajudar os outros sempre que possível?

Ninguém ficaria sentado vendo televisão enquanto outra pessoa cozinhasse e lavasse os pratos, a menos que ambos tivessem decidido de comum acordo que seria melhor para ambos se um descansasse e o outro doasse. Nenhuma lei autorizaria ninguém a assumir o controle do corpo de outra pessoa, pois ninguém esperaria esse direito. Ninguém mergulharia na confusão da dúvida, da traição, da tristeza e da raiva que decorrem da manipulação psicológica, pois ninguém estaria manipulando. E, quando alguém caísse no poço do desespero, os doadores ao redor se voltariam para ele com generosa compaixão e sem julgar. A ausência de patriarcado (eca) torna mais seguro o fato de alguém ser um doador humano.

A Síndrome do doador humano está profundamente arraigada, e para erradicá-la são precisos tempo e prática. Mesmo depois de décadas trabalhando na prevenção e resposta à violência sexual, Emily ainda observa pontadas periódicas de Síndrome do doador humano, pensamentos fugazes do tipo "Por que ela foi entrar naquele quarto?" ou "Por que não saiu logo?". O objetivo não é eliminar completamente essas ideias, mas detectá-las cada vez mais precocemente, pois é mais fácil arrancá-las quando ainda não cresceram. Para saber quando a Síndrome do doador humano a impede de enxergar o patriarcado, Emily tem um método certeiro. Ela pergunta a si mesma: "Como me sentiria a respeito disso se fosse um homem e não uma mulher [ou vice-versa]?"

Ou então: "Por acaso estou partindo do princípio de que essa mulher tem o dever moral de ser bonita, feliz, calma, generosa ou atenta às necessidades dos outros?" e "Eu estaria partindo do princípio de que esse homem tem o direito e a obrigação moral de ser competitivo e ambicioso, de tomar e se apropriar de tudo o que puder, independentemente das consequências para os outros?"

A Síndrome do doador humano nos impede de enxergar o patriarcado (eca) porque limita nossa capacidade de ver os desequilíbrios, desigualdades e injustiças de gênero como algo injusto.

Mas não é esse o único motivo pelo qual uma pessoa pode ficar cega para a realidade.

Cegueira patriarcal nº 2: a assimetria vento contra/vento a favor

Na época em que fazia percursos de longa distância de bicicleta, Emily notou certa vez que um trecho plano do caminho estava mais horizontal na volta do que na ida.

"Ãhn?", reage você. "Como a mesma pista poderia estar mais horizontal na descida para o sul do que na subida para o norte?"

Na verdade, a pista "plana" tinha um grau de menos de 1% acima da horizontalidade. Parecia plana, mas, se de fato fosse, daria a mesma sensação nas duas direções, ou talvez parecesse mais difícil na volta, quando as pernas de Emily estavam cansadas do percurso de mais de trinta quilômetros. Mas, apesar disso parecia nitidamente *mais fácil* na volta. O mais estranho é que, como *parecia horizontal*, o cérebro de Emily e suas pernas interpretaram a sensação de percorrer a via em direção sul como a sensação que um plano horizontal deveria dar mesmo, e a dificuldade no caminho norte como algo mais difícil do que deveria parecer num plano horizontal.

Esse tipo de impressão distorcida é chamado de "assimetria vento contra/vento a favor", pois as pessoas tendem a perceber os ventos contrários e não os que ajudam. E se manifesta em qualquer um, em todos os tipos de situação. Os pesquisadores constataram que em geral os norte-americanos consideram que o colégio eleitoral e os sistemas de financiamento de campanhas políticas dão vantagem injusta ao partido do qual mais discordam, independentemente do que evidencia a realidade. Da mesma forma,

Apesar de estar enfrentando dificuldades no casamento, Julie conseguiu emprego num colégio no mesmo distrito escolar. Foi um grande avanço: melhores gestores, mais dinheiro, flexibilidade e prestígio. E ainda por cima ela foi encarregada de cuidar do teatro do colégio, o que significava simplesmente a realização de um sonho.

Quando Amelia mandou um e-mail perguntando como ia no novo emprego, Julie respondeu: "Estou adorando, estou exausta, mas é incrível, meu cérebro está a mil, meu estômago dói. Estou muito feliz. DÁ PARA ACREDITAR? Sou a primeira mulher a dirigir o teatro na história do colégio! COMO ASSIM?!"

Julie estava dirigindo pela primeira vez uma peça no colégio. Já tinha escrito algumas durante sua formação e fora preparada para isso, mas nunca estivera no comando de todo o esquema, como era o caso agora.

Muitas decisões a tomar, muita coisa a fazer. Ela se viu completamente mergulhada no trabalho, sem tempo para fazer todo o necessário e se percebendo com a paciência cada vez mais curta nos ensaios.

Conversou então com o diretor da banda, incumbido da direção musical da peça. Ele já havia notado que ela estava assumindo mais responsabilidades do que seu antecessor.

— Por que está fazendo tudo isso? — perguntou ele. — Isto é trabalho do nosso diretor de palco, do assistente de direção, da equipe de palco. Você não precisa fazer nada disso.

— Mas eles me pediram ajuda.

— Claro. São filhotes de passarinho dando os primeiros passos fora do ninho. Pois que corram riscos!

Ela sentiu que hesitava ante a ideia de ver os filhotes caírem, naturalmente se sentindo a galinha mãe.

— E como eu faço isso? — quis saber.

Ele deu de ombros.

— Fazendo.

Aaaaah tá...

acredita-se que o time do coração entrou em campo com mais desvanta
que o adversário. As pessoas chegam a afirmar que os pais eram mais
descendentes com seus irmãos, não importando o que os irmãos ten
a dizer a respeito.[16] De muitas maneiras, tendemos na maioria das ve
ignorar ou esquecer vantagens de que nos beneficiamos, mas lembr
dos obstáculos superados, pois a luta contra obstáculos requer mais es
e energia do que as partes fáceis.

Entrar na lógica da assimetria vento contra/vento a favor não signifi
alguém seja um cretino. Um cretino se queixa de estar sendo tratado
tamente quando a realidade é que está sendo tratado com justiça, m
favoritismo. Mas quase sempre, quando alguém insiste, por exemplo,
mulheres não enfrentam mais dificuldades que os homens, está manife
a assimetria vento contra/vento a favor. Quando a Rádio Pública N
informa sobre um novo estudo demonstrando que metade dos méd
sexo masculino tem probabilidade de apresentar uma colega médic
"Dra. Fulana", em vez de dizer seu nome verdadeiro,[17] no Faceboo
mulheres comentam "A coisa está mesmo muito feia para precisa
um estudo para provar o que qualquer mulher já sabe", enquanto os
dizem "E ninguém se preocupa com os homens?".[18] Esses homens
necessariamente cretinos; apenas não se lembram do vento a seu f

Os brancos estão o tempo todo impondo sua assimetria vento con
a favor aos negros; a pista *parece* perfeitamente horizontal; como p
menos horizontal para as pessoas negras? A verdade é que a pessoa
deve pedalar muito bem, ou então é preguiçosa ou arrogante. O
não pode estar na pista. Nem todos os brancos são cretinos, mas n
na maioria dos casos, vítimas da assimetria vento contra/vento a f

Pessoas de famílias abastadas fazem isso com gente pobre
nativos fazem com imigrantes; pessoas de saúde perfeita f
pessoas de alguma forma incapacitadas. Os integrantes de qual
dominante não conseguem acreditar que a pista não seja igualm
para os outros; a única coisa que sabem é que estão se esforça
Mas existe uma verificação muito simples para ajudar a fazer f
tendenciosidade cognitiva.

Julie se deu conta de que o problema era seu "maternalismo". No papel da galinha mãe, ela estava botando não só as necessidades, mas também os desejos, as vontades e o perfeito conforto dos alunos acima do próprio trabalho e da própria sanidade.

Começou a se perguntar se não existiria também um jeito de tratar os alunos como "pai galo".

Decidiu então inventá-lo. Se um aluno parecia partir do princípio de que ela assumiria a responsabilidade por ele, Julie começou a reagir dizendo que esse aluno ou aluna era capaz de dar conta da tarefa por si mesmo ou o encaminhando para alguém capaz de ajudar. Depois de algumas semanas, ela comparou as anotações com o diretor da banda, e ele confirmou que essa nova abordagem era mais parecida com a do seu antecessor.

Não foi um sucesso total. Os alunos se queixavam. Os gestores perguntavam por que ela não estava tomando a frente da peça.

— Mas eu estou — respondeu ela. — Estou fazendo tudo o que meu antecessor fazia, tudo o que o diretor do outro colégio faz. Estou convidando os alunos a terem iniciativa.

— Mas eles dizem que não se sentem apoiados.

Por que os alunos tinham uma impressão diferente dela, como diretora, em comparação com o diretor anterior?

— Síndrome do doador humano — arriscou Amelia. — As expectativas em relação às mulheres são diferentes das expectativas em relação aos homens, embora ninguém reconheça.

— Então... o que eu faço?

— Continue fazendo o seu trabalho, dando tudo de si, e no fim as pessoas com quem você trabalha vão se acostumar com o fato de que você é uma pessoa, um indivíduo, uma diretora. As velhas expectativas vão ser esquecidas diante da sua competência.

Julie tentou, e funcionou. O tratamento pai-galo tornava mais fluido o caminho em meio às expectativas de gênero no seu emprego.

Mais uma vez, porém, ficaria claro que não era o bastante.

O teste de tratamento justo da "árvore alta"

Podemos encarar as vantagens e desvantagens que determinam o rumo da nossa vida como algo semelhante ao ambiente natural que molda uma árvore em seu crescimento. Uma árvore crescendo em campo aberto e plano sobe ereta e alta em direção ao sol; uma árvore que cresce na encosta de uma colina também cresce em direção ao sol — o que significa que vai formar um ângulo. Ambas se adaptam ao ambiente. Podemos deduzir a forma do ambiente onde uma árvore cresceu pela forma da árvore.

Os homens brancos crescem em campo aberto e plano. As mulheres brancas crescem em terreno muito mais íngreme e acidentado porque o campo não foi feito para elas. As mulheres negras crescem não apenas numa colina, mas num penhasco sobre o mar, castigado por ventos e ondas. Nenhum de nós escolhe a paisagem onde é plantado. Se você nasceu num penhasco castigado pelo mar, sua única alternativa é crescer ali mesmo, ou cair no mar. E, se uma sobrevivente da colina íngreme e do penhasco for transplantada para o terreno plano, os nativos desse terreno podem se perguntar, olhando para ela, por que tem tanta dificuldade de confiar nas pessoas, nos sistemas e até nas próprias sensações corporais. Por que essa árvore é tão recurvada e retorcida?

Porque é o que foi necessário para sobreviver no lugar onde ela cresceu. Uma árvore que resistiu ao vento, à gravidade e à erosão, crescendo forte e verdejante num penhasco, forçosamente vai parecer estranha e deslocada ao ser transferida para campo aberto. A árvore nodosa e acostumada aos ventos num despenhadeiro oceânico talvez não se adapte a nossas ideias de como deveria ser uma árvore, mas funciona perfeitamente no contexto onde cresceu. E aquela árvore alta e ereta não teria a menor chance se fosse transplantada para o despenhadeiro.[19]

Um tipo de adversidade: quantos pais brancos você conhece que ensinam explicitamente aos filhos que mantenham as mãos bem à vista o tempo todo e digam sempre "Sim, senhor" e "Não, senhora" se forem interpelados pela polícia? É o comportamento padrão adotado por muitos pais negros. Nos Estados Unidos, os pais negros criam os filhos de maneira diferente dos pais brancos, pois a paisagem em que crescem o exige. A flagrante diferença de tratamento para pessoas negras e brancas por parte da polícia faz com que estas considerem os negros ridículos por terem medo da polícia. Os brancos não enxergam o oceano; assim, quando uma pessoa negra diz "A gente faz isso para não cair no mar", eles não entendem. Mas só porque não veem não significa que não está lá.Como saber, então? Olhando para a forma da árvore. Árvores que formam um ângulo cresceram na encosta de uma colina. Gente que tem medo da polícia cresceu num mundo em que a polícia representa uma ameaça.[20]

O fato de a estrada parecer plana não significa que de fato é. O fato de você não ver o oceano não significa que ele não está lá. Podemos deduzir a paisagem pelas formas das pessoas que cresceram nesses ambientes. Em vez de nos perguntarmos por que não florescem e prosperam no campo aberto e plano, tratemos de imaginar de que maneira o terreno pode ser alterado para permitir que todos prosperem.

FADIGA DE COMPAIXÃO

O patriarcado (eca) não só nos afeta diretamente como nos causa danos indiretamente quando estamos cuidando de alguém. Quando nos estressamos por alguém, podemos descartar o que aconteceu como algo irrelevante ou "irracional" e tentar ignorar. Os doadores podem passar anos atendendo às necessidades de outros e descartando o estresse que sentiram pelo fato de se empenharem nesse sentido. O resultado são incontáveis ciclos incompletos de reação ao estresse se acumulando em nosso corpo. Esse acúmulo leva à "fadiga de compaixão", uma das principais causas de burnout entre os doadores, inclusive aqueles que trabalham em profissões de atendimento e cuidado com outros (muitas delas dominadas pelas mulheres: ensino, assistência social, cuidados de saúde etc.). Entre os sinais de fadiga de compaixão vamos encontrar:[21]

- retirada emocional – fingir empatia quando sabemos que se espera que a sintamos, pois não conseguimos mais senti-la de verdade;
- minimizar ou descartar manifestações de sofrimento que não sejam extremas – "Não é escravidão/genocídio/estupro de crianças/guerra nuclear, então pare de reclamar";
- se sentir impotente, desesperançada ou desamparada, mas ao mesmo tempo com a sensação de ter a responsabilidade pessoal de se esforçar mais;
- permanecer numa situação adversa, seja no trabalho ou num relacionamento, por um senso irrealista de dever – "Se eu não fizer, ninguém fará".

As pessoas que passaram por experiências traumáticas são consideradas sobreviventes.

Aquelas que amam e apoiam quem passou por experiências traumáticas são *cossobreviventes*. Precisam do mesmo apoio e dos mesmos cuidados que um sobrevivente. Se não os receberem, podem entrar em burnout, cair fora e se desligar. Se quisermos transformar o mundo, precisamos transformar os agentes, para que aprendam a receber cuidados.

Felizmente, as habilidades que você vai aprender na última parte deste livro – conexão social, repouso e ser amiga da sua crítica interna – são estratégias baseadas em provas para se recuperar da fadiga de compaixão e preveni-la.[22]

Seria ótimo se o mundo parasse de nos dizer que somos fracassadas e loucas, mas não precisamos esperar que o mundo mude para deixar de nos sentirmos assim. Podemos começar agora mesmo. É o tema do restante deste livro.

O primeiro passo é saber que o jogo é de cartas marcadas — constatar que as regras são estabelecidas não só para tratar algumas pessoas de maneira desigual, mas também para não permitir que nos demos conta da injustiça dessas mesmas regras.

Os passos seguintes são de aplicação dos três primeiros capítulos do livro: (1) Completar o ciclo, para lidar com o estresse propriamente dito. (2) Usar as estratégias de solução de problemas e a reavaliação positiva, para manter nosso monitor satisfeito. E (3) nos envolvermos com nosso Algo Maior, que vai curar a Síndrome do doador humano.

1. Completar o ciclo: sentimentos a respeito do patriarcado

Como escreveu Gloria Steinem, "a verdade a libertará, mas antes vai tirar a sua paciência". Constatar que o jogo tem cartas marcadas não é uma experiência neutra; você provavelmente será tomada por certos sentimentos ao andar pelo mundo vendo as maneiras como as cartas são marcadas e como o mundo mente sobre isso. São sentimentos desagradáveis, e quando ficam realmente intensos pode ser tentador ignorá-los e simplesmente parar de brincar. Em outras palavras: burnout. De modo que é melhor não ignorá-los.

A raiva é um dos maiores. Muitas de nós carregamos pela vida décadas de ciclos incompletos de reação ao estresse porque a Síndrome do doador humano nos dizia que tínhamos de ser felizes e calmas e não incomodar os outros com nossa raiva. Mexa-se, cante, grite, escreva, vá cortar lenha. Purgue a raiva. Complete o ciclo.

A tristeza é outro desses sentimentos. Ficamos enlutadas pela perda da vida que poderíamos ter tido, da pessoa que poderíamos ter sido se tivéssemos nascido num mundo que acreditasse que as mulheres são 100% gente e os homens deviam se mostrar atentos às necessidades dos outros. E também é complicado porque foi esse mundo injusto e mentiroso que fez você ser quem você é, e muito do que você é pode ser considerado incrível, certo? Não perfeito, ninguém é perfeito, mas... caramba! *Uau*!

O que fazer com a tristeza? Atravessar o túnel. Deixar que ela passe por nós. Todas as vezes, a sua melhor parte, aquela que te faz exclamar "Uau!" — mesmo que ainda não saiba quem é ela — estará com você nos momentos de dor; ela é a luz no fim do túnel.

E tem o desespero. Desespero não é o mesmo que tristeza. É o sentimento de desesperança e desamparo que toma conta de nós quando nosso monitor desiste de um objetivo, decidindo que é inatingível.

Felizmente, a ciência pode nos ajudar no caso do desespero.

2. Desaprender o desamparo: faça alguma coisa

Naquelas condições experimentais limitadas e de curto prazo, simplesmente dizer ao ser humano desamparado que o jogo era de cartas marcadas já bastava para fazê-lo se sentir melhor. Mas, quando se foi induzida ao desamparo aprendido ao longo de toda uma vida de experiências, a gente precisa ensinar ao nosso sistema nervoso que ele não está desamparado.

Como?

Fazendo alguma coisa — e "alguma coisa" é qualquer coisa que não seja nada. O patriarcado (eca) foi concebido como a perfeita experiência de caixa fechada de laboratório, nos frustrando e decepcionando repetidas vezes até desistirmos. Mas essas pesquisas também demonstraram de que maneiras desaprender o desamparo.

Foi assim que eles fizeram com os cães: depois de induzirem o desamparo aprendido, os pesquisadores arrastaram fisicamente os cães para o outro lado da barreira, o lado seguro da caixa, repetidas vezes. Deslocando o corpo e consequentemente alterando sua situação, os pesquisadores levavam o cão a aprender que seus esforços físicos podiam resultar em mudanças.

Os seres humanos podem desaprender o desamparo da mesma maneira. No Capítulo 1, descobrimos que não é necessário lidar diretamente com o fator de estresse para lidar com o estresse propriamente dito. O desamparo funciona do mesmo jeito. Quando se sentir aprisionada, liberte-se de *qualquer coisa*, e isso vai ensinar ao seu corpo que você não está desamparada.

Por exemplo: se sentindo desamparada e sem esperança ao assistir ao noticiário sobre a situação internacional? Não tente simplesmente se distrair ou se isolar; faça alguma coisa. Cuide do jardim ou do quintal, tomando conta do seu cantinho no mundo. Leve algo para comer para alguém que esteja precisando ser animado. Leve seu cão para passear. Apareça na passeata do movimento Black Lives Matter [Vidas Negras Importam]. Você pode até telefonar para o seu vereador ou deputado. Seria ótimo. Participar. Você não está desamparada. Seu objetivo não é estabilizar o governo — não cabe a você (a não ser que seja este o seu trabalho, e neste caso ainda terá de lidar com o estresse, além do fator de estresse) —, seu objetivo é estabilizar *você*, para preservar um sentimento de eficácia e ser capaz de fazer o que é importante para sua família e sua comunidade. Como se costuma dizer, "ninguém pode fazer tudo, mas todo mundo pode fazer alguma coisa". E "alguma coisa" é qualquer coisa que não seja nada.

É provável que você tenha recebido a mensagem de que, quando se sente paralisada pelo desamparo, é porque não consegue ser "racional", está exagerando e o problema está na sua "atitude mental", na sua fraqueza ou simplesmente é mesmo *culpa* sua. Você deveria ser capaz de se sair tão bem quanto qualquer homem, e, se não consegue, o problema está em você.

Não é verdade, e as pessoas que dizem isso estão tentando manipular você psicologicamente — praticar o *gaslighting*. A verdade é que você aprendeu o desamparo em experiências em que *estava desamparada*.

Desaprendemos o desamparo *fazendo alguma coisa* — algo de que nosso corpo se ocupe. Saia para dar uma caminhada. Grite com a cara enfiada numa almofada. Ou então, como sugere Carrie Fisher, "pegue seu coração partido e o transforme em arte". Inverta os efeitos do desamparo criando um contexto em que possa *fazer* algo.

No filme de animação *Procurando Nemo*, Dory é um peixe cirurgião-patela azul muito amigável que sofre de perda de memória de recente. Dublada na versão original por Ellen DeGeneres, Dory recomenda aos amigos que "simplesmente continuem a nadar" quando as coisas ficam difíceis. Chega até a entoar uma canção sobre o tema. Em *Procurando Dory*, ficamos sabendo (*spoiler*) que foram os pais que disseram a ela que mesmo com essa perda de memória recente sempre existe um jeito de superar dificuldades. Se continuar nadando, você acaba encontrando seu caminho. E, quando o cérebro quiser desistir por não haver terra à vista, continue a nadar, não por ter certeza de que assim chegará aonde quiser, mas para provar a si mesma que ainda consegue nadar.

3. Arrebentar

Você está completando o ciclo. Está *fazendo* coisas, mobilizando o corpo, para se lembrar de que não está desamparada.

Terceiro passo: arrebente com o patriarcado. Acabe com a raça dele.

E você faz isso criando significado — se comprometendo com seu Algo Maior de maneiras que curem a Síndrome do doador humano.

PLANILHA DO ARREBENTA-PATRIARCADO

Meu Algo Maior é: ____

____

O que eu faço para me comprometer com meu Algo Maior e que também arrebenta com um bocado do patriarcado é: ____________________

____

____

Vou saber que arrebentei com um bocado de patriarcado quando... (próximo, certo, positivo, concreto, específico e pessoal): ____________

____

Uma ressalva: não arrebente tendo como objetivo "acabar com o patriarcado". Você não vai conseguir o fim da desigualdade de gênero nem da desigualdade racial ou de qualquer outra forma de desigualdade. Vai ver algum *progresso*, exatamente como pode constatar que houve progressos nos últimos cem anos. Em vez disso, seu objetivo — que, não esqueça, deve ser próximo, certo, positivo, concreto, específico e pessoal — pode ser algo do tipo "sempre comprar presentes de aniversário para os meus amigos em lojas de mulheres". Ou "em todas as reuniões, convidar mulheres para falar primeiro". Ou então "diariamente ensinar aos meus filhos como ser um doador humano". Ou simplesmente "ARREBENTAR TODO DIA". Bote um lembrete na sua agenda. Já arrebentou hoje?

Sophie estava praticando com Emily uma aula sobre o jogo impossível de ser vencido.

— Ninguém precisaria desta oficina se pudesse simplesmente passar uma hora sendo eu. Às vezes perguntam se meu cabelo é de verdade. Meu médico diz que estou gorda demais e por isso ele não consegue tirar o meu pulso. Adolescentes jogam lixo em mim quando passam de carro...

— E nem por isso você está jogando bombas por aí — interrompeu Emily. — Você é mesmo uma super-heroína.

— É — concordou Sophie enfaticamente. — Racismo, sexismo, tamanhismo, microagressões, macroagressões... é mesmo um sistema brutal, não há como levar a melhor. É o Kobayashi Maru. Nenhuma de nós vai conseguir sair disso viva. Mas eu venço sempre porque testo meu caráter. Veja como fiquei forte. Veja como fiquei inteligente. — E fez um gesto mostrando o próprio corpo. — Veja como fiquei gostosa.

Emily fez que sim.

— Você é a nova definição de gostosa.

O que Emily estava querendo dizer é o tema do próximo capítulo.

Constatar o tamanho e o alcance da trapaça no jogo de cartas marcadas pode ser doloroso — assustador, enfurecedor, devastador. Não admira que a palavra "patriarcado" seja detestada. Uma palavra que designa e expõe uma fonte de dor tão antiga e profunda que aprendemos a ignorá-la ou tratá-la como se a vida devesse ser assim mesmo. Em geral os chamados livros de "autoajuda" tentam ajudar as pessoas a se sentirem bem, poderosas, no controle de suas vidas, e por isso deixam de fora esse capítulo. Identificar as forças sociais de larga escala que nos cercam não é necessariamente agradável, nem dá a sensação de poder ou de que você está no controle.

Mas também é como dar uma olhada em como está o clima. É onde a gente vive. Não dá para escapar. E só dá para mudar por minúsculos, ínfimos acréscimos. Se você não fizer planos, não saberá quando plantar e quando colher. Se não reconhecer que existe, não vai notar que está mudando, que seu mundo está sendo cozido vivo, e não vai poder consertar.

E nós ainda não acabamos. Há outro inimigo, um inimigo com quem você se defronta a cada dia. Ele se diz seu amigo, quando na verdade está tentando te matar lentamente.

É do que trata o próximo capítulo.

ld;nl:

- O jogo é de cartas marcadas. Mulheres e meninas — especialmente as negras — são sistematicamente excluídas do governo e outros sistemas de poder. Isso se chama "patriarcado" (eca).
- O patriarcado (eca) diz que não existe. Diz que, se estamos enfrentando problemas, a culpa é nossa, por não sermos "boas o suficiente". O que é pura manipulação psicológica — o *gaslighting*.
- A Síndrome do Doador Humano — a crença contagiosa de que temos a obrigação moral de doar cada gota da nossa humanidade para apoiar os outros, não importando o custo para nós — prospera no patriarcado, como mofo em porões úmidos.
- A solução? ARREBENTAR. (Ver planilha.☺)

5

O COMPLEXO INDUSTRIAL DO BIQUÍNI

Julie estava se esforçando para administrar seu estresse. Não se sentia bem, mas conseguia continuar flutuando. Até que não mais...

Seu estômago estava "fora de operação" fazia alguns dias, ou talvez semanas, mas ela não via nada de errado quando se olhava no espelho, de modo que não se preocupava com o assunto. Conseguiu ir levando até que de repente acordou no meio da noite com câimbras que não podia ignorar.

A família tinha se mudado — o que sempre é um processo desgastante — e ela passou a primeira noite na nova casa enroscada na cama ou deitada no piso do banheiro ou sentada no vaso sanitário, mas produzindo apenas suor frio, calafrios e pequenos mas incontroláveis... hmm... vazamentos. Quando botou os sintomas no Google, a internet respondeu: PROCURE UM MÉDICO IMEDIATAMENTE.

Três horas depois, ela estava sendo examinada na emergência. Enquanto pressionavam sua barriga, espasmos e câimbras provocavam mais gotejamentos. Julie estava se sentindo muito mal para ficar embaraçada, mas a palavra embaraçada começou a se repetir na sua cabeça enquanto faziam perguntas sobre fatores de risco: má alimentação, estilo de vida sedentário, doença de Crohn, cirurgia abdominal recente, uso de opioides... não, não, não, não, não. Nível elevado de estresse e alterações na rotina diária? Julie sentiu o corpo se contrair, um calor subiu ao rosto e ela começou a chorar. O novo emprego, aquela tensão toda com o marido... Mas todo mundo não passa por essas coisas? Será que coisas tão corriqueiras podiam levar alguém para o pronto-socorro?

Depois de um exame de imagem superincômodo, vieram com o diagnóstico. No qual se destacava a palavra "impacção". A boa notícia era que se tratava de um efeito isolado e, portanto, tratável com um procedimento simples e rápido no qual se destacava a palavra "remoção". E do acompanhamento posterior da paciente faziam parte as palavras "reeducação intestinal".

Agora ela estava embaraçada. Exatamente. Uma visita à emergência de um hospital por causa de um problema de cocô não é nada heroico, mas isso não era o pior. Era como se ela tivesse fracassado, como se seu corpo fosse inferior aos padrões habituais por ter reagido de forma exagerada ao estresse de sua vida normal.

— Não, não é uma reação desproporcional — disse Amelia pelo telefone no dia seguinte. — Você podia não ter consciência de como andava mal, mas seu corpo tinha. Trate de acreditar quando ele disser alguma coisa.

— Está parecendo... coisa de... — tentou escapulir Julie. — Meu corpo sabe coisas? Me diz coisas? Espera aí, o que é que acontece realmente?

— O seu corpo se agarra ao estresse — explicou Amelia, sem ajudar muito.

— E por que ele não é capaz de lidar com meus níveis perfeitamente normais de estresse?

— Perfeitamente normais? Você está mudando de emprego, mudando de casa e possivelmente se divorciando. Olhando de frente para três dos piores fatores de estresse do Ocidente industrializado de uma vez só. O que exatamente você poderia esperar do seu corpo?

No fim das contas, as expectativas de Julie em relação ao próprio corpo e ao que ele deveria ser eram totalmente equivocadas. Ela achava que podia avaliar o próprio bem-estar pela aparência do corpo. Claro que achava: é o que ensinam a todas nós.

Este capítulo trata de descobrir como foi que Julie se iludiu tanto, e do que teve de aprender para entender as coisas.

No dia em que nasce, uma menina pode ter a sorte de ter gente por perto instantaneamente comemorando cada curvinha do seu corpo, cada ruguinha nos dedos, cada manchinha na pele e cada fio de cabelo, onde quer que esteja, no corpo novinho em folha. Esse corpinho tem muitas necessidades — comida, sono, troca de fraldas, ser segurado. Os adultos estão atentos aos sinais de dor ou aflição emitidos por esse corpo, e quando temos sorte atendem de bom grado a essas necessidades, por mais privados de sono, ocupados ou desesperados que se sintam.

A maioria de nós é envolvida ao nascer num manto de amor protetor que protege e acalenta cada centímetro do nosso corpo. Nesse momento e nesse amor, somos perfeitas. Lindas.

E aí...

E aí somos infectadas pela Síndrome do doador humano, que força os bebês do sexo feminino a se transformarem em doadoras humanas ao crescer — bonitas, felizes, calmas, generosas e atentas às necessidades dos outros —, ao mesmo tempo que força os bebês do sexo masculino a serem ambiciosos, competitivos, fortes e infalíveis.

Visualize essa menina no dia do nascimento, perfeita e indefesa e cheia de vida, talvez encostada à pele do pai ou da mãe, cheios de amor.

Ela é linda, não é mesmo? Perfeita.

E ela é você.

Aqui vai o segredo que a Síndrome do doador humano não quer que você saiba: nada mudou. O que quer que tenha acontecido com esse seu corpo entre o dia do nascimento, linda e perfeita, e o dia em que você está lendo isto, o seu corpo continua lindo e perfeito. E continua cheio de necessidades.

E, no entanto, por volta dos 6 anos de idade, cerca de metade das meninas está preocupada em saber se está "gorda demais".[1] Aos 11 anos, já chegam a dois terços, e na plena adolescência quase todas as meninas já se envolveram com algum tipo de comportamento de "controle do peso".[2] Um estudo recente com mais de 4.500 adolescentes constatou que quase todas elas (92%) haviam adotado algum tipo de comportamento de controle do peso, e quase metade (44%) optara por comportamentos de controle do peso prejudiciais à saúde.[3]

Nem sempre foi assim, nem é assim em toda parte; isso acontece porque nossa cultura cria as condições. Em 1994, não havia televisão nas ilhas Fiji; também não havia transtornos alimentares. Os conteúdos da televisão britânica e da norte-americana chegaram às ilhas em 1995. Em 1998, 29% das meninas apresentavam sintomas graves de transtornos alimentares. 13% passaram a apresentar esses sintomas *um mês depois* da introdução da televisão.[4]

Mas em certo sentido sempre foi assim, e é assim em toda parte. Toda cultura tem um "ideal de beleza" que as mulheres são estimuladas a perseguir. Nossa avó nos contava histórias da década de 1930, quando sua família era tão pobre que vivia numa casa construída pelo pai com sobras e peças de ferro-velho; eles tinham sorte de ter um vaso sanitário, mas era chumbado no meio da casa, sem qualquer privacidade. Ela e as irmãs eram magras; na verdade, tinham crescido quase passando fome. Mesmo assim, no ensino secundário as três meninas juntaram dinheiro para comprar "suplementos dietéticos" que supostamente deveriam durar um mês. Os "suplementos" na verdade eram doces (pois se acreditava que o açúcar fosse supressor de apetite), e elas comeram a caixa inteira numa tarde.

E não estamos falando apenas de gente branca ou da cultura ocidental. A norte-americana de origem taiwanesa Lynn Chen, fundadora da thickdumplingskin.com, fala da expectativa claramente explicitada pelos pais em Taiwan de que ela "comesse muito, mas permanecendo magra", o que determinou sua relação problemática com a comida e o próprio corpo.[5]

E nem é só a questão da magreza. A "mulher ideal" jamaicana tem muitas curvas, e se sabe que as meninas ingerem "pílulas de galinha" — remédios para engordar aves — para conseguir essas curvas. Só que as pílulas contêm arsênico.[6]

Em todo lugar existe um ideal de beleza, e sempre haverá quem se disponha a arriscar a saúde para alcançá-lo. Em vez de ouvir os sinais de aflição mandados pelo corpo, seus gritos desesperados clamando por comida, sono, por ser protegido e, no caso de Julie, por movimentos intestinais, nos relacionamos com o corpo apenas em termos de aparência.

Mas imagine como seria viver numa cultura em que aquela sensação que tínhamos no dia do nascimento permanecesse igual ao longo da infância e da adolescência, uma cultura que não reforçasse constantemente a ideia de que o corpo de uma menina ou de uma mulher deve ter determinado tamanho ou forma, e se não tiver ela *terá* de tentar alcançá-los a qualquer preço. E se a forma que desenvolvemos fosse simplesmente aceita como a forma natural do nosso corpo, tão adorável a cada dia quanto era no dia em que nascemos? E se nosso corpo, ao envelhecer — para os que têm a sorte de envelhecer —, fosse tão belo aos nossos olhos, nos vendo no espelho, tão digno de amor e proteção quanto o corpo que tínhamos no dia em que nascemos? E se a forma do nosso corpo não fosse primordial na nossa relação com ele, e pudéssemos dar atenção às necessidades dele de forma compassiva, sem ficar avaliando se ele "merece" alimento ou amor?

E se?...

É neste capítulo que ensinamos você a amar o seu corpo.

O complexo industrial do biquíni

É o nome que damos ao amplo setor de negócios, movimentando cem bilhões de dólares, que lucra por ter estabelecido um "ideal" inalcançável para nós, nos convencendo de que podemos e devemos — na verdade *temos de* — nos adequar a esse ideal, e em seguida nos vende estratégias plausíveis, mas ineficazes para alcançá-lo.[7] É como xixi velho de gato no tapete, forte e espalhado pela casa, nos deixando desconfortáveis a cada dia que passa —, só que é invisível e ninguém se lembra como era quando não fedia. Vamos gastar alguns parágrafos lançando um facho de luz ultravioleta nisso, para você saber de onde vem o cheiro.

Você já sabe que a mídia está aí para vender a ideia da magreza — aquele abdome perfeito nos anúncios de equipamentos de ginástica, aquele link irresistível para vender O TRUQUE DEFINITIVO PARA PERDER GORDURA ABDOMINAL, quando você só queria achar a previsão do tempo e princesas interpretadas por mulheres magras "impecáveis" na TV. O complexo industrial do biquíni, ou CIP, conseguiu criar uma cultura de enorme pressão para as mulheres se adequarem a um ideal literalmente inatingível por praticamente qualquer pessoa, e apesar disso apresentado não só como o mais belo, mas também o mais saudável e virtuoso.

Mas não são só as capas de revistas e outras ficções que se equivocam. Até as aulas de saúde no ensino médio eram equivocadas. O seu médico estava equivocado, pois os manuais de medicina em que estudou eram equivocados, porque o governo federal também se equivocava. Exatamente como o complexo industrial do petróleo e o complexo industrial do cigarro, o complexo industrial do biquíni fez lobby junto a órgãos governamentais para conseguir apoio do Congresso para os seus produtos. O gráfico do índice de massa corporal (IMC) e suas classificações — abaixo do peso normal, acima do peso, obeso etc. — foram concebidos por um grupo de nove indivíduos, sete dos quais eram "empregados de clínicas de emagrecimento e, portanto, economicamente interessados em estimular o uso de suas instalações".[8]

Mentiram para você a respeito da relação entre peso e saúde, para você estar eternamente tentando alterar o seu peso.

Mas preste bem atenção: pode ser mais saudável estar trinta ou mais quilos acima do seu "peso ideal" definido pela medicina do que apenas dois quilos abaixo. Uma metanálise publicada em 2016 na revista

The Lancet examinou 189 estudos, abrangendo quase quatro milhões de pessoas que nunca fumaram nem tinham qualquer diagnóstico de questões médicas. O artigo constatou que as pessoas consideradas "obesas" pelos Centros de Controle e Prevenção de Doenças (CDC, na sigla inglesa) correm *risco menor de saúde* do que as que foram consideradas "abaixo do peso". O estudo concluiu também que estar "acima do peso" segundo os CDC representa um *risco menor* do que estar no limite inferior da faixa "saudável", tal como definida pelo governo federal dos Estados Unidos e a Organização Mundial de Saúde (OMS).[9]

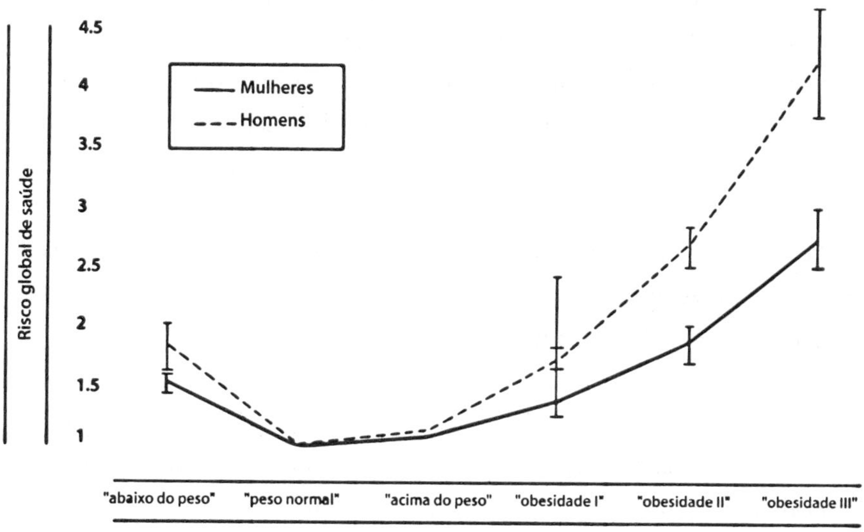

Outra metanálise constatou inclusive que pessoas da categoria "acima do peso" no IMC podem viver mais tempo que pessoas de qualquer outra categoria, podendo o mais alto índice previsível de mortalidade encontrar-se entre pessoas da categoria "abaixo do peso".[10]

— Mas como? — pergunta você, descrente.

— Exatamente! — respondemos.

— *Como assim*? — você insiste.

— Isso mesmo! — respondemos. — Uma loucura!

Até pesquisas que dizem contradizer essas metanálises e confirmar que o "excesso de peso" é nocivo reconhecem: "Ainda não dispomos de dados convincentes de *estudos randomizados controlados* em seres humanos dando conta de que os métodos usados na promoção da perda de peso em pessoas obesas de fato prolongam a vida [destaque do próprio original]."[11] Tradução: Mesmo que você perca peso comprando algum dispositivo vendido por eles (e não há qualquer motivo científico para acreditar que você vai perder), não espere viver mais. Indo ainda mais além, as pesquisas mais recentes indicam que os médicos advertem pacientes de meia-idade e idosos *contra* a perda de peso, pois os riscos cada vez mais claros das variações de peso superam qualquer risco associado a um peso elevado, porém estável.[12]

E apesar disso o estigma do peso está tão profundamente arraigado que até os pesquisadores que estudam questões de saúde e peso são suscetíveis ao "pesismo científico", o pressuposto empírico infundado de que magro é bom e gordo é ruim.[13] Ele leva médicos e cientistas a escrever frases como: "Já está bem caracterizado que a perda de peso, por qualquer método, é benéfica para indivíduos com diabetes."[14]

"Por qualquer método"? Tuberculose? Terapia de radiação? Campos de concentração? Amputação? Ora, vamos!...

Peso e saúde. Não são a mesma coisa.

A relação não linear entre IMC e saúde se deve em parte ao fato de que o tamanho e a forma do corpo das pessoas variam naturalmente — basta dar uma olhada no livro *Athlete*, publicado em 2002 pelo fotógrafo Howard Schatz, ilustrando a enorme e bela variação de tamanhos e formas dos atletas olímpicos.[15] Cada uma dessas pessoas, do mais baixo ginasta ao maior levantador de peso, apresenta o melhor dos melhores desempenhos na sua especialidade. A saúde se apresenta em todos os tamanhos e formas; certas pessoas são mais saudáveis com um IMC mais baixo e outras, com um índice mais alto.

Mas em parte a questão é que o IMC *não faz sentido* como medida de avaliação da saúde pessoal. Trata-se apenas, literalmente, de uma proporção entre altura e peso, motivo pelo qual um médico disse a uma aluna de Emily — uma patinadora artística no gelo que participa de competições internacionais, ou seja, uma atleta profissional — que ela estava "acima do peso", embora estivesse com tão pouca gordura corporal que vinha deixando de menstruar. A atleta tinha tanto músculo e ossos tão densos que seu peso equivalia ao de um homem da sua altura. E, mais uma vez, até estudos que partem do princípio de que a gordura corporal é perigosa concordam que, pelos padrões do IMC, *metade* das pessoas "normais ou pouco acima do peso" é classificada equivocadamente como "saudável", embora corra risco por todas as questões de saúde associadas à obesidade.[16] Pessoas de qualquer tamanho podem ser saudáveis ou doentes; não dá para dizer apenas olhando para elas.

O gráfico do IMC por acaso menciona que essa codificação de "saúde" se baseia mais em preconceitos do que em elementos científicos?[17] Não. Simplesmente rotula as pessoas como "não saudáveis", ignora a ciência e concede a médicos e companhias de seguros autorização oficial para ganhar dinheiro com o tratamento dessa "doença".[18]

E nós acreditamos, pois nossa cultura nos predispôs a considerar as pessoas gordas como preguiçosas e egoístas.

Mas é ainda mais grave que isso. Veja só a profundidade da coisa:

Amelia rege um coro infantil, e tem de ensinar as crianças a respirar. Aos 10, 8 e até aos 6 anos, elas já acreditam que a barriga deve ser reta e dura, e assim a contraem. Não é possível respirar profundamente, o tempo todo, sem relaxar o abdômen, e não dá para cantar sem respirar. Amelia então precisa ensinar-lhes a respirar. Seus pequenos cantores mostram que o IMC não se limita a nos ensinar a ignorar nossas necessidades de alimento e amor; não quer sequer que *respiremos*. Não o tempo todo.

Relaxe a barriga. Ela é redonda mesmo. O complexo industrial do biquíni vem manipulando você psicologicamente.

Não estamos dizendo que as pessoas ou empresas que formam o complexo industrial do biquíni estão querendo pegar você. Para dizer a verdade, não achamos que sejam suficientemente inteligentes para ter criado de propósito esse sistema completamente distorcido. Mas não somos nem de longe as primeiras a reconhecer que se ganha dinheiro estabelecendo e tentando impor padrões impossíveis a serem seguidos.

O risco à saúde é o estigma

Qual o custo do sucesso do complexo industrial do biquíni?

Há, naturalmente, o custo financeiro: essa indústria global de cem bilhões de dólares prospera graças à insatisfação com o nosso corpo, e, quanto menos eficaz se mostra no empenho de deixar nossos corpos "em forma", mais dinheiro ganha, à medida que vamos experimentando produto após produto, uma tendência atrás da outra.

E também há o custo de oportunidade: com o tempo e o dinheiro que gastamos preocupadas com a forma do nosso corpo, tentando deixá-lo "em forma", o que mais poderíamos conseguir? Junto com isso vem a "fadiga autorreguladora"; se você está gastando recursos cognitivos decisórios e de atenção em escolhas sobre comida, roupas, exercícios, maquiagem, cabelos, "toxinas", preocupada com os fracassos do seu corpo, de que coisas prioritárias pode estar deixando de cuidar por estar cansada demais?

Há também o estresse crônico de baixa intensidade — como no caso dos ratos nas jaulas inclinadas com luzes piscando — de navegar por um ambiente cheio de imagens do ideal e pessoas que acreditam nele. Mesmo que você não entre nessa, sempre haverá alguém dizendo: "Que bom que você não dá a mínima!" ou "Não, não desista de si mesma!" ou então "Você não se preocupa com a sua saúde? E como é que fica o seu (o meu) seguro de saúde?" O que essas pessoas estão dizendo na realidade é: "Como ousa? Se eu tenho de obedecer às regras, você também tem. *Ponha-se no seu lugar.*" Como diz a ativista Jes Baker: "Quando uma gorducha que *não* fez o dever de casa, *não* tentou dar um jeito no próprio corpo e *não* tem o menor interesse pelo evangelho em que acreditamos tanto se levanta e proclama ESTOU FELIZ!... a gente simplesmente pira. Pois a tal vadia rompeu com as regras. Passou na nossa frente na fila. Sem querer, nos enganou. E no fundo tornou totalmente sem sentido nossa vida inteira de esforço."[19]

Essa "piração" leva a outro custo: a discriminação. As pessoas de tamanho maior ganham menos no emprego, sofrem mais assédio na escola — nem só por parte dos outros alunos, mas até de *professores* — e têm seus sintomas descartados ou ignorados pelos médicos, assim ficando mais tempo sem diagnóstico e tratamento adequados, quando de fato enfrentam problemas médicos.[20]

E há ainda o custo em saúde e vidas humanas: as dietas — especialmente o "ioiô de dietas", constantemente ganhando e perdendo peso — acabam provocando alterações no funcionamento cerebral que levam a resistência à insulina e à leptina (causando ganho de peso, que por sua vez leva a dietas, e assim por diante), o que vem a gerar concretamente doenças. E os transtornos alimentares respondem pelo mais alto índice de mortalidade entre todas as doenças mentais — mais até que a depressão —, matando 250 mil pessoas por ano.[21] O ideal da magreza nos deixa doentes. E mata algumas de nós.

E, embora uma proporção cada vez maior de homens também lute com a dismorfia corporal, intensificando as pressões culturais a respeito dos corpos masculinos (apesar do sucesso do "corpo de papai" junto a certas mulheres), esta continua sendo nitidamente uma questão de gênero.[22] O tempo, o dinheiro, a energia mental, as oportunidades, a saúde e a vida das mulheres é que são drenados na infindável busca por um corpo "melhor", que começa já bem cedo, quando estabelecemos "gêneros" para os brinquedos das crianças. A exposição de meninas muito pequenas a bonecas com tipos de corpos irreais aumenta seu desejo de serem magras.[23] Isso apesar de a metanálise da *Lancet* ter constatado que o risco de saúde associado a IMC baixo ou alto era "muito maior" — para citar os pesquisadores — no caso dos homens do que no das mulheres. No entanto, quem é mais criticado pela cultura e até, acreditem, pelos próprios médicos por causa do peso? As mulheres, claro — o dobro que os homens.[24] Por quê? Porque somos as "doadoras humanas"; nós é que temos a obrigação moral de sermos bonitas — ou seja, de nos encaixarmos no ideal.

E só piora. O ideal de corpo está integrado à infraestrutura física da sociedade, do tamanho e formato dos assentos de avião à capacidade de peso das mesas clínicas. Uma amiga nossa não pôde fazer uma mamografia porque o aparelho no consultório médico não suportava mais de 113 quilos — absolutamente indesculpável quando se sabe que 5 a 10% das mulheres norte-americanas com mais de quarenta anos pesam mais de 113 quilos.[25]

Essa grotesca discriminação significa que de fato *é* perigoso ser gordo — não por causa da gordura, mas da discriminação, da exclusão e da estigmatização a cada dia.

Qualquer pessoa pode razoavelmente discordar da relação específica entre peso e saúde. Mas não existe nenhum argumento razoável, nenhum elemento de comprovação de que a estigmatização possa não ser altamente danosa. Por isso é que...

Seria bom ser magra

Owen Elliot, filha de Cass Elliot, do grupo The Mamas and the Papas, disse a respeito da mãe: "Ela aceitava a pessoa que era, uma mulher sexy que nunca deixou de ter seus namorados, mas acho que se pudesse teria sido mais magra. Eu mesma estou acima do peso e apesar disso sou bonita. Mas, meu Deus, seria bom ser magra, e acho que era assim que ela pensava também."[26]

Essa ambivalência fundamental entre aceitar e querer mudar o próprio corpo é ao mesmo tempo comum e racional. Apesar das crescentes evidências de que pessoas de diferentes formas e tamanhos podem ser saudáveis, o estigma em torno da forma corporal permeia todos os campos da nossa vida, e o preconceito, a tendenciosidade, as falsas crenças e a estigmatização contra a gordura e as pessoas gordas podem literalmente nos matar.[27] E essa forma de discriminação é não só legal como normalizada, racionalizada, pela ideia equivocada de que a gordura é uma doença.

De modo que, sim, seria bom ser magra, pois assim teríamos o privilégio de sermos tratadas como pessoas de verdade, fossem quais fossem as circunstâncias. Esse privilégio é tão real quanto o privilégio associado a raça, gênero e classe. As mulheres negras enfrentariam menos adversidade se fossem brancas. As pessoas trans enfrentariam menos adversidade se fossem cisgênero. Pessoas do espectro autista enfrentariam menos adversidade se fossem neurotípicas. E, sim, pessoas gordas enfrentariam menos adversidade se fossem magras. E nenhuma dessas pessoas escolheu ser como é. Só podem escolher aceitar quem são e tentar tolerar viver num mundo que não as tolera.

Viver num corpo fora da "norma" pode ser um aborrecimento quando estamos comprando roupas, frustrante quando usamos o transporte público e exaustivo quando simplesmente tentamos comprar alimentos sem que alguém ofereça uma opinião não solicitada — ainda que sem abrir a boca. É algo que entra na nossa experiência como mais um "fator crônico de estresse", como no caso dos ratos que encontram seus ninhos encharcados de água. E esse estresse vai se acumulando.

O desejo de nos adequarmos é perfeitamente natural. E o IMC mente para nós, dizendo que *poderíamos* nos adequar se nos esforçássemos mais, se fôssemos mais disciplinadas e assim por diante, papo-furado atrás de papo-furado, enquanto o estresse vai abrindo caminho de fora para dentro. Até mesmo pessoas que mais ou menos se adaptam a esse ideal vivenciam esse estresse. Quando não faz mais sentido dizer a alguém que poderia estar mais magra, a pessoa magra passa a ouvir que deveria "esculpir" ou "dar mais tônus" ao abdome ou aos braços ou aos glúteos ou às coxas. E se espera que todo mundo, independentemente do tamanho, se preocupe com escolhas alimentares, exercícios e roupas que possam fazer "parecer gorda", no empenho de se adequar ao ideal modelado com extrema precisão. Nos ensinaram que nosso corpo reflete a nossa moral e até o nosso valor como seres humanos. As pessoas gordas são consideradas "preguiçosas, peguentas [*sic*], gananciosas, imorais, descontroladas, burras, feias, sem força de vontade, primitivas".[28] As magras, em contraste, têm autocontrole, são legais, limpas e inteligentes. O preço da conformidade é terrivelmente alto.

As pessoas que dizem estar preocupadas com a sua gordura podem afirmar — podem até *acreditar* — que estão preocupadas com a sua saúde. Mas, como a gordura não é uma doença, na verdade estão preocupadas com a sua vida social. Com a necessidade de ser aceita pela sua cultura. Seria bom ser magra.

POR QUE A MAGREZA?

Como diz Naomi Wolf: "Uma cultura obcecada com a magreza feminina não está obcecada com a beleza feminina, mas com a obediência feminina". Corpos magros são corpos de mulheres que se comportam.

Como tantas normas tóxicas do século XXI, o ideal da magreza é um subproduto da Revolução Industrial. Antes dela, o padrão de beleza feminino era mais suave, arredondado e cheio, pois só as mulheres ricas tinham ao seu alcance os alimentos caros e a liberdade em relação a trabalhos manuais que lhes permitia acumular as curvas abundantes das mulheres dos quadros de Rubens. Mas no século XIX, com a ascensão da classe média, tornou-se moda um homem poder sustentar uma mulher fraca demais para trabalhar. Era um símbolo de status, uma ostentação de riqueza, quando um homem tinha uma mulher que não só não contribuía como não *podia* contribuir para a renda doméstica. "Delicada" e "frágil" passaram a ser virtudes femininas.

O que entra em contradição com tudo o que uma mulher deveria ser por força da evolução: robusta, forte, capaz de conceber saudavelmente, gerar, parir, amamentar e cuidar de vários filhos.

É, portanto, aí, amigas, que tem origem o ideal da magreza – no pressuposto básico de que uma mulher é propriedade de um homem, seu símbolo de status. Motivo: patriarcado. (Eca.)

Sophie tem dois guarda-roupas — três se contarmos a roupa cênica de Uhura. Ela tem seu guarda-roupa de trabalho, cheio daquele tipo de vestimenta que se espera que uma profissional use, e que ela também considera um figurino, exatamente como o vestido de Uhura. E tem as leggings e camisetas estampadas com dizeres do tipo "Agora só visto Joss" ou "O que Geordi faria?".

E assim, quando o departamento acadêmico para o qual ela estava prestando consultoria a convidou para um jantar logo no início da sua colaboração, nós saímos para fazer compras com ela.

Não são muitas as mulheres que chegam à idade adulta com um senso tão concreto da própria beleza quanto Sophie.

Ela é uma mulher grande cheia de confiança e positiva a respeito do próprio corpo. Até o momento em que precisa sair a campo para experimentar vestidos. Dessa vez ela foi a uma loja de departamentos de roupas estilosas, com seviço de vallet e funcionários que oferecem copos de água com gás borbulhante . Escolheu alguns itens e foi experimentar. Nos mostrou algumas alternativas, entre elas uma realmente sensual, e depois foi experimentar o vestido seguinte.

Foi quando ouvimos a conversa de duas outras mulheres perto do provador. Elas falavam baixinho, mas ainda assim dava para ouvir.

A primeira dizia:

— Parece que ela não está nem aí! Assim não dá. Me desculpe, mas eu levanto às cinco e meia da manhã para suar esse traseiro na esteira. Se ela é preguiçosa demais e nem se respeita o suficiente para...

Nesse momento, os ouvidos de Emily foram tomados pelo pulsar surdo do sangue da raiva latejando na sua cabeça. E ainda assim ela ouviu a outra mulher comentar:

— Mas na verdade é uma questão de saúde. Ela é um verdadeiro ataque cardíaco ambulante!

— E a gente aqui patrocinando com nossos impostos a morte lenta dela, de tantas caixas de chocolate! Obrigada mesmo, Obama!

Risinhos.

Nós nos entreolhamos. Emily olhou para a entrada do provador de Sophie. Amelia se aproximou das duas mulheres, pois é ela que costuma fazer esse tipo de coisa.

— Está dando para ouvir — disse.

As duas olharam para ela, sem entender.

— Vocês estão falando da nossa amiga — prosseguiu Amelia, e a ficha caiu.

Elas começaram a gaguejar, parecendo confusas, mas nem um pouco arrependidas: a própria Amelia não é magra, o que também faz dela uma preguiçosa e um ataque cardíaco ambulante, por que então haveriam de dar importância à sua opinião? Mesmo assim, Amelia continuou na sua indignação, explicando a lógica da Saúde em Qualquer Tamanho, e que a discriminação de tamanho é o último refúgio do preconceito socialmente aprovado, enquanto Emily ficava lá, tentando acreditar que esse tipo de coisa realmente acontece.

Quando a voz de Amelia já começava a se elevar, parecendo que ela ia realmente fazer um barraco, Sophie saiu do provador vestindo suas próprias roupas e com o vestido supersexy num dos braços.

— Vamos embora? — perguntou Emily.

— Claro, vamos embora — respondeu Sophie, num tom em que as duas mulheres ouvissem, e então piscou para Emily. — Mas primeiro vou comprar este vestido.

Três respirações profundas depois, Sophie estava fazendo o pagamento à nossa frente, enquanto as duas mulheres continuavam embaraçadas perto dos provadores.

Emily disse:

— Vamos achar muita graça dessa história daqui a um tempo.

— Já estou achando — completou Sophie.

E ela compareceu ao jantar com o vestido supersexy, e nessa noite veio a conhecer o amor da sua vida.

Sua nova "meta de perda de peso"

"Só preciso de um número! Quanto eu devo *pesar*????", você pergunta.

Não seria ótimo se fosse tão simples?

Além de todo o grau de variações individuais de que falamos anteriormente, outro motivo pelo qual não é tão simples assim se chama "peso protegido". Assim como certas pessoas são da noite e outras da manhã, e os nossos ritmos corporais mudam ao longo da vida, assim também certas pessoas são grandes e outras pequenas, e os nossos corpos vão mudando ao longo da vida. O formato e o tamanho básicos do nosso corpo apresentam o que a neurocientista Sandra Aamodt chama de "peso protegido", que eles tratam de preservar. Se comermos um pouco mais hoje, nosso apetite será menor amanhã. Passe fome durante três meses para entrar no vestido de noiva que você ganhou da sua melhor amiga... e depois coma como se tivesse passado fome durante três meses, até o seu corpo voltar ao peso protegido. O peso protegido tende a aumentar à medida que envelhecemos e quase nunca cai. Só uma parte muito pequena da população é capaz de perder peso e sustentar essa perda com dietas e exercícios, estabelecendo um novo peso protegido.[29]

Em que medida essa informação deve ser considerada frustrante? Alguma parte sua ainda está convencida de que você deveria ter outro peso, e só poderia tê-lo se fosse disciplinada?

Lá no Capítulo 2, falamos da questão de saber "quando desistir". Sugerimos que você fizesse uma tabela decisória com as vantagens de curto e longo prazo de continuar perseguindo essa meta, e as vantagens de curto e longo prazo de deixar para lá. Pois então experimente com aquela que seja no momento a sua meta corporal.

Ou então ouça a sua voz interna, que provavelmente vem implorando por misericórdia há anos.

Você pode optar por continuar tentando mudar seu corpo. O corpo é seu, a decisão também. Pelo menos agora já pode adaptar suas expectativas quanto à dificuldade e à demora do processo todo.

Pode optar por largar mão da tentativa de se adequar ao ideal de beleza culturalmente construído — mais uma vez, seu corpo, sua escolha. Então é que vem a parte difícil. Uma hora depois, o IMC estará discutindo com você, jogando julgamento e culpa para cima de você, pressionando-a a entrar na linha de novo.

Você terá de enfrentar o IMC num combate cotidiano, pelo seu bem-estar individual e também pelo coletivo. Vamos então dar uma olhada em quatro estratégias da vida real para abrir caminho nessa briga.

Estratégia 1: aceitar a desordem

Várias abordagens de combate ao IMC foram criadas nas últimas décadas, e um forte e crescente campo de pesquisas mostra que elas são eficazes para melhorar a saúde, prevenir transtornos alimentares e reduzir problemas de humor e ansiedade que costumam acompanhar a autocrítica do próprio corpo. Embora variem, essas abordagens também têm muita coisa em comum: todas elas nos estimulam a (1) praticar a aceitação do corpo, (2) aceitar a diversidade de corpos e (3) ouvir o próprio corpo.

São coisas boas para você.[30] Decididamente vale a pena tentar.

Mas nós duas nunca encontramos nenhuma mulher que não tivesse uma relação de alguma forma ambígua com o próprio corpo — o que não surpreende. É difícil manter a aceitação do corpo em meio ao IMC, estando cercadas de imagens do ideal e de entes queridos que dizem: "Mas você vai perder peso, não vai?"

Essa ambiguidade é normal. Assim, em vez de buscar a "aceitação do corpo", pratique a "aceitação da desordem". Volte-se para a desordem dos pensamentos e sentimentos barulhentos e contraditórios com gentileza e compaixão. Agora você já sabe o que é verdade — o tamanho do seu corpo não determina a sua saúde; o complexo industrial do biquíni não está nem aí para a sua saúde; é tudo uma questão de patriarcado e capitalismo, essas coisas —, mas saber o que é verdadeiro não cura tudo magicamente. O conhecimento pode ser meio caminho andado, mas apenas meio.

Ao praticar atividades físicas, você sabe que é bom para você porque está completando o ciclo e também: fazendo alguma coisa. Sabe também que a maioria das pessoas provavelmente presume que você está tentando "perder peso" ou "ficar em forma", e uma parte sua talvez ainda esteja tentando ativamente mudar a forma do seu corpo. Tudo perfeitamente normal. Continue movimentando seu corpo — pois realmente é bom para você — e mande um sorriso benevolente para a desordem toda. Certos dias vão ser uma bagunça total, em outros será tudo calmo e claro, e cada um desses dias faz parte do mundo intensamente neurótico com o corpo em que você vive.

Estratégia 2: você é o novo tesão

Todos os modelos baseados em dados comprovados também contemplam alguma maneira de redefinir o conceito de "beleza". Quando reconstruímos nosso padrão de beleza com uma definição vinda do coração e incluindo o nosso corpo tal como é neste exato momento, podemos nos voltar para ele com gentileza e compaixão.

Mas é mais fácil falar do que fazer.

Amelia fica incomodada com fotos em que aparece regendo, pois inevitavelmente sua boca está muito aberta e o cabelo, suado e desalinhado. Toda vez que aparece na televisão, Emily diz que o seu queixo é pontudo demais, pois certa vez, anos atrás, alguém disse isso. Nenhuma de nós jamais teve o corpo magro de uma modelo, e costumávamos ver nossa mãe (que tinha a magreza de uma modelo antes de ter dois bebês de três quilos ao mesmo tempo) chorar ao ver o próprio reflexo num espelho. E o que ela via diante do espelho era muito parecido com o que nós vemos.

Por isso é que a gente entra no jogo do "Novo Tesão", uma estratégia para aprender a deixar de lado a crítica do próprio corpo e optar pela autogentileza.

Certo dia, Amelia estava no provador de uma butique chiquérrima, experimentando vestidos para uma apresentação. É difícil encontrar roupas adequadas para maestrinas: preto, mangas longas, formal e profissional sem parecer cafona ou sem graça, é muito difícil. Encontrar tudo isso no tamanho dela, bem na fronteira entre tamanhos "normais" e "plus", é ainda mais difícil. E lá estava ela na loja chique, e encontrou um vestido que parecia tão incrível que mandou uma selfie para Emily com uma legenda parafraseando Will Smith em *MIB — Homens de preto II*: EU SOU O NOVO TESÃO.

E agora "novo tesão" é a nossa fórmula quando queremos dizer que nos sentimos fabulosas sem referência ao ideal socialmente construído.

Recomendamos. É superdivertido.

Talvez sua aparência não seja mais o que já foi, ou como você imaginava que era; mas a sua aparência hoje é o *novo* tesão. Melhor ainda que o antigo.

Usando sua legging nova hoje? Você é o novo tesão.

Cabelo mais comprido ou mais curto, uma tonalidade ou um penteado diferente? Novo tesão.

Pele meio flácida na barriga por causa do bebê que você trouxe ao mundo? Novo tesão.

Ganhou nove quilos na reta final para se formar? Novo tesão.

Novas rugas na pele porque viveu mais um ano? Novo tesão.

Cicatriz no joelho por causa da cirurgia? Novo tesão.

Amputação em consequência de ferimentos em combate? Novo tesão.

Mastectomia por causa do câncer de mama? Novo tesão.

A questão é: *você* define e redefine o valor do seu corpo, nos seus termos. Sempre e sempre, incansavelmente, olha para o próprio corpo com gentileza e compaixão.

Não é necessário se voltar para ele com amor e afeto — amor e afeto são apenas a cobertura açucarada no bolo da aceitação do corpo; se funcionarem para você, vá em frente.[31] Seu corpo precisa apenas que você olhe para ele com gentileza e compaixão, sem julgar e com aquela aceitação simples e básica de todas as emoções, crenças e anseios contraditórios.

Não estamos dizendo que "bonito" é o que o seu corpo *deveria* ser; estamos dizendo que seu corpo já é bonito.

Estratégia 3: todo mundo é o novo tesão

A escritora, comediante e militante do ativismo gordo Lindy West descobriu o seu novo tesão vendo imagens positivas de corpos gordos, e recomenda que outras mulheres "vejam imagens de mulheres gordas na internet até não se sentirem mais incomodadas". Ela diz que o Projeto Corpo Inteiro de Leonard Nimoy (*The Full Body Project*) "foi um presente". Ela nunca tinha visto corpos gordos como o seu "apresentados sem sarcasmo [...] honrados em vez de ridicularizados [...] exibidos como objetos de beleza e não para fazer piada". E se perguntou: "E se eu pudesse decidir por mim mesma que tenho valor e fosse verdade?" E sentiu uma revolução no seu cérebro. Mais tarde ela descobriria a pesquisa que demonstra que o simples fato de ver certos tipos de corpo faz as pessoas preferi-los.

No fim de certas palestras, Emily conduz o seu chamado "Momento Beleza". Ela tem uma série de cinquenta slides de PowerPoint, cada um com a imagem de alguém que atende pelo pronome "ela", com as palavras "Ela é tão linda". Uma de cada vez, dando a volta na sala, as participantes olham para a imagem que lhes é apresentada e dizem em voz alta: "Ela é tão linda." Vem então o slide seguinte e a próxima pessoa repete: "Ela é tão linda." E o próximo slide, e a pessoa seguinte. São mulheres de todas as cores de pele e textura de cabelo, mulheres com ou sem pelos nas axilas, em cadeiras de roda ou com próteses nos membros, com mastectomias simples ou duplas, mulheres trans, andróginas, usando burcas, mulheres de todos os tamanhos e idades, desde adolescentes a nonagenárias.

A ideia original do exercício era que todo mundo na sala visse alguém parecido consigo mesma, e ouvisse alguém declarar que essa pessoa é bonita. Mas no fim das contas se revelou ainda mais forte o sentimento de dissonância vivenciado pelas participantes, vendo um corpo que aprenderam a encarar com aversão e sendo desafiadas a experimentar a ideia de que esse corpo é bonito. Emily praticou esse exercício com os mais variados tipos de mulheres, de universitárias a terapeutas experientes, passando por profissionais da área médica, e a reação é sempre a mesma: lágrimas e a perplexa consciência de como é incômodo inicialmente ver corpos não "ideais" sem julgamento... e como isso rapidamente se transforma num motivo de alegria.

Ao concluir a leitura deste capítulo, saia por aí e observe a diversidade de corpos ao seu redor... e ainda terá esses pensamentos automaticamente críticos a respeito das pessoas que não se encaixam no ideal, ou pensamentos de inveja e desprezo em relação às que se encaixam, ou ainda pensamentos de repreensão e autocensura por causa da maneira como o mundo insiste que você não é adequada. Vai acontecer toda vez que você estiver em público — no trem ou no ônibus, numa fila à espera de ser atendida, numa festa, numa reunião de trabalho, na sala de aula. Você vai reparar no corpo de outras pessoas e terá uma reação emocional. E pode até ter reações emocionais às suas reações emocionais — "Caramba, não devia estar pensando isso".

Tudo isso faz parte da desordem. A mudança acontece aos poucos. Seu cérebro está empapado de IMC há décadas; toda vez que sai de casa, você volta a ele; toda vez que liga a televisão, você volta a ele; toda vez que se veste ou se despe, você volta a ele. Simplesmente observe, como observaria uma poeirinha flutuando no ar. Absolutamente neutra. Não precisa fazer nada. Sorria gentilmente para a desordem. E saiba o que é verdade: todo mundo é o novo tesão. Você é o novo tesão. Ela também. E elas. E nós.

Estratégia 4: "E aí, corpo! Do que você precisa?"

Por fim, desvie sua atenção do espelho e do corpo das outras pessoas e perceba como é a sensação dentro do seu corpo. Acolha suas sensações internas com a mesma gentileza e compaixão que praticou ao pensar na forma do seu corpo.

Quando um bebê se contorce ou chora por causa de algum desconforto no corpo, os adultos têm de descobrir do que se trata, e então lhe ensinamos o que significam as sensações do seu corpo.[32] A gente murmura: "Oi, amorzinho. O que foi? O que você quer? Está com fome? Cansado? Solitário? Ah, está com fome, não é?"

E o bebê aprende que aquela sensação desconfortável específica significa "fome". Outra sensação desconfortável significa "molhado". E outra sensação desconfortável diferente é "solitário".

No entanto, mesmo ficando mais familiarizada com as sensações internas, a menininha absorve mensagens culturais contraditórias sobre a maneira como deveria se sentir a respeito do próprio corpo. Os adultos dizem coisas como "Olha só essa barriguinha gorducha tão fofa! Vou morder essa barriguinha!", se referindo à barriga da criança, ou então "Eca, olha que barriga mais gorda, que nojo", a respeito da própria barriga.

Antes mesmo de ler ou falar, ela assiste a comerciais na televisão e vê as capas de revistas, e, embora talvez nunca venha a falar a respeito com ninguém, está absorvendo a ideia de que seu corpo já não é bonito e de que, se não torná-lo bonito, não merece automaticamente alimento nem amor nem repouso nem saúde. Na qualidade de "doador humano" em formação, aprende que seu corpo não é para ela mesma, mas para outras pessoas. Para o prazer de outras pessoas, para o desejo de outras pessoas, para a aceitação ou rejeição de outras pessoas.

Muitas de nós nos transformamos com o tempo em ignorantes de primeira das nossas próprias necessidades, exatamente o que nos ensinaram a ser. Sequer nos damos conta de que estamos ignorando nossas necessidades. Nosso corpo nos manda os mais variados sinais, mas nós vivemos do pescoço para cima, prestando atenção apenas ao barulho dentro da cabeça e isolando o que vem dos outros 95% da nossa experiência interna.

Imagine que o seu corpo é o corpo de alguém que precisa dos seus cuidados, como um bebê. No início parece esquisito e errado para muitas de nós, mas experimente. Em vez de apenas *olhar* para o seu corpo para avaliar o nível de bem-estar (já sabemos que não é possível saber nada da saúde de uma pessoa pelo tamanho e a forma do corpo), olhe para ele e pergunte como se sente: "O que foi, benzinho? Está com fome? Com sede? Cansado? Solitário?" Ele certamente saberá dizer, se você prestar atenção. Talvez você tenha de parar o que está fazendo, respirar fundo, focar na sensação do seu peso no chão ou na cadeira e perguntar em voz alta: "Do que você precisa?" A resposta pode vir como algo que você fica sabendo instantaneamente, ou uma sensação física que precisará interpretar, ou como palavras na sua mente. Mas o corpo vai dar uma resposta.

Embora os detalhes das necessidades dele mudem à medida que você cresce — Quanto tempo de sono, e quando? Atenção amorosa da parte de quem? Que tipo de comida? —, os fundamentos não mudam. Seu corpo precisa respirar e dormir. Precisa de alimento. Precisa de amor. Morre quando não tem essas coisas. E não precisa fazer nada, nem assumir nenhum tamanho ou forma para "merecer" alimento, amor e sono. Não é culpa dele estar doente ou machucado. Ele continua sendo a criatura incrível que era no dia em que nasceu, uma fonte de alegria para aqueles que se preocupam com ele e dele cuidam. Ele é seu.

Ele é você.

Julie literalmente nunca tinha pensado em como era a sensação do seu corpo. Ela prestava atenção na sua aparência, e, como a maioria de nós, gastava um bocado de tempo e fazia muito esforço para fazê-lo parecer magro; seguia dietas encontradas nas suas leituras, fazia séries de exercícios propostas por gurus da forma física e evitava roupas com listras horizontais.

Mas a reeducação intestinal que lhe foi recomendada a obrigou a prestar atenção ao que o seu corpo sentia, e não à sua aparência.

Grande parte das recomendações para sermos positivas em relação ou corpo enfatizam a necessidade de amá-lo pelo que "ele faz", e não pela aparência, o que é ótimo, embora não ideal. De fato, não ajuda tanto no caso de Julie ou qualquer pessoa que viva com alguma doença ou dor crônica. Embora o corpo dela tivesse em grande medida a aparência que ela costumava atribuir aos corpos saudáveis, ele se revelara uma verdadeira catástrofe em matéria de fazer o que se espera que os corpos façam.

Ela então teve de recomeçar do zero, reconstruindo sua relação com o próprio corpo em função das regras por ele estabelecidas. Havia orientações a seguir quanto aos alimentos, mas, em vez de uma lista do que podia e não podia comer, ela foi instruída a prestar atenção à maneira como seu corpo reagia a diferentes alimentos. E se revelou que o que fazia o seu corpo se sentir bem era radicalmente diferente de qualquer dieta que ela tivesse seguido até então. Ela foi instruída a dormir e se exercitar muito mais do que fazia, e como diabos poderia ser boa com o corpo e ao mesmo tempo continuar levando a vida que levava naquele momento?

Ela então se deu conta de que essa questão — essa barganha entre as necessidades do corpo e a vida que levava — era no fim das contas o que a tinha feito parar no hospital.

Para que a coisa funcionasse, ela precisava de ajuda. Muita ajuda.

O corpo é imperfeito, e às vezes nos deixa na mão. Está sujeito a doenças, rupturas e entropia. Nosso corpo pode nos decepcionar, e podemos ser punidos pelo mundo quando esse corpo não é o que "deveria" ser. De modo que não queremos que você "ame o seu corpo" como se fosse uma coisa muito fácil. Sugerimos que seja paciente com ele e com os seus sentimentos a respeito dele.

O inimigo não é o seu corpo. O verdadeiro inimigo é outro: o complexo industrial do biquíni. Ele tenta sorrateiramente convencê-la de que o problema é você, de que o inimigo é o seu corpo, de que ele é inadequado, o que a transforma num fracasso.

Esse negócio é complicado e confuso. Depois de acabar de ler este capítulo, você vai sair para jantar com as amigas e ouvi-las falar de calorias e gorduras; elas vão se perguntar se "merecem" comer sobremesa, comentando como deve ser bom para você "não se importar com o que come". Vai ouvir parentes se criticando ou criticando outras pessoas pela maneira como "se entregaram". Vai querer explicar que ninguém precisa *conquistar o direito* de sentir prazer com comidas deliciosas, que deixar de ter como prioridade a adequação ao ideal culturalmente construído não é sinônimo de fracasso e que "gordo" não significa "pouco saudável". Às vezes, vai dizer alguma coisa; às vezes, não. Às vezes não vai querer discutir. Ambas as decisões são boas; tudo faz parte da desordem.

Vamos concluir este capítulo com um exemplo da nossa própria desordem.

Enquanto trabalhava neste capítulo, Emily também estava — Deus do céu! — perdendo peso, se preparando para um importante evento profissional no qual seria uma das principais oradoras. Ela sabe, por experiência e pelas pesquisas, que é percebida de maneiras diferentes em função do seu peso, e queria que nessa ocasião a percepção fosse de uma pessoa magra. Assim, numa manhã de sexta-feira, passou três horas escrevendo sobre a aceitação do próprio corpo, e em seguida subiu para o segundo andar da casa e, como era sexta-feira, se pesou.

Em seguida, telefonou para Amelia e disse:

— Assim não dá! Por um lado, eu realmente vou ser mais levada a sério como profissional e especialista se me adequar mais ao ideal. Por outro, meu esforço para me adequar a esse ideal é exatamente o oposto da mensagem sobre a qual fui convidada a falar, na condição de especialista.

— Tem razão, um horror — concordou Amelia. — Mas também é o novo tesão.

Na Parte I, começamos com os recursos que trazemos em nós para esta batalha, os recursos que permitem estancar o sangramento. Aqui na Parte

II, descrevemos a natureza traiçoeira desse inimigo, que tenta nos convencer de que é nosso aliado apesar de estar apunhalando nossas costelas. Na Parte III, vamos contar como se faz para vencer, com detalhes concretos e específicos. Vamos relatar como é e qual a sensação dessa batalha cotidiana por um pouquinho mais de terreno, só um pouco mais de paz. E vamos dizer quais são as coisas pessoais, práticas e cotidianas que você pode fazer para se tornar poderosa.

ld;nl:

- O "complexo industrial do biquíni" é uma indústria de cem bilhões de dólares que tenta nos convencer de que o inimigo é o nosso corpo, quando na realidade essa indústria é que é o inimigo.
- A prevenção contra as pessoas de maior tamanho pode ser mais perigosa para a nossa saúde que o próprio tamanho do nosso corpo. E muitas coisas que fazemos para tentar mudar o corpo é que *pioram* a nossa saúde.
- É normal — quase universal — sentir certa ambiguidade em relação ao nosso corpo, querendo aceitá-lo e amá-lo como é e ao mesmo tempo mudá-lo para adequá-lo ao ideal culturalmente construído.
- Soluções: Aceite a desordem. Veja-se como "o novo tesão". Pratique ver todo mundo como "o novo tesão". E entre em sintonia com as necessidades do seu corpo.

PARTE III

Passa cera, tira cera

6

CONECTAR-SE

Sophie refere-se a si mesma como uma Mulher Feita. Se sustenta financeiramente, mora sozinha, e é o seu próprio manual da mulher independente. Se orgulha de ser capaz de cuidar de si sem precisar de ninguém. Desfruta da companhia da família e dos amigos e gosta da emoção de um encontro romântico, mas a longo prazo não compartilha sua vida com ninguém. Nunca esteve muito interessada em ter um relacionamento.

Até aparecer Bernard.

Ela o conheceu quando dava consultoria numa grande e famosa universidade de tecnologia, ajudando na concepção de programas de ensino de ciência e tecnologia. Num jantar do departamento, se dirigiu a uma das poucas cadeiras vazias, ao lado de um homem de cabelo crespo.

— Está vago? — perguntou.

Ele olhou para ela, nitidamente confuso porque estava lendo alguma coisa, e os olhares grudaram, e ela não tem a menor ideia do que ele disse. Ele tinha um brilho nos olhos, a expressão era calorosa e acolhedora. E tinha sardas. Ela sentiu como se o chão tivesse fugido sob os seus pés; de uma hora para a outra, estava em outro lugar.

Ele fez um gesto na direção da cadeira vazia e ela sentou. De repente ela sentiu um frio na barriga.

— Bernard — disse ele, estendendo a mão.

Ao apertá-la, Sophie sentiu uma espécie de choque elétrico. E deu uma risadinha. Uma risadinha! A Mulher Feita deu um risinho. Não tinha mais volta, o risinho já tinha saído, e agora ele ia ficar pensando que ela era mulher de risadinhas. Ela limpou a garganta, respirou fundo para focar e disse seu nome.

— Eu sei — Bernard respondeu, amistoso e receptivo.

Mais tarde ele confessaria que não achava naquele momento que ela fosse para o bico dele, e que, se pensasse naquele primeiro encontro que tinha alguma chance com ela, ficaria com os nervos à flor da pele.

Depois do jantar, e durante o tempo em que trabalhou na universidade, Sophie cruzava com Bernard no saguão com um aceno amistoso e um sorriso, e sempre vinha aquela eletricidade, o mesmo frio na barriga.

— Por quê? — perguntava ela a si mesma. — Por que ele?

Ela ficara sabendo que Bernard era divorciado, tinha filhos, era portanto um fracassado que carregava uma bagagem emocional e não tinha tempo para uma nova pessoa. Não era o que ela procurava. Ela andava em busca de riso, viagens e diversão sem problemas.

Mas o frio na barriga não estava nem aí. "Ele tem olhos lindos!", ela pensava.

— Tem um cara aí — ela finalmente reconheceu em conversa com Emily. — Ando sentindo um frio na barriga. E não estou entendendo, pois sou uma Mulher Feita! Não preciso desse homem na minha vida, com os problemas dele.

E Emily:

— Bem, segundo a ciência...

Sophie interrompeu.

— Emily Nagoski, não vai me dizer agora que segundo a ciência as mulheres precisam dos homens. Você, a feminista, a educadora sexual, a nerd de ciência, não vai me dizer que as mulheres não são completas sem os homens.

— Meu Deus, claro que não! — respondeu Emily.

— Ótimo — disse Sophie.

— Mas o frio na barriga que você sente sabe de alguma coisa que você não sabe — insistiu Emily.

Este capítulo é sobre isso.

"Na infância, quem pegava você no colo quando você chorava?"

É a pergunta que a terapeuta e pesquisadora Sue Johnson faz às clientes.

Se fosse nutricionista, Sue poderia perguntar: "Quando era pequena, o que você comia quando estava com fome?"

Quem cresceu numa casa com comida abundante, nutritiva e livre de culpa e vergonha pode responder à pergunta com prazer. Quem cresceu numa casa em que a comida era escassa, de baixa qualidade ou carregada de culpa e vergonha responderia de maneira muito diferente, se sentiria muito diferente só de pensar na questão.

A conexão social é uma forma de nutrição, como a comida. Assim como as primeiras experiências determinam nossa relação de hoje com a comida, nossas primeiras experiências de conexão determinam nosso relacionamento atual com outras pessoas. Nossas necessidades nutricionais específicas mudam ao longo da vida, mas a necessidade básica de alimento não muda; da mesma forma, nossa necessidade de conexão muda ao longo da vida, mas não o fato de termos essa necessidade básica. E a cultura em que vivemos limita as escolhas alimentares ao nosso alcance. O mesmo se aplica à conexão.

Um bebê que fica sozinho não se sente apenas solitário; é uma questão de vida ou morte — e não só porque ele morre se não for alimentado, mantido aquecido e fora do alcance de carnívoros predadores. Um bebê pode literalmente morrer de solidão, mesmo se suas outras necessidades forem atendidas.[1] O contato com outra pessoa é uma necessidade biológica básica; a solidão é uma forma de inanição.

Mesmo na idade adulta, a conexão nos nutre de forma literal e fisiológica, regulando os batimentos cardíacos e a velocidade da respiração, influenciando a ativação emocional no cérebro, alterando nossa reação imunológica a ferimentos e machucados, mudando a exposição a fatores de estresse e modulando nossa reação ao estresse.[2] Sem conexão, nós literalmente adoecemos e morremos. Uma metanálise realizada em 2015, abrangendo setenta diferentes estudos e mais de três milhões de participantes do mundo inteiro, constatou que o isolamento social e a solidão aumentavam de 25 a 30% as probabilidades de uma pessoa morrer cedo.[3] Ao descrever os resultados de um estudo sobre o impacto da solidão na saúde realizado em 2018, o responsável por questões médicas numa empresa de seguros afirmou que a solidão tem "o mesmo impacto na mortalidade que fumar quinze cigarros por dia".[4] Também em 2018, o governo do Reino Unido criou uma Comissão sobre a Solidão, considerando-a uma questão de saúde pública com o mesmo impacto na saúde que viver com uma doença crônica como diabetes.[5] No coração pulsante de todo ser humano adulto reside aquele bebê que literalmente morrerá se não estiver conectado com outras pessoas.

E, no entanto, é "senso comum" que o desenvolvimento individual deve ser uma progressão linear da dependência à autonomia. Quando os psicólogos começaram a formular teorias sobre o desenvolvimento humano, concluíram que é "imaturo" depender dos outros. Segundo eles, as melhores pessoas, as mais fortes, mais sadias, mais inteligentes e mais amadurecidas são aquelas que não precisam que ninguém faça nada por elas.

Pior ainda, a síndrome do doador humano sustenta que esse caminho não é para todos. Imagine um menino ainda bebezinho que aprenda a falar, andar, se alimentar e controlar quando urina e defeca; ele aprende a ler, a contar, passa a conhecer elementos de química; e não quer mais ser posto no colo pela mamãe, querendo agora sair de casa e ser independente, já sendo a essa altura um ser humano completo. De um bebê do sexo feminino, por outro lado, espera-se que seja independente até certo ponto, mas o passo seguinte é casamento e filhos, e a essa altura ela é uma doadora humana completa. Uma identidade baseada na autonomia é considerada mais forte, superior e masculina. Uma identidade baseada na conexão é mais fraca, inferior e feminina.

A sabedoria popular ainda considera que uma pessoa saudável deve se sentir cem por cento completa, com ou sem um parceiro romântico e a aprovação dos outros, de uma família ou da comunidade. A conexão social deve ser um "bônus", e não um componente essencial do nosso bem-estar — um suplemento, e não um fator básico. Não surpreende que as primeiras gerações de feministas considerassem a independência como seu ideal.

Mas a verdade herética é a seguinte: ninguém é "completo" sem outras pessoas — e estamos falando literalmente. Ser completo sem conexão social é se nutrir sem comida. Não acontece. Ficamos com fome. Ficamos solitários. Precisamos nos alimentar, ou morreremos. Não estamos dizendo que você "precisa de um homem" ou de algum parceiro romântico. Dizemos que precisa de conexão em qualquer das suas variadas formas, ou em todas elas. E também é verdade que o desenvolvimento da autonomia ao longo da vida é tão inato na natureza humana quanto o impulso para a conexão. Nós precisamos *tanto* de conexão *quanto* de autonomia. Não se trata de uma contradição. Os seres humanos são feitos para *oscilar* entre a conexão e a autonomia o tempo todo.

Este capítulo dá início à Parte III: *Passa cera, tira cera*, na qual descrevemos escolhas e iniciativas diárias para combater as causas do burnout — os inimigos que designamos na Parte II.

"Passa cera, tira cera" é a instrução que o Sr. Miyagi dá a Danny LaRusso em *Karatê Kid — A hora da verdade*. "E não se esqueça de respirar." Respirar: outro ciclo, outra oscilação — inspira... expira.

"Conexão" é uma coisa literal

Sendo gêmeas, nós temos um talento puro, uma capacidade que nos foi concedida do alto, sem treinamento nem esforço da nossa parte: a corrida de três pernas. É aquela brincadeira infantil em que o tornozelo esquerdo de uma criança é amarrado ao tornozelo direito de outra, e a dupla sai correndo, competindo com outras duplas. Quando tínhamos 8 anos, nós botávamos para quebrar na corrida de três pernas, deixando todo mundo para trás.

O mesmo mecanismo que nos permitia a sincronização na brincadeira também funcionava no ônibus escolar: quando uma de nós estava sofrendo bullying e começava a chorar, a outra começava a chorar também — aparentemente do nada. Nem lembrávamos qual das duas estava sendo intimidada. Não havia uma corda nos prendendo, como na brincadeira; apenas a sintonia emocional que sincronizava nossos sentimentos. Mas a sintonia e a sincronia são tão concretas e reais quanto a corda.

A ciência já começa a poder medir esse fenômeno. A neurociência de duas pessoas (NC2) surgiu recentemente e os pesquisadores ainda tentam estabelecer as maneiras mais válidas e eficazes de medir, no cérebro, a experiência da sincronia conectada, mas os resultados até agora são impressionantes.[6] Quando as pessoas assistem juntas a um filme, as reações emocionais de seus cérebros se sincronizam, mesmo no caso de estranhos. O simples fato de estar no mesmo espaço físico que alguém — a mera copresença — pode bastar para sincronizar os batimentos cardíacos. Nós espelhamos automaticamente a expressão facial da pessoa com quem falamos e vivenciamos a emoção que acompanha essas expressões, e acompanhamos involuntariamente movimentos corporais e o diapasão vocal.[7] O tempo todo andamos por aí corregulando uns aos outros, sincronizando-nos sem querer, sem sequer ter consciência de que está acontecendo.[8] O estado interior de cada um é profundamente contagioso e profundamente suscetível de "capturar" os estados internos das pessoas ao redor no trabalho, em casa, no mercado, no ônibus.

Essa corregulação mútua começa nos primeiros momentos da vida, moldando nosso cérebro.[9] A troca de olhares amorosos entre o bebê e um adulto que cuida dele libera dopamina, um neuropeptídeo conhecido por nos vincular aos outros e facilitar o crescimento de conexões neurais, ao passo que a troca de olhares negativos entre o bebê e o adulto libera cortisol, o famigerado hormônio do estresse, que perturba a produção de conexões neurais.[10] Você passou os dois primeiros anos de vida presumindo que o que sentia era o que todo mundo ao redor também sentia — procurando perceber as reações dos adultos para ver como se sentiam, e adotando sentimentos deles como se fossem seus. Não por escolha, mas por instinto. Se o adulto que nos tem no colo é calmo e relaxado, nosso sistema nervoso sabe que também pode ser calmo e relaxado. Se o adulto for estressado e ansioso, é porque existe algum motivo de ansiedade, e nosso sistema nervoso nos leva igualmente a esse estado.[11]

Lá pelos 2 ou 3 anos de idade, uma criança ainda não é capaz de sobreviver por si mesma, mas começa a entender que outras pessoas têm experiências internas separadas das suas. Na adolescência, já poderia sobreviver sozinha, mas os seres humanos não vivem isolados, como acontece com muitos outros animais. Vivemos em grupos sociais e desenvolvemos conexões mútuas com nossos semelhantes, moldadas pelas maneiras como nos conectamos (ou, em termos mais técnicos, nos "ligamos") aos que cuidavam de nós na primeira idade.

Compartilhar espaço com alguém significa compartilhar energia — literalmente. Nós somos movidos pela conexão no nível dos nossos átomos. Cada partícula de que somos feitos influencia e é influenciada pela partícula ao lado, numa infindável cadeia que existe nas menores e maiores escalas imagináveis, além de todas as intermediárias. Se você balançar um pêndulo perto de outro do mesmo tamanho, verá que gradualmente eles se redirecionam, muitas vezes balançando na mesma direção ao mesmo tempo. Somos feitos de energia. É da natureza da energia ser compartilhada, se disseminar, conectar uma coisa a outra. O fato de compartilharmos o mesmo espaço com outras pessoas significa que nossa energia influencia a delas, e a delas influencia a nossa. É pura física. E psicologia. E inevitável. E incrível.

E o que isso significa para nós?

É fácil ouvir que "a conexão é importante" e pensar que significa algo intangível, como a conexão emocional — as amigas comemorando conosco, parceiros românticos ouvindo e segurando nossa mão quando choramos, ouvir nosso filho dizer "Te amo". E é isso mesmo. A conexão é um sentimento.

Mas também é algo pragmático. A vida é complicada, cara e consome tempo. A gente precisa de ajuda.

Julie estava precisando de ajuda. A sua "reeducação intestinal" — santo Deus! — exigia, entre outras coisas, meia hora diária de — Deus do céu! — "tempo de banheiro". Para dispor desse tempo, ela precisou deixar de fazer certas coisas, que tinham de continuar sendo feitas por alguém.

Sua mãe então se prontificou; cozinhava grandes refeições no domingo e levava para ela, congeladas, em recipientes. Os pais dos amigos de Diana se prontificaram ajudando no leva-e-traz de carro. Para espanto de Julie, todos os amigos se prontificaram. Uma delas organizou espontaneamente uma agenda comum na qual todo mundo se oferecia para levar comida em dias diferentes ou sair com Diana.

E sabe quem mais apareceu? O marido dela.

Agora chegou o momento de apresentar Jeremy. Como Julie, ele é professor de inglês. Sua tese de mestrado foi sobre E. M. Forster. Ele tem cílios longos e olhos castanhos inteligentes. Quando a filha dos dois andava obcecada pelo filme Enrolados, *ele inventou um olhar "fumegante" igualzinho ao de Flynn Rider, que funcionava com Julie e com Diana. Sempre chamava o encanador, o empreiteiro ou quem precisasse ser chamado e agendado para manter a casa de pé. E amava Julie. Não entendia como é que tinham se afastado tanto. Só sabia que quando tentava ajudar era censurado. E parou de tentar.*

Depois do episódio da prisão de ventre, Julie sentou com ele para uma conversa séria, apesar do temor de provocar uma briga.

Explicou a situação (uma das vantagens de um relacionamento íntimo longo é que chega um momento em que se pode falar francamente de cocô) e pediu algo de que estava precisando mesmo: tempo.

Ele então disse:

— Bem, a casa está precisando de limpeza. Para chamar alguém para o serviço, teríamos de organizar as coisas antes, mas não estou a fim de agitação por aqui. Posso fazer eu mesmo, se você não atrapalhar nem tentar dar ordens.

Conexão nem sempre é algo gostoso e vago. Mas Julie concordou.

Ele decidiu que sábado seria dia de faxina e transformou a coisa num projeto compartilhado com a filha. Na primeira tarde de sábado, Julie encontrou a casa limpa ao voltar de uma sessão de fisioterapia — não limpa como ela deixaria, mas limpa, e ela não precisara fazer nada — e quase chorou. No fogão tinha comida que não fora preparada por ela. As pessoas mais importantes na sua vida estavam ali cuidando dela. Para aceitar a ajuda, ela só precisava abrir mão da compulsão de controlar e deixar tudo perfeito.

Rá! "Só."

Às vezes, conexão é uma questão de apoio emocional. Às vezes, é informação e educação, como no caso dos profissionais da área médica que a ajudavam a aprender de novo a viver num corpo. E às vezes, é cozinhar, dar uma carona, lavar a louça, tirar o pó, botar as coisas no lugar. A teoria da saúde pública dá o nome de "apoio instrumental".

Para Julie, a sensação era mesmo a de "ter uma esposa".

A boa conexão é uma coisa boa

O apetite por conexão varia de pessoa para pessoa.[12] Essa variação em parte é explicada pela introversão ou extroversão, em parte pelo prazer que um indivíduo extrai da socialização, e também parece haver um fator ligado à personalidade.[13] Os pesquisadores podem acessar esse apetite simplesmente perguntando se uma pessoa concorda ou discorda da seguinte afirmação: "Sinto uma necessidade forte de me ligar aos outros."[14] Não existe uma "quantidade certa" de necessidade de vinculação, apenas a quantidade que é boa para você.

Vamos falar agora das vantagens para a saúde de conseguir a conexão de que precisamos. Ressalva: conexão decididamente não é apenas uma questão de relacionamentos da esfera do casamento; é uma questão de relacionamentos positivos de todos os tipos, inclusive amigos, amigas da vida inteira, melhores amigas, colegas, conhecidos e a família. Mas os relacionamentos conjugais talvez sejam os mais comumente estudados, sendo, portanto, os que fornecem maior número de evidências das vantagens da conexão para a nossa vida.

Por exemplo, uma recente metanálise com mais de setenta mil participantes (todos em casamentos heterossexuais) em doze países constatou que uma baixa qualidade conjugal leva a pior saúde física e a uma vida mais curta, além de declínio da saúde mental.[15] Os padrões de "qualidade" não eram absurdamente altos; contemplavam "alto nível de satisfação declarada com o relacionamento, atitudes predominantemente positivas em relação ao parceiro e baixos níveis de comportamento hostil e negativo". Em suma, "Estou satisfeito com meu relacionamento, gosto do meu parceiro e em geral nosso trato mútuo é de apoio e gentileza". Mas esse nível básico de satisfação pode ter efeitos poderosos. Entre pessoas com nível elevado de qualidade conjugal, os machucados e ferimentos se curam mais depressa e as dores crônicas interferem menos na qualidade de vida. Na verdade, se verificou que a qualidade do relacionamento era um fator mais eficaz de previsão de questões de saúde que o hábito de fumar, que está entre os fatores mais eficazes de previsão de problemas de saúde. E os benefícios de um relacionamento de alta qualidade às vezes eram ainda maiores para as mulheres do que para os homens.

Segundo os pesquisadores, esse efeito provavelmente se deve, pelo menos em parte, ao fato de as pessoas tenderem a cuidar melhor de si quando estão num relacionamento de alta qualidade. Em outras palavras, nosso "autocuidado" é facilitado pelas maneiras como cuidamos de outra pessoa e somos por ela cuidados.

Um ente querido não precisa ser literalmente gêmeo de você para que isso lhe aconteça. Esperamos que você tenha pelo menos uma pessoa na vida tão sintonizada com você que literalmente sinta a sua dor e fique ao seu lado nesse sentimento.

Essas conexões geradoras de energia são o que costumamos chamar de a "Bolha do amor".

A Bolha do amor

As conexões sociais dão tanto combustível ao seu corpo quanto ingerir alimentos nutritivos e respirar profundamente.[16] Se a Síndrome do doador humano é um vírus, a Bolha do amor é o ambiente que fornece combustível a sua reação imunológica. Você pode sentir conexão na Bolha com uma pessoa de cada vez — é a experiência mais comum para Emily. Ou pode senti-la mais fortemente em grupos grandes de cooperação — essa tem sido a experiência de Amelia. Pode senti-la melhor com seus melhores amigos. Com seu parceiro. Com os amigos da igreja. Com seu cão — sim, nós vivenciamos esse tipo de conexão com outras espécies. Diferentes Bolhas têm diferentes estilos; você não tem ou expressa conexão com as companheiras de time de *roller derby* da mesma maneira como expressaria em família, e não tem ou expressa conexão com a família do mesmo jeito que faria com as amigas feministas anticapitalistas do grupo de crochê — mas todas essas Bolhas do amor geradoras de energia compartilham dois ingredientes específicos: confiança e conhecimento conectado.

Ingrediente nº 1 da Bolha: Confiança

Muitas espécies, entre elas a humana, ficam de olho para ver quem dá alguma coisa a alguém e quem corresponde. A crença de que as pessoas que nos cercam vão corresponder na proporção daquilo que lhes damos chama-se "confiança".

Especialmente na ciência econômica, mas também na psicologia, os pesquisadores usam o Jogo da confiança como ferramenta para descobrir de que maneiras as pessoas reagem ao fato de merecerem ou não confiança, de serem traídas ou não. Se quiser saber mais sobre essa ciência, procure "Jogo da confiança" (*Trust Game*) no Google. Eles usam dinheiro. Nós vamos usar bolinhos. A experiência é assim:

Os pesquisadores colocam Emily e Amelia num laboratório. Dão a Amelia quatro bolinhos e pedem que faça uma escolha: ela pode voltar para casa com os bolinhos ou dar a Emily quantos bolinhos quiser. Todo bolinho que der a Emily se transforma em *três* bolinhos. Se ela então der um bolinho, Emily vai ganhar três, embora Amelia continue com três. Ela pode dar dois, e Emily vai ficar com seis e Amelia com dois. E assim por diante.

Se Emily ganhar bolinhos, também terá uma escolha a fazer. Pode devolver alguns a Amelia ou voltar para casa com todos eles.

Se Amelia confiar em Emily, vai entregar os quatro bolinhos, o que significará doze para Emily. Se Emily for digna de confiança, devolverá metade, e ambas ficarão com seis. A confiança seguida de reciprocidade resulta em um número máximo de bolinhos e paz completa no "rainhado" — para não dizermos reinado...

Na vida real, os "bolinhos" que damos e recebemos nos relacionamentos podem ser praticamente qualquer coisa: dinheiro, tempo, atenção, bolinhos ou compaixão com nossos sentimentos complicados. Este último é o bolinho mais importante de todos. Se procuramos alguém com nossos sentimentos difíceis — tristeza, raiva, mágoa — e a pessoa sintoniza com eles sem julgamento nem defesa, conseguimos avançar melhor nesse sentimento, como num túnel, até a luz do outro lado.

Essa definição de confiança pode se resumir numa pergunta: "Você me dá a mão?"[17] As pessoas dignas de confiança sempre dão a mão às outras, e essa confiança mútua, além do fato de ser digno de confiança, aumenta o bem-estar para as duas.

Mas suponhamos que Emily esteja com TPM e doze bolinhos fiquem até parecendo um jantar. Ela traça todos eles ali mesmo no laboratório e sai porta afora, deixando Amelia sozinha sem nenhum bolinho e se sentindo profundamente traída.

Isso aciona uma reação ao estresse. Amelia pode se sentir motivada, por exemplo, a se vingar. Na realidade, a vingança não é a reação mais comum nem mais produtiva à traição. O que mais provavelmente e com mais proveito Amelia fará depois da traição de Emily é voltar para casa e se queixar com o marido: Emily pegou todos os bolinhos! Sempre ali para apoiá-la, ele vai preparar uma dúzia de bolinhos e convidar amigos, que vão aparecer com mais bolinhos ainda e concordar unanimemente que Emily não presta mesmo. Ao sair das brumas hormonais, a própria Emily vai concordar, e aparecerá na casa de Amelia com mais outra fornada de bolinhos, se desculpando e prometendo nunca mais fazer uma coisa dessas. Desse modo, a confiança é restabelecida e a Bolha se estabiliza.[18]

Entretanto, se Emily se desculpar, mas não conseguir controlar a ânsia por bolinhos, Amelia pode até desculpar, mas seria recomendável deixar Emily na periferia da Bolha.

Fora da Bolha do amor geradora de energia, algum cretino poderia dizer a Amelia: "É o que você ganha dando todos os seus bolinhos." Mas é por isso que uma pessoa assim fica fora da Bolha. Gente que não confia ou não é digna de confiança drena energia.

Vamos agora explorar um pouco a conexão entre confiança e "autenticidade".

Autenticidade significa "ser completamente você mesma" e compartilhar suas partes mais íntimas, inclusive as que possam ser objeto de julgamento.[19] Ser autêntica requer confiança, saber que a pessoa com quem você compartilha esses pensamentos e sentimentos potencialmente rejeitáveis não vai traí-la. Muitos livros de autoajuda (e particularmente muitos livros de marketing e vendas) promovem a autenticidade.

Mas uma *inautenticidade* estratégica também faz parte da confiança.[20] Às vezes, você vai ao aniversário da melhor amiga da sua filha mesmo sabendo que o seu ex estará lá, e sorri, mantendo uma conversa socialmente aceitável, pois é a recordação desse dia que quer deixar para sua filha. Você não quer que ela guarde na lembrança aquele dia em que você jogou o bolo de aniversário da melhor amiga dela na cara do ex, berrando feito uma louca.

A repressão polida e socialmente aceitável da raiva é "inautêntica" na medida em que não estamos partilhando integralmente aquilo que somos. E isso também faz parte da confiança. Ser digna de confiança em certa medida é atender a expectativas e entrar na linha, como se você fosse uma mulher comportada.

A autenticidade se manifesta no telefone naquela noite em que você conta à melhor amiga como se comportou bem, apesar da vontade de chutar o balde e bancar o Hulk. Se manifesta quando você chora por saber que sua filha provavelmente nunca vai saber como você teve de trabalhar duro, pois o sentido de trabalhar tanto assim era justamente que ela não precisasse ficar sabendo nunca que você tinha de trabalhar tão duro.

E a melhor amiga recebe os bolinhos das suas emoções difíceis e corresponde, dizendo: "Mas *eu* sei como você trabalhou duro e me orgulho de você. E o que você pretende fazer para purgar toda essa raiva que seu corpo ainda está segurando?"

Quando as pessoas da nossa Bolha são capazes de se voltar com gentileza e compaixão para nossas emoções difíceis, e nós fazemos o mesmo por elas, a Bolha sai fortalecida como nunca.

Ingrediente nº 2 da Bolha: Conhecimento conectado

Blythe McVicker Clinchy codificou duas maneiras divergentes do conhecimento: "conhecimento separado" e "conhecimento conectado".

No conhecimento separado, separamos uma ideia do contexto e a avaliamos em termos de regras impostas de fora — regras que se revelaram imensamente poderosas como ferramentas de progresso científico. Mas é possível que, lendo a descrição que ela fez em 1996 de um "conhecedor separado", pensemos, com nosso cérebro condicionado pelas redes sociais do século XXI, "condescendência masculina":

> *Se ler este capítulo como conhecedor separado, você examinará seus argumentos com um olhar crítico, insistindo em que eu justifique cada ponto [...] buscando falhas no meu raciocínio, tentando descobrir como eu poderia estar interpretando equivocadamente as provas que apresento, as interpretações alternativas cabíveis e se eu não estaria omitindo provas contrárias à minha posição.*[21]

E imediatamente ela aponta a força crucial do conhecimento separado:

> *Os padrões que você aplica para avaliar meus argumentos são objetivos e impessoais; foram adotados e codificados por cientistas e especialistas em lógica.*

Existe um motivo para o fato de toda a sua educação formal provavelmente ter sido dedicada a treiná-la no conhecimento separado. Este tipo de conhecimento separa o joio do trigo.

O conhecimento conectado, em contraste, implica procurar entender uma ideia explorando-a no seu contexto. Você se coloca no lugar da outra pessoa, para experimentar seu ponto de vista. Suspende (temporariamente) a descrença, os julgamentos, as críticas e as necessidades pessoais para explorar a perspectiva do outro — não porque a aceite, mas porque quer entender. Introduz então elementos da sua própria experiência ou personalidade, confrontando-os com o outro ponto de vista para testá-lo, revirá-lo e testá-lo de novo, explorando como seria adotar a perspectiva dessa pessoa dentro do seu próprio ponto de vista. Às vezes vivenciamos o processo do conhecimento conectado como uma transformação ou remodelação de nós mesmos para adotarmos a forma que combine mais com a outra pessoa — mais ou menos como experimentar as roupas de alguém. Nesse processo, sentimos como seria confortável (ou desconfortável) ter a mesma perspectiva.

Chama-se "conhecimento conectado" porque não separa uma ideia do seu contexto; insiste que só podemos entender algo se também entendermos como se relaciona com o contexto de que saiu. Se o conhecimento separado separa o joio do trigo, o conhecimento conectado explora a relação entre o joio e o trigo, procurando entender de onde vem cada um e por que estão juntos.

Embora todo mundo use ambos, as mulheres têm maior probabilidade de usar o conhecimento conectado que o separado, e o oposto se aplica aos homens.[22]

Talvez por causa dessa diferença, o conhecimento conectado muitas vezes seja considerado "irracional", como se a única alternativa ao método científico e ao raciocínio lógico fosse o absurdo. Mas não é. O conhecimento conectado é cuidadoso, esforçado, muitas vezes lento e *intensamente racional*, o que significa que segue padrões e uma progressão previsíveis. Integra a emoção à informação necessária para entender uma ideia. E também é criativo, exigindo que o ouvinte *suspenda* suas reações emocionais às diferenças e se permita explorar um ponto de vista diferente do seu.

Mas a característica do conhecimento conectado que mais fomenta a energia é não ser apenas uma maneira de se conectar com os outros e entendê-los; é uma maneira de nos conectarmos com nossa própria experiência interna e de entendê-la, desenvolvendo nossa identidade por meio da conexão com os outros.

Mais que os homens, nós mulheres construímos nossa identidade no contexto dos relacionamentos. Não sabemos por que essa diferença existe — Será que nascemos assim? Aprendemos com a nossa cultura? Quem sabe? —, mas, para nosso objetivo aqui, não importa. O importante é que o conhecimento conectado estimula tanto relacionamentos saudáveis quanto uma identidade individual saudável. Ele é o motivo pelo qual as mulheres muitas vezes encontram profunda satisfação na possibilidade de entender a si mesmas e a suas identidades em termos dos seus relacionamentos — irmã, filha, mãe, amiga.

Naturalmente, insistir que as mulheres *só* podem desenvolver suas identidades nos relacionamentos é mais uma maneira de impor regras de gênero que limitam o acesso das mulheres a outras fontes de crescimento, assim como a uma autonomia básica. Mas, se insistimos que as mulheres "deveriam" desenvolver sua identidade na busca da "realização" e não por meio dos relacionamentos, estamos patologizando o impulso inato delas (e de qualquer ser humano) de buscar a si mesmas pela conexão. Se conhecer melhor aprendendo sobre os outros é saudável. Nada é certo ou errado, bom ou ruim, e varia em cada pessoa o grau de prática de cada uma das duas formas de conhecimento. Mais uma vez (sempre), precisamos de ambas; precisamos da liberdade de entrar e sair da conexão.

A combinação do conhecimento conectado e separado é o "conhecimento construído". Este livro é necessariamente produto do conhecimento construído, integrando num todo o conhecimento separado e o conhecimento conectado. Emily e Amelia podem tentar aprender e explicar tudo o que a ciência tem a dizer sobre as reações ao estresse no cérebro e no corpo — conhecimento separado —, mas não podemos saber como é ser *você*, nem prever o que será mais eficaz para lidar com o estresse na sua vida. Só *você* é especialista em você, portanto incluímos histórias e experiências do maior número possível de fontes, na esperança de que você procure vivenciá-las, veja se se aplicam e decida como pode aceitar ou rejeitar qualquer ideia — conhecimento conectado. Entre nós três — Emily, Amelia e você —, encontraremos nosso caminho até um plano que funcione para você, ainda que não funcione para mais ninguém.

Sinais de que você precisa se recarregar na Bolha do amor

No Capítulo 1, descrevemos quatro sinais de que você precisa parar de lidar com os fatores de estresse para lidar apenas com o estresse propriamente dito. Aqui vamos descrever quatro sinais de que você precisa deixar de lado seus esforços autônomos e buscar a conexão. Cada uma dessas emoções é uma forma diferente de fome de conexão — ou seja, são diferentes formas de se sentir solitária:

Quando você foi psicologicamente manipulada: quando você se pergunta "Estou ficando maluca ou realmente está acontecendo algo totalmente inaceitável?", procure alguém capaz de se conectar com você; alguém que possa lhe confirmar que o sinal de *gaslight* realmente está correto.

Quando acha que "não dá conta": nenhuma pessoa é capaz de atender a todas as necessidades do mundo. Os seres humanos não foram feitos para desempenhar grandes coisas sozinhos. Fomos feitos para fazê-las *juntos*. Quando você tem aquela sensação de estar de mãos vazias, de que é apenas uma pessoa, incapaz de atender a todas as exigências do mundo, impotente ante a infindável e devoradora necessidade ao seu redor, saiba o que é realmente essa emoção: uma forma de solidão. Encontre a sua turma. Chame os amigos para curtir a empatia; consuma todos os memes do tipo VAI LÁ, GAROTA! que quiser nas redes sociais; assista a *Mulher-Maravilha* ou *Estrelas além do tempo* ou *Moana* ou qualquer coisa que lhe permita mergulhar numa história de mulheres trabalhando com uma equipe de homens, uma equipe de mulheres ou a natureza e o próprio divino.

Quando estiver triste: no filme de animação *Divertida Mente*, as emoções da pré-adolescente Riley tentam se adequar às exigências do crescimento.

Alegria, líder das emoções, tenta conter Tristeza, para impedir que se torne um obstáculo. Alegria literalmente traça um círculo no chão e ordena que Tristeza fique dentro dele. Assim é que muitas de nós fomos ensinadas a tratar nossa tristeza: mantê-la sob controle, pois ela incomoda os outros. (Mais uma vez: doadoras humanas.)

Mas no momento crítico da virada, quando está mergulhada no desespero, a ponto de perder toda esperança, Alegria se lembra do dia em que Riley perdeu a jogada decisiva numa partida de hóquei. Já quase desistindo, Riley ficou lá sentada, sozinha, até que os pais foram falar com ela. E a conduziram até seu time, que a recebeu de braços abertos.

— Tristeza — sussurra a Alegria, como se tivesse uma revelação. — Mamãe e papai... o time... Eles vieram me ajudar *por causa da Tristeza.*

A tristeza é a baliza, o bat-sinal. Embora muitas vezes nos ensinassem que deveríamos ocultar nossas emoções incômodas, a verdade em se tratando de tristeza é que mais eficazmente saímos desse túnel quando temos um amigo chamando no escuro, "Estou aqui!", ou melhor ainda, alguém que pegue nossa mão e diga: "Todo passo que dermos *juntos* será um passo em direção à luz."

Quando você está espumando de raiva: a raiva tem um lugar especial na vida das mulheres e um papel especial na Bolha do amor. Mais ainda que no caso da tristeza, muitas de nós fomos ensinadas a engolir a raiva, a escondê-la até de nós mesmas. Fomos ensinadas a temer a raiva — a nossa e a dos outros — porque sua força pode ser usada como arma. *Pode* ser. O facão de um chef de cozinha pode ser usado como arma. E pode ajudar a preparar um banquete. Tudo depende do uso que é feito. A gente não quer machucar ninguém, e a raiva de fato é muito, muito poderosa.

Traga sua raiva para a Bolha com a permissão dos seus entes queridos e complete o ciclo de reação ao estresse junto com eles. Se a sua Bolha for um time de rúgbi, você pode aproveitar sua raiva num treino ou partida. Se for o grupo de crochê, talvez precise ser criativa. Use o corpo. Comece a pular, faça barulho, libere aquela energia toda, compartilhe com os outros.

— Sim — diz o pessoal da sua Bolha. — Foi alguma merda que pintou no seu caminho!

A raiva nos dá força e energia, vontade de lutar, e a partilha dessa energia na Bolha faz com que deixe de ser algo potencialmente perigoso para se tornar algo seguro e potencialmente transformador.

ÜBER-BOLHA

Durante oito anos, Emily trabalhou como educadora de saúde na Smith College, um campus cheio de Lisas Simpson: mulheres altamente inteligentes e realizadoras que também são altamente ativas, ambiciosas, trabalhadoras, sensíveis e preocupadas com a justiça social. Muitas enfrentam ansiedade, depressão, transtornos alimentares ou compulsão para automutilação. E Emily era sua educadora de saúde.

Em 2014, ela fez uma palestra intitulada "O amor é uma porta aberta: *Frozen* e a ciência do sentir", na qual explicava a ciência das emoções, tal como exemplificada no blockbuster da Disney nesse ano, o filme de animação *Frozen*.

Emily pediu aconselhamento musical a Amelia.

— Devo tocar músicas do filme? Seria melhor perguntar a uma professora de música se tem alunas que possam cantar ao vivo?

— Recomendo uma sessão de canto coletivo — respondeu Amelia. — Bota todo mundo para cantar.

Foi o que ela fez, e aquele seria o ponto alto da contribuição de Emily na Smith College.

Trezentas alunas estavam lá naquela noite de uma sexta-feira de setembro. Meia hora depois de começar a palestra, bem no meio, Emily botou o vídeo de "Let It Go", com direito a exibição da letra como legenda na tela.

Centenas de mulheres elétricas, brilhantes e perfeccionistas abriram a boca com vontade: "Aquela menina perfeita se foi!" A música tomou conta de todo o Centro Universitário. Dava para ouvir do gramado. Foi emocionante. Emily olhava para aquele mar de rostos iluminados pelo vídeo exuberante da rainha Elsa expressando plenamente seu poder pela primeira vez na vida, e pensou: *Como conseguir que façam isso todo dia?* Depois da palestra, algumas alunas foram falar com Emily com lágrimas nos olhos, dizendo que era exatamente o que precisavam – e não estavam dizendo que precisavam da parte científica da palestra. Tinha sido o canto.

É o que chamamos de Über-Bolha, que a gente acessa com ações rítmicas, inclusive musicais. Acontece com cantores num coral, jogadores de um time, eleitores de um candidato durante a apuração da votação e até pessoas reunidas num cinema e entusiasmadas com *Pantera Negra*. Nessas atividades, por meio de movimentos rítmicos sincronizados, canto, jogos, intenso esforço para alcançar um objetivo comum, por alguns momentos entramos numa ponte neurológica e se dissolve a barreira entre nós e as outras pessoas – às vezes muito, às vezes pouco –, e assim vivenciamos nossa identidade como algo que vai além da nossa pele, alcançando o intangível "nós". É a Über-Bolha.

A Über-Bolha não dá apenas uma sensação boa; ela aumenta ativamente a cooperação no interior de um grupo.[23] Laurel Trainor demonstrou no McMaster Institute of Music and the Mind que os bebês que pulam sincronizadamente com outra pessoa têm muito maior probabilidade de ajudá-la quando ela deixa cair um lápis minutos depois do que os bebês que pulam sem sincronia com essa pessoa.[24] Adultos que batucam com os dedos junto com um estranho têm três vezes mais probabilidade de se oferecer para ajudar essa pessoa num questionário de matemática e lógica do que se batucassem sem sincronia.[25]

O prazer do movimento sincronizado faz parte da nossa biologia, e é uma poderosa ferramenta de acesso ao mais alto bem-estar.

Quando compartilhamos confiança, autenticidade e conhecimento conectado com alguém, nós mudamos, o que é assustador, bom e importante. Passamos a conhecer algumas pessoas, as pessoas certas, tão intimamente quanto a nós mesmos, e, conhecendo-as, passamos a nos conhecer de formas novas e mais profundas. O frio na barriga de Sophie sabia que Bernard era uma dessas pessoas.

Entretanto, como Bernard não era o que ela estava procurando, Sophie recusou seu convite para jantar e ir ao cinema e vários outros pretextos para encontros. Mas ficou amiga dele, quase contra a vontade. Ele era divertido, inteligente, caloroso, excelente pai e a ouvia de um jeito que a fazia se conhecer melhor.

— É extremamente inconveniente! — disse Sophie a Emily.

— Reavaliação positiva! — respondeu Emily. — Quando é inconveniente, provavelmente é o que mais está te ajudando.

Não precisamos do amor de outras pessoas para nos amarmos; não precisamos de um parceiro romântico para sermos "completas". Mas precisamos dos outros para aprender a nos amar melhor.

No fim das contas, Sophie se deixou ir, e seu mundo se transformou. Conta ela: "Eu achava que amar seria simplesmente ser como eu sou, além de saber que se estiver me esvaindo em sangue alguém vai chamar uma ambulância. Mas não é só isso. Eu me vejo nos olhos dele e encontro novas maneiras de me conhecer e me amar, ao mesmo tempo encontrando novas maneiras de conhecê-lo e amá-lo, e ainda conheço e amo a nós mesmos e ao que somos juntos, que é algo além do que cada um de nós é."

Aí ela começou a dizer coisas como "propriedades emergentes de sistemas dinâmicos complexos" e Emily ficou toda empolgada, e a partir dali foi só conversa técnica.

A questão é que a conexão nos faz bem. Não se trata de fraqueza; não quer dizer que estejamos "carentes". Ela nos torna mais fortes.

Vimos no Capítulo 1 que afeto e interação social positiva completam o ciclo. Aqui no Capítulo 6 afirmamos que a conexão é uma fonte tão primordial de força quanto qualquer necessidade biológica fundamental.

No próximo capítulo, falaremos de uma fonte igualmente importante de força: o repouso.

Id;nl:

- A conexão — com amigos, família, animais de estimação, o divino etc. — é um alimento tão necessário quanto comida e água. Os seres humanos não foram feitos para funcionar de maneira autônoma; somos feitos para oscilar constantemente entre conexão e autonomia.
- Todos nós permanentemente nos "corregulamos" mutuamente sem sequer nos darmos conta do que está acontecendo — sincronizando batimentos cardíacos, alterando estados de ânimo e nos ajudando reciprocamente a nos sentir vistos e ouvidos.
- Certos tipos de conexão geram energia. Quando compartilhamos confiança mútua e "conhecimento conectado" com alguém, cocriamos energia que renova a ambos. A isso damos o nome de "Bolha do amor".
- Tristeza, raiva e o sentimento de que não "damos conta" são formas de solidão. Quando vivenciar essas emoções, conecte-se.

7

O QUE NOS TORNA MAIS FORTES

Julie ainda estava cansada, mas a reeducação intestinal significava que finalmente tinha aceitado ajuda. Muita ajuda. Ajuda de que precisava havia anos, mas talvez fosse, quem sabe, orgulhosa demais para pedir. Qualquer que fosse o motivo, ela se agarrara à ideia de que esperava-se que fizesse tudo sozinha... até que "tudo" acabasse com seu corpo.

De modo que agora ela estava fazendo como a rainha Elsa e deixando as coisas correrem.

Ela teve uma certa sensação de desagravo, com uma percepção aprofundada das coisas, quando Jeremy se ofereceu para cuidar de Diana, pois sua escola estava em recesso mas a dela e a de Diana, não.

Nessa semana, ele aprendeu muito sobre a filha. Descobriu que a menina tinha opiniões inabaláveis sobre o que devia vestir, e nem sempre eram ideias de acordo com os padrões de

Jeremy, ou sequer com o código de vestuário da escola. Jeremy não sabia desse código até receber um telefonema da escola pedindo que levasse roupas para a filha se trocar. Diana também tinha opiniões sobre o que comer, e não eram opiniões de acordo com qualquer orientação nutricional do conhecimento de Jeremy. Legumes? Não. Frutas? Só em forma de rolinhos ou doces, por favor. Ele cozinhava, mas ela não comia, os dois discutiam e ele se sentia um idiota, com o estômago revirando de raiva, frustração e preocupação.

E o tempo gasto! Levar e trazer das aulas, negociações, verificar se tudo era feito direitinho, e as repetições, dizer sempre a mesma coisa, Deus do céu, as repetições!

E mais ainda o tempo gasto, o desgaste emocional! A paciência necessária, as explicações e instruções, a constante administração da frustração, tentando ser o pai amoroso, feliz e paciente que queria ser, mas contando as horas até o momento de acabar o recesso no trabalho.

No fim da semana, ele sentou à mesa da cozinha, apoiando a testa na palma da mão, fazendo um balanço da semana. Olhou para Julie em busca de alguma empatia e viu que ela sorria para ele, relaxada e risonha. Foi o bastante para desarmar o discurso que ia fazer.

— Você está com aspecto melhor. Está com uma cara boa.

Julie levantou uma sobrancelha.

— Só estou dizendo que não parece chateada.

Julie entendeu o que ele queria dizer e concordou.

— Verdade. Muitas vezes eu não conseguia lidar com as suas coisas quando estava estressada, e ainda por cima você também descarregava o seu estresse em mim. — Ela então voltou a atenção para o próprio corpo, tentando sentir como estava naquele momento, e disse: — No momento, acho que dá para levar.

Este capítulo vai identificar onde Julie foi buscar essa força.

Nietzsche (uau) disse: "O que não nos mata nos torna mais fortes."

Há anos você ouve isso, de uma forma ou de outra, mas vamos ser mais específicas. Tipo assim: se for atropelada por um carro e não morrer, será que *o carro* a deixou mais forte? Não. Será que doenças ou ferimentos nos deixam mais fortes? Não. E será que o sofrimento por si só tempera o caráter? Não. Essas coisas nos deixam mais vulneráveis a novas feridas.

O que nos deixa mais fortes é o que nos acontece *depois* que sobrevivemos àquilo que não nos matou.

O que nos deixa mais fortes é o *repouso*.

O repouso acontece, muito simplesmente, quando paramos de usar uma parte nossa exausta, desgastada, danificada ou inflamada, para que ela possa se renovar. E é o tema deste capítulo.

"Repousar" não significa simplesmente dormir — embora, claro, o sono seja essencial. Repousar significa também mudar de um tipo de atividade para outro. Como o estresse, a energia mental perfaz um ciclo, uma oscilação entre foco na tarefa, processamento e de novo foco na tarefa. A ideia de que você pode se valer de "determinação" ou "autocontrole" para se manter focada e produtiva a cada minuto de cada dia não só é equivocada como configura manipulação psicológica, podendo causar danos ao cérebro.

Vamos agora tirar um tempinho para incutir no nosso cérebro essa estranha realidade: a vida no mundo desenvolvido moderno se configurou de tal maneira que muitos de nós temos uma enorme superabundância de praticamente tudo... e, no entanto, muitas vezes não podemos atender às nossas necessidades básicas, fisiológicas, de simples manutenção da vida, sem nos sentirmos culpados, envergonhados, preguiçosos, gananciosos, divididos ou, na melhor das hipóteses, inconformados. Encontramos na internet o seguinte meme: "Você não precisa se incendiar para dar calor aos outros." Mas, de acordo com a Síndrome do doador humano, você decididamente *devia sim*. Na qualidade de "doadoras humanas", as mulheres vivem na expectativa de *doar* cada parte da sua humanidade, inclusive seus corpos, sua saúde e a própria vida. Nosso tempo, nossa energia e nossa atenção devem ser dirigidos ao bem-estar de *outra pessoa*, e não desperdiçados com nós mesmas. Como é que você ousa, sua monstra preguiçosa e egoísta, dormir sete horas por noite? *Ponha-se no seu lugar*, junto conosco, todas nós, doadoras comportadas e exaustas.

Perto do fim deste capítulo, você vai ler nossa conclusão, baseada em dados científicos, sobre a quantidade de repouso necessária para sobreviver e se fortalecer, e talvez dê uma risada sarcástica, dizendo: "Não tenho tempo para isso!" ou "Mas quanto radicalismo!", e talvez até seja verdade... Mas talvez seja apenas o que a Síndrome do doador humano quer que você acredite. Talvez, para conseguir o repouso necessário para se manter plenamente funcional, você tenha de escolher o seu próprio bem-estar — a sua própria *vida* — em detrimento das exigências da Síndrome do doador humano.

Escreve Audre Lorde: "Cuidar de mim mesma não é autoindulgência, mas autopreservação, e representa um ato de luta política." Este capítulo é sobre as maneiras de armá-la para essa luta — uma batalha que representa literalmente uma luta pela vida. Apresentamos os melhores dados científicos disponíveis para ajudá-la a construir uma prática de vida sustentável e protegê-la da narrativa cultural tóxica da autodestruição como virtude.

Então, se enrosque num lugar bem confortável e acolhedor e vamos falar de repouso.

Em modo padrão – ou sonhar acordada

Nós somos feitos para oscilar entre atividade e repouso. Quando permitimos essa oscilação, a qualidade do trabalho melhora, assim como nossa saúde.

Para dar um exemplo: num estudo, pediu-se a um grupo de participantes que escrevessem os pensamentos que lhes viessem à cabeça, mas com a ressalva de que deviam tentar não escrever sobre um urso-branco. O que já era um esforço suficiente para esgotar uma parte da energia mental. Em seguida, metade dos participantes foi instruída a relaxar o máximo possível entre as tarefas — os pesquisadores chegaram a tocar uma peça para piano de Satie, para reforçar a ideia do relaxamento —, enquanto a outra metade era instruída apenas a esperar a tarefa seguinte. Resultado? O grupo que relaxou persistiu o dobro do tempo na exaustiva tarefa seguinte (uma série de problemas de multiplicação com números de três algarismos) em comparação com o grupo que simplesmente esperou.[1] Conclusão: o repouso nos torna mais persistentes e produtivos.

Como?

Um número cada vez maior de pesquisas tem deixado claro que damos o melhor em qualquer tarefa quando despendemos apenas uma quantidade limitada de tempo, energia ou atenção, e em seguida nosso desempenho cai, nossa atenção se dispersa e a motivação evapora.[2]

Mas *repousar* depois de uma atividade exaustiva elimina os efeitos da fadiga.[3]

Quando passamos da atenção focada em determinada tarefa para uma condição de neutralidade, não é que o cérebro "em repouso" não esteja fazendo nada — longe disso. Na verdade, é muito pequena a diferença na quantidade de energia usada pelo cérebro quando estamos no meio das nossas tarefas e quando estamos apenas esperando num balcão, a mente vagando, enquanto aguardamos o fim do atendimento.[4]

Por trás da consciência continua funcionando o que os neurocientistas chamam de "rede de modo padrão", um conjunto de áreas interligadas no cérebro que funcionam como se estivéssemos sonhando em baixo nível quando nossa atenção não está focada em determinada tarefa.[5] Quando a mente está "vagando", a nossa rede de modo padrão está on-line. Acessa o nosso estado no momento e planeja para o futuro, mais ou menos como um computador jogando xadrez, escaneando rapidamente o tabuleiro e processando simulações para ver o que aconteceria se você fizesse determinada jogada. E o faz sem nossa intervenção ativa.

A grande treinadora de desenvolvimento pessoal Martha Beck se deu conta disso sem recorrer à ciência. Quando sua equipe está encontrando dificuldades no escritório, a solução é parar de trabalhar, desligar os computadores e sair para jogar ou descansar. Enquanto tantos outros optariam por "ir fundo", montar uma central de comando e não parar até encontrar uma solução, ela pede à equipe que dê uma parada.

"Geralmente funciona", disse Beck à *Bloomberg Businessweek*.[6] "Não sei por quê, mas funciona, então eu provavelmente nem preciso saber."

O motivo é a rede de modo padrão. (Por outro lado, também é provável que certos membros da equipe estejam concluindo seus ciclos de reação ao estresse durante as pausas, o que lhes permite ser mais criativos e curiosos.)

As pesquisas sobre essa rede são muito recentes e ainda resta responder a muitas perguntas sobre o que ela faz exatamente e como age, mas está cada vez mais claro que, quanto mais equilibradas as ligações entre as diferentes áreas da rede de modo padrão, e quanto maior a fluidez da alternância entre o padrão e a atenção, maior a probabilidade de a pessoa ser criativa, socialmente capacitada e feliz.[7]

Repouso mental não é o mesmo que ócio; é o tempo necessário para que o nosso cérebro processe o mundo.[8] Assim, por exemplo, no processo de redação deste livro, Emily escrevia durante uma hora ou duas e se levantava para lavar algumas peças de roupa ou a louça. Escrevia durante mais uma hora ou duas e ia esvaziar a lava-louça ou acionar de novo a máquina de lavar roupa. Assim como a máquina de lavar roupa funcionava enquanto Emily escrevia, o seu modo padrão estava rodando enquanto ela dobrava as toalhas. A rede de modo padrão não precisava de sua ajuda — na verdade, precisava que parasse de escrever, para assim trabalhar no quebra-cabeça que ela lhe entregara, sem senti-la vigiando o tempo todo. Quando ela então voltava ao trabalho, seu modo padrão lhe facultava novas percepções. Se tivesse ficado presa à tarefa, insistindo em não se afastar até alcançar determinada contagem de palavras, ela poderia ter escrito mais, mas seria um texto de menor qualidade.

E às vezes Emily não ia cuidar da roupa suja, como uma boa dona de casa, mas brincar com um jogo no celular, e tudo bem também, pois o que o seu cérebro precisava era de qualquer tarefa de baixo esforço que permitisse ao seu modo padrão ficar on-line.

Se afastar de uma tarefa ou de um problema não significa que você esteja "largando mão" ou desistindo. Significa que está recrutando *todos* os processos do seu cérebro para determinada tarefa — inclusive aquelas habilidades que não implicam esforço e atenção plena.

Nem todo mundo é capaz de passar confortavelmente ao modo padrão. Isso foi testado empiricamente numa série de estudos bem engraçados:[9]

Os pesquisadores inicialmente pediam que os participantes aceitassem levar um pequeno choque elétrico, juntamente com vários outros estímulos agradáveis ou desagradáveis.

— Você pagaria cinco dólares para nunca levar esse choque de novo? — perguntavam os pesquisadores.

— Claro que sim! — respondia o participante.

Ele então era levado a uma sala tranquila contendo o dispositivo elétrico e lá ficava sozinho, com instruções para "se distrair com seus pensamentos" durante quinze minutos.

— A máquina que dá choques está aqui. Você pode tocar nela ou não, você decide — prosseguiam as instruções ao participante que acabara de dizer que pagaria para não voltar a sentir aquele choque.

Na verdade, um quarto das mulheres e dois terços dos homens se davam um choque elétrico, em vez de ficar ali "apenas pensando". Em média, se aplicavam um ou dois choques durante os quinze minutos da experiência.

Os pesquisadores consideram que, em vez de entrar em modo padrão, esses participantes estavam *entediados*. O tédio é o desconforto que sentimos quando o cérebro está em modo de atenção ativa, mas não tem nada a que se apegar.[10] Os participantes estavam se dando choques em desespero por alguma coisa, qualquer coisa para direcionar a atenção, ainda que fosse algo desconfortável.

Felizmente existe o *repouso ativo*.

Repouso ativo

Todo mundo sabe que um músculo sem uso atrofia. Todos sabemos que um músculo constantemente trabalhado, sem repouso, entra em fadiga e pode cair em exaustão. Como também sabemos que um músculo que trabalha e repousa vai se fortalecer.

Mas suponha que você quebre a perna direita, e enquanto ela é tratada num molde imobilizador você exercite a perna esquerda. O sinal da perna esquerda percorre a espinha dorsal e cruza de um lado a outro, estimulando o crescimento na perna direita — não tanto quanto na esquerda, mas o suficiente para prevenir a atrofia por falta de uso.[11] É esse o significado original de "treinamento cruzado" — literalmente, treinamento cruzado de um lado a outro da espinha.

Mas não é só isso: quando trabalha os músculos — especialmente os maiores —, você não fortalece só os músculos mobilizados, mas também os pulmões, o fígado e o cérebro. Exercitar uma parte do corpo fortalece todo ele; exercitar suas partes mais fortes fortalece todo o restante de maneira eficiente. O mesmo se aplica ao esforço cognitivo, emocional e social.

É isso o repouso ativo: trabalhar uma engrenagem enquanto repousa as outras.

Assim, por exemplo, às vezes o "repouso" de que o cérebro de Emily precisava não era uma tarefa de baixa demanda como cuidar da roupa ou entrar no YouTube, mas uma escrita diferente. Resultado: ela escreveu um romance ao mesmo tempo que escrevia este livro. Amelia trabalhava em tempo integral como professora de música *e* regia um coral infantil ao mesmo tempo que escrevia este livro. Em sua maioria, as mulheres são pelo menos igualmente produtivas: descansam certas engrenagens enquanto colocam outras para trabalhar, e esse "repouso ativo" nos torna melhores em todas as coisas que fazemos.

As pessoas variam, inclusive nos tipos de repouso que preferem.

Mas o sono é uma necessidade universal.

Por que dormir?

Dormir é realmente estranho. Como pode fazer sentido deitar o corpo e perder a consciência do mundo exterior por horas seguidas, sem saber se não há leões e hipopótamos e outras ameaças rondando? Em certas fases do sono, nosso funcionamento motor é bloqueado, de modo que o corpo não é capaz de reagir à ativação do cérebro. Lá estamos nós deitados no escuro, paralisados, sem reação e entregues até os ossos, enquanto nossos globos oculares pulsam por trás das pálpebras e nossa atenção é desviada do mundo exterior para uma intensa alucinação multissensorial — um sonho — que ao mesmo tempo parece real e urgente no momento, mas será esquecida pela mente desperta segundos depois de despertarmos.

Os seres humanos foram feitos para passar um terço da vida nesse estado extremamente vulnerável — oito horas por dia, todo santo dia.

Como pode fazer algum sentido?

O fato é que os benefícios fisiológicos, cognitivos, emocionais e sociais de passar um terço da vida inconscientes superam até o custo em matéria de tempo, oportunidades de fazer outras coisas e desatenção a eventuais ameaças. Todo o nosso corpo, inclusive o cérebro, está trabalhando muito enquanto dormimos para realizar as tarefas de preservação da vida que são mais bem desempenhadas quando não podemos interferir. Para resumir muito simplesmente, não somos completos sem o sono.

A atividade física não é completa sem o sono. Enquanto dormimos, nossos ossos, vasos sanguíneos, o sistema digestivo, os músculos (inclusive o coração) e todos os outros tecidos corporais se curam dos danos a eles infligidos durante o dia. Se você exerceu atividades físicas, seu corpo vai se restaurar e fortalecer durante o sono. Em compensação, a atividade física sem sono nos deixa mais vulneráveis a lesões e doenças do que estaríamos sem atividade. Se você não for dormir, melhor não se exercitar.

O aprendizado não é completo sem o sono. Nossas memórias se consolidam e novas informações são integradas ao conhecimento existente. Está estudando para uma prova, memorizando um discurso ou aprendendo uma língua? Faça uma revisão um pouco antes de ir para a cama e durma de sete a nove horas. Seu cérebro vai absorver a informação como grama absorvendo a chuva depois da seca. As habilidades motoras que você tiver praticado — esquiar, tocar piano ou subir escadas — se integram de tal maneira que você se sairá melhor em qualquer uma delas no dia seguinte. Os benefícios da prática não se manifestam durante a prática propriamente dita, mas durante o sono; sem ele, sua capacidade na verdade diminuirá, por mais que você pratique. Se não for dormir, estará estudando e praticando à toa.

As emoções não são completas sem o sono. Você pode sonhar que acabou com a raça do seu inimigo, e vai acordar se sentindo liberada da raiva, mais capaz de lidar com conflitos interpessoais. Ficou constatado num estudo que profissionais que não dormiam de maneira adequada eram considerados de menor inteligência emocional pelos colegas e empregadores.[12] A satisfação conjugal também está ligada à qualidade do sono.[13] A falta de sono em períodos recentes não só agrava conflitos entre parceiros como intensifica a reação imunológica inflamatória de cada pessoa aos conflitos, um marcador biológico paralelo à maior reatividade de cada parceiro às queixas do outro.[14] Se você não está dormindo adequadamente, melhor evitar falar com outros seres humanos.

Então, por acaso já dissemos? O sono é *importante*.

Fomos feitos para oscilar entre o estado de consciência e o sono, pois precisamos das coisas que o nosso cérebro faz por conta própria durante o sono para sermos funcionais quando acordados.

Nos casos extremos, a privação de sono é uma forma de tortura.[15] É possível literalmente morrer de privação de sono — por uma privação fisiológica comparável à inanição.[16] Quando ratos de laboratório são privados de sono durante duas semanas, seu sistema imunológico fica de tal maneira desequilibrado que o sangue é infectado pelas bactérias intestinais e eles morrem de septicemia.

"Quando estiver quebrado, vá para a cama", diz um ditado francês. Ninguém é completo sem sono.

E quais os custos do sono insuficiente?

O sono insuficiente prejudica a saúde física: a privação crônica de sono — o sono de pouca duração ou conturbado — é uma das causas em 20% dos acidentes de carro graves,[17] e um dos fatores em todas as causas comuns de morte, entre elas doenças cardíacas, câncer, diabetes, hipertensão, mal de Alzheimer e disfunção imunológica, aumentando o risco em até 45%.[18] A insuficiência de sono é mais certeira na previsão do desenvolvimento de diabetes do tipo 2 do que a falta de atividade física, mas quando foi a última vez que alguém lhe disse para dormir bem para prevenir a diabetes?[19]

O sono insuficiente prejudica o funcionamento cerebral, inclusive a memória operacional e a memória a longo prazo, a atenção, o processo decisório, a coordenação mãos-olhos, a precisão de cálculo, o raciocínio lógico e a criatividade.[20] Pessoas que estão acordadas há 19 horas (por exemplo, acordaram às 7 da manhã e agora são 2 da madrugada) ficam tão comprometidas em seu funcionamento cognitivo e motor quanto uma pessoa considerada legalmente intoxicada.[21] Pessoas que dormiram apenas quatro horas na noite anterior têm comprometimento semelhante, assim como as que dormiram seis ou menos horas toda noite nas duas últimas semanas. Qualquer coisa que você não faria se estivesse bêbada — dirigir, conduzir uma reunião de trabalho, cuidar de uma criança —, não faça se estiver acordada há 19 horas, se dormiu apenas quatro horas na noite anterior ou se dormiu menos de seis horas toda noite durante duas semanas.

Sua vida social também é afetada pela falta de sono: a comunicação em equipe no trabalho e os processos decisórios em grupo são comprometidos, ao mesmo tempo aumentando a hostilidade e até o comportamento antiético.[22] Sua vida emocional também sofre impacto: depressão e dificuldades com o sono são estreitamente interligadas, cada uma exacerbando a outra,[23] e a insônia costuma ser um caminho para pensamentos suicidas, mesmo em pessoas sem depressão.[24] A ansiedade também está intimamente ligada ao sono, ocorrendo de forma mútua.[25] Se você luta contra a depressão, a ansiedade e outras questões de saúde mental — o que é o caso para mais que o dobro de mulheres em comparação com os homens (uma estimativa otimista fica em torno de uma em cada cinco mulheres em algum momento da vida[26]) —, *o sono é um remédio* para você.

Não é uma área de pesquisa que dê margem a debate; a opinião dos médicos é uma só: dormir é bom para você, e não dormir é ruim sob todos os aspectos — perigoso e potencialmente letal. Três metanálises recentes, abrangendo milhões de participantes, constataram globalmente risco em torno de 12% maior das mais diferentes causas de morte entre aqueles que dormiam menos de cinco ou seis horas por noite.[27] Se você vier a fazer uma única mudança na sua vida depois de ler este livro, que seja dormir mais.

É POSSÍVEL DORMIR "DEMAIS"?

"Mas eu me sinto pior quando tiro um cochilo!", você pode alegar.

Privado de sono, nosso corpo tenta compensar ativando a reação ao estresse – doses de adrenalina e cortisol para nos ajudar a sobreviver ao fator temporário de estresse do pouco sono –, o que mascara a fadiga e a debilidade. Como consequência, a privação de sono pode atuar um pouco como o álcool; assim como uma pessoa que bebeu pode estar por demais comprometida para saber que está comprometida ("Estou bem, me dá a chave do carro!"), uma pessoa que não repousou pode estar sonolenta demais para ter consciência do quanto está privada de sono.

O resultado surpreendente é que, quando afinal dormimos, a reação ao estresse se reduz, e quando de fato estamos mais descansados podemos nos *sentir* menos descansados. A adrenalina não está mais mascarando nossa fadiga. E então resmungamos: "Droga, dormi demais", exatamente como reclamaríamos depois de uma refeição excessiva: "Droga, comi demais."

Será que alguém pode dormir "demais"?

A regra geral é a seguinte: se alguém dorme mais de nove horas por dia e ainda não se sente repousado, pode ser sinal de alguma questão subjacente, e seria bom falar com um médico.[28]

Certa vez Emily disse isso a um grupo de alunas e uma delas comentou: "Mas tenho dormido tipo dez horas por noite e continuo exausta." Muita gente no grupo tinha alguma opinião sobre as possíveis causas dessa exaustão – desde depressão a narcolepsia, passando por preguiça –, mas Emily disse: "Se estiver dormindo mais de nove horas por dia e não se sentir descansada, você faz o quê?"

– Procuro um médico? – repetiu a aluna.

– Exatamente.

Seis meses depois, ela procurou Emily e disse:

– Oi, talvez você não lembre, mas era eu que estava dormindo dez...

– Sim, eu lembro – interrompeu Emily.

– Então, eu procurei um médico, foi feita uma avaliação e se constatou que eu tinha apneia do sono grave. Nas férias de verão tiraram minhas amígdalas e minhas adenoides e agora eu durmo com uma máscara, o que mudou completamente minha vida. Passei a vida inteira sem saber que era privada de sono.

Resumo da ópera: se você dorme mais de nove horas por dia e não se sente descansada, converse com um médico.[29] E se está pensando: "Mas Emily e Amelia, estou tentando. Eu reservo oito horas para o sono e ele não acontece! Eu literalmente não consigo o sono de que preciso", converse com um médico. Faça uma avaliação médica do seu sono. Pode mudar sua vida. E até salvá-la.

Um "local de trabalho invisível"

O sono é um milagre. Quem mais, senão ele, pode consertar um osso quebrado ou um coração partido? Quem mais senão o sono nos leva a uma lembrança perdida ou a uma nova ideia? Quem mais pode transformar os danos causados ao nosso corpo, seja por uma bela e longa corrida ou por um trauma, em força ainda maior?

Mas a história cultural do Ocidente está impregnada de julgamentos morais a respeito do sono. Os teólogos medievais consideravam que a necessidade humana de sono era "um castigo divino pela queda do homem e um lembrete diário da pecaminosidade, da fraqueza e da imperfeição da humanidade".[30] Os antepassados puritanos dos Estados Unidos advertiam (equivocadamente) que o "sono imoderado" podia causar os mais variados problemas, de convulsões a infertilidade, passando pela pobreza.[31] Na década de 1830, as publicações médicas diziam que mais de quatro horas de sono eram "uma intemperança".[32] Indolência.

A imoralidade do sono adequado de certa forma mudou nos últimos cinquenta anos. Atualmente, a mensagem não é tanto que não precisemos de sono, mas que, se uma pessoa tiver tempo para dormir, alguma coisa está errada; não está trabalhando duro como deveria. Transformamos a exaustão numa virtude, achando bonito nos negar o sono necessário. Essa ideia está tão arraigada na cultura que Emily perdeu a conta do número de mulheres que lhe dizem se sentir culpadas por dormir.

Culpa. Por *dormir.*

— Como assim? — perguntou Emily a um grupo. — Vocês vão acabar se sentindo culpadas por respirar! É *necessário*. Por que então a culpa por dormir?

— É egoísta — respondeu uma delas. — Dormindo, só estamos ajudando a nós mesmas.

Essa mulher tinha 18 anos e já era uma doadora humana convicta.

Como vimos, o sono é essencial não só para a saúde pessoal, mas também para a saúde emocional e os relacionamentos, de modo que não tem absolutamente nada de "egoísta". Mas a lição aqui é: a Síndrome do doador humano quer comprometer o sono das mulheres.

Não espanta, assim, que os problemas do sono sejam mais comuns nas mulheres que nos homens, especialmente na época da menopausa.[33] Como escrevem os pesquisadores, o sono das mulheres é "um 'local de trabalho invisível' no qual continuam a serviço durante a noite, disponíveis para dar o apoio físico e emocional necessário para garantir o bem-estar da família". E não se limita ao inevitável festival de insônia que é tomar conta de um recém-nascido, durante o qual, naturalmente, as mães em casais heterossexuais têm muito maior probabilidade do que os pais de interromper o próprio sono para cuidar da criança; isso persiste nos anos pré-escolares, independentemente de o pai ou a mãe ter um emprego em tempo integral.[34] Na qualidade de doadoras humanas, espera-se que as mulheres sacrifiquem o sono em benefício dos outros. E assim nos privamos de uma necessidade fisiológica básica — não demais, necessariamente, mas todo dia, repetidas vezes —, e o acúmulo dessa privação nos desgasta, dia a dia, até que resta muito pouco para fazer todas as demais coisas que a vida espera de nós.

Não são apenas condicionamentos culturais que dificultam o acesso ao sono e ao repouso. Suponhamos que você consiga lidar com todos os seus fatores de estresse, risque todos os itens da lista de afazeres e se permita ter a oportunidade de repousar. Se você lidou com os fatores de estresse, mas não com o estresse propriamente, seu cérebro não a deixará descansar. Ele vai constantemente passar um scan em busca do leão que está vindo atrás de você, e, quando você tentar dormir, o cérebro não vai deixá-la cair no sono, ou então vai acordá-la o tempo todo, preocupado com o leão. Complete o ciclo, para o seu cérebro fazer a transição para o repouso.

Quarenta e dois por cento

Então, qual o nível "adequado" de estresse?

Segundo a ciência, 42%.

É a porcentagem de tempo que o seu corpo e o seu cérebro precisam que você passe descansando. Aproximadamente dez horas a cada 24. Não precisa ser todo dia; a porcentagem pode ser distribuída por uma semana ou um mês, ou mais. Mas, sim... Tudo isso.

"Ridículo! Não tenho tanto tempo assim!", você pode protestar, cabendo lembrar que previmos que talvez se sentisse assim, lá no início do capítulo.

Não estamos dizendo que você *deveria* tirar 42% do seu tempo para repousar; dizemos que, se não tirá-los, os 42% vão até você. Vão agarrá-la pelo colarinho, jogá-la no chão, botar o pé no seu peito e se declarar vitoriosos.

Alguma vez já aconteceu de você pegar uma gripe terrível assim que concluiu um projeto muito grande e importante? Ou de dormir doze ou 14 horas por dia nos três primeiros dias de férias? Aconteceu de, como Amelia, literalmente acabar no hospital depois de um período prolongado de estresse extremo? Já sabemos a esta altura que o estresse é um fenômeno fisiológico com impacto em todos os sistemas e funções do corpo, inclusive o funcionamento imunológico, o funcionamento digestivo e os hormônios. Para manter todos esses sistemas em perfeitas condições de funcionamento, nossa biologia precisa que passemos 42% da vida preservando o organismo da nossa existência física.

Eis aqui como podem ser os seus 42%:

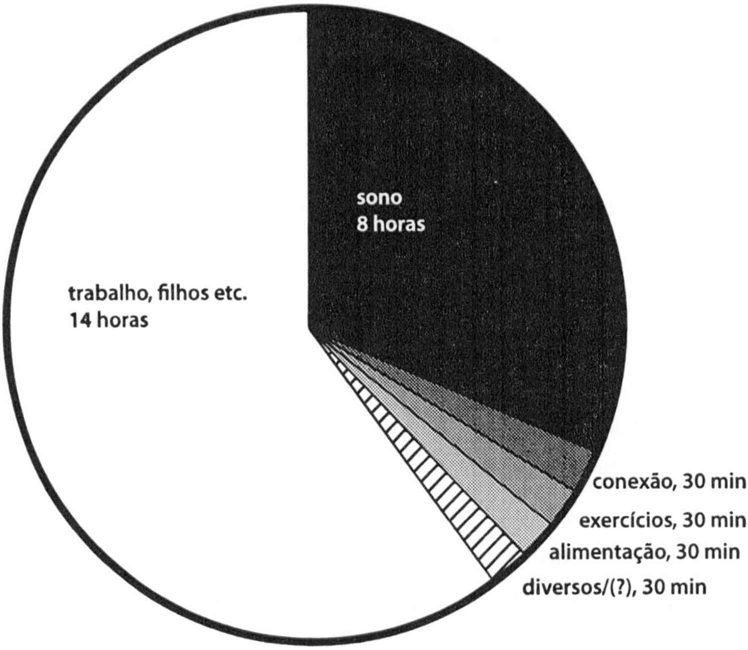

- Oito horas separadas para dormir, podendo ser mais uma ou menos uma.
- Vinte a trinta minutos de "conversa redutora de estresse" com o parceiro ou outro ente querido da sua confiança.
- Trinta minutos de atividade física. Acompanhada ou sozinha, exercite-se com a intenção explícita de ter a liberdade de mudar de engrenagem, purgar sentimentos e obter repouso. Em parte a atividade física conta como "repouso" porque melhora a qualidade do sono, e em parte porque completa o ciclo de reação ao estresse, permitindo que seu corpo transite de um estado estressado para um estado de repouso.
- Trinta minutos de atenção à alimentação. "Trinta minutos?", você pergunta. Não precisa se alarmar! Estão incluídas todas as refeições, as compras, o trabalho de cozinhar e o ato de comer, e não precisa ser tudo de uma vez. Pode ser acompanhada ou sozinha, mas não ao mesmo tempo que você trabalha, ou dirige, ou vê televisão ou mesmo ouve um podcast. Dê atenção

à sua alimentação durante meia hora por dia. Isso conta como repouso em parte porque proporciona a nutrição necessária e em parte porque é uma forma de repouso ativo, uma mudança de ritmo, separada dos outros campos de atividade da sua vida. Considere que é uma meditação.

- E trinta minutos de coisas variadas, dependendo das suas necessidades. Para algumas pessoas, será alguma atividade física extra, pois elas precisam disso para se sentir bem. Para outras, será a preparação para o momento de sono, pois sabem que seu cérebro precisa de tempo para a transição do estado agitado de consciência para a tranquilidade e o silêncio que permitem ao cérebro dormir. Para outras ainda, será tempo compartilhado de lazer, pois seu apetite de envolvimento social é forte. E para alguns é simplesmente uma passagem para o momento de viajar, mudar de roupa e outros momentos de preparação para o repouso (motivo: realidade) durante o qual deve ser acionada a rede de modo padrão — isto é, deixar a mente vagar.

São apenas médias, e, como pode ver, algumas vezes você fará mais de uma coisa de cada vez. Algumas pessoas precisam de mais sono que outras — estima-se que 40% da necessidade de sono seja geneticamente determinada, de modo que pode haver grande variação até entre gêmeos idênticos.[35] Emily precisa de sete horas e meia, mas Amelia precisa de nove, e se só dorme oito horas realmente sente a diferença. Aqueles que naturalmente gostam de se exercitar podem querer passar mais tempo nas atividades físicas. Os que gostam de comer desejarão passar mais tempo comendo. Os extrovertidos podem querer passar o máximo de tempo possível com outras pessoas. A sua quilometragem pode variar; trate então de refiná-la para se adequar às suas necessidades individuais.

Se você estiver pensando: *posso me virar com menos*, está certa. Você realmente pode "se virar", arrastando vida afora seu cérebro e seu corpo cada vez mais carentes de repouso. E há sempre períodos na vida em que não dá mesmo para conseguir o repouso adequado. Bebê recém-nascido? Não dá para dormir. Cão velhinho? Você terá de acordar a cada quatro horas. Três empregos enquanto acaba de se formar? Se vire com cinco horas de sono.

Mas ninguém que se preocupe com seu bem-estar esperará que você mantenha esse modo de vida por um período prolongado. Ninguém na sua Bolha do amor quer que você "se vire"; todos querem que você prospere e se fortaleça. *Nós* queremos que você prospere e se fortaleça. E o que a fortalece é o *repouso.*

Suponha que sua filha de 10 anos tenha ido acampar e você fique sabendo que ela não está sendo alimentada adequadamente porque os responsáveis lá acham que ela pode "se virar" com menos.

Suponha que tenha deixado seu cão para ser cuidado na casa de alguém e fique sabendo que ele está dormindo do lado de fora porque eles acham que ele pode "se virar" no frio.

Suponha que sua melhor amiga comece a usar um espartilho apertado o tempo todo, ficando impossibilitada de respirar fundo e constantemente carente de mais oxigênio, ofegante ao subir um único lance de escada, mas que possa assim mesmo "se virar" com esse pouco oxigênio.

Sua filha, seu cão e sua amiga podem perfeitamente "se virar" com níveis menos que ideais de qualquer necessidade corporal básica. E você também. Mas a maneira como você reage à fome da sua filha, ao frio do seu cão e à falta de ar da sua amiga é exatamente como nos sentimos quanto ao seu "se virar" com muito pouco tempo de repouso. Não é apenas que achemos que você merece mais; nós sabemos que você está sofrendo, e queremos lhe dar alívio.

> *Sophie estava numa dessas profissões altamente frenéticas em que as pessoas tendem a entrar em burnout depois de um ano, pois a expectativa é que você trabalhe 16 horas por dia, pelo menos seis dias por semana. Os que deixam de acompanhar esse ritmo são considerados fracassados — não "aguentaram". Eram "fracos".*
>
> *Acostumada a ser a pessoa mais inteligente no trabalho, mas sempre considerada a menos importante, Sophie tentou entrar no jogo durante muito tempo, mas, quando não funcionou, recorreu à ciência para entender por quê.*

— Olha só — disse então ao seu supervisor, tendo nas mãos uma pilha de artigos de pesquisas científicas —, aqui diz que as pessoas são mais criativas, produtivas, eficientes e em geral trabalham mais e melhor quando trabalham menos horas. Parece absurdo, mas é verdade.

Ele não acreditou e — pior ainda, na opinião de Sophie, pois supostamente ele era um cientista, logo, permeável a provas científicas — nem se deu ao trabalho de ler os artigos compilados por ela.

Sophie estava aprendendo a gostar cada vez mais e cada vez melhor de si mesma à medida que aprofundava sua relação com Bernard. Queria que seu trabalho não a deixasse tão, tão, mas tão cansada. Fez algumas outras tentativas de mudar a cultura do excesso de trabalho no seu emprego. Compartilhou com alguns colegas mais próximos uma palestra TED sobre o sono. Conseguiu que o departamento de RH convidasse um especialista para falar da neurociência do sono e de inovação. Mudou seus próprios hábitos de trabalho, com base nas pesquisas, e sentiu um aumento de criatividade e energia.

Gostaríamos de dizer que Sophie conseguiu mudar a cultura no seu local de trabalho. Mas não.

Em vez disso, ela se valeu desse aumento da criatividade e da energia para abrir um negócio próprio.

Hoje, trabalha muitas horas, mas, quando o corpo e o cérebro dizem que já chega por hoje, ela ouve.

"Não quero um médico que está acordado há vinte horas; não quero um advogado que fatura mais de doze horas por dia — pois sei como o trabalho sai ruim quando a pessoa está exausta —, e ninguém deveria aceitar um engenheiro que não dorme sete horas por noite. O trabalho sai um lixo se o cérebro não estiver repousado."

Como encontrar tempo?

Se você trabalha em vários empregos só para ter um teto e/ou criar os filhos sem ajuda, é perfeitamente verdade que talvez não disponha de dez horas por dia para se recarregar. Mas vamos dar uma olhada na semana de uma norte-americana típica, considerando que tenha um emprego de tempo integral, um parceiro e dois filhos pequenos. Se sua agenda for como a dela, isso quer dizer que você tem tempo.[36]

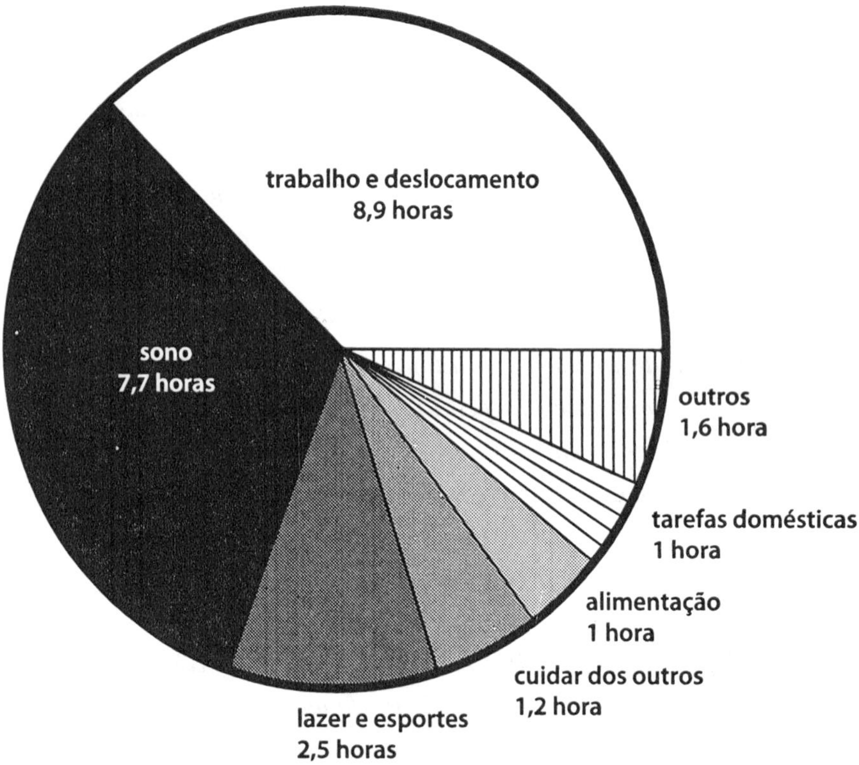

Num dia de semana comum, ela dedica cerca de nove horas ao emprego — oito horas no trabalho e cerca de cinquenta minutos nos deslocamentos.[37] Dorme cerca de sete horas e três quartos. Assiste à TV durante duas horas e meia.[38] Passa entre uma e três horas cuidando dos outros, cerca de uma hora ocupada com tarefas domésticas e uma hora comendo e bebendo. E a hora e meia restante é dedicada a "outros": atividades comunitárias e religiosas, compras, ir à escola e cuidados com a aparência.

Bum! Vinte e quatro horas.

As mudanças obviamente necessárias — mais sono, mais exercícios — têm uma solução igualmente óbvia: menos tempo vendo televisão, fazendo compras ou cuidando da casa — qualquer das ocupações que menos contribua para o seu tempo de "modo padrão".

O sono é o único comportamento que realmente não nos permite fazer outras coisas ao mesmo tempo. O resto dos 42% pode ser usado para várias finalidades de bem-estar simultaneamente: se conectar com a família e os amigos numa refeição, numa caminhada, numa aula de ginástica. Ir ao mercado de bicicleta. Tuitar sobre *Game of Thrones* com mil outros fãs. O importante é que esteja estritamente separado como "tempo de bem-estar".

Subdividido assim, é quase inacreditavelmente simples e óbvio: sono, alimentação, amigos e movimento. Você pode se valer da planilha abaixo para acompanhar seu tempo e ficar de olho nas oportunidades de aumentar o repouso ao seu alcance.

PLANILHA DE UMA SEMANA

No primeiro calendário, marque o tempo que você efetivamente gasta. Se tiver uma rotina fixa, poderá preenchê-lo rapidamente. Se a agenda tende a mudar, vá preenchendo a cada dia para ver como serão os sete próximos dias.

1. Reserve o tempo de sono. *No mínimo*, deve ser uma representação realista do tempo que você efetivamente dorme. Não deixe de incluir o tempo que leva para cair no sono e o tempo entre o momento em que o alarme toca e aquele em que você de fato se levanta. É a sua "oportunidade de sono" completa.
2. Reserve o tempo das coisas que acontecem com regularidade, entre elas:

a. trabalho (com deslocamentos);
b. atividades dos filhos e cuidados com eles;
c. atividades sociais, inclusive as que envolvem o parceiro (não esqueça do sexo);
d. refeições, inclusive tempo de preparação;

e. banho/cuidados com cabelo e aparência;
f. compras (inclusive mercearia e compras on-line);
g. uso de TV, internet/redes sociais, jogos e uso do celular.

3. Calcule as atividades menos regulares, porém previsíveis, como consultas médicas, manutenção do carro, reparos na casa etc. Um jeito fácil de ter uma estimativa aproximada é ver quanto tempo gastou com essas coisas nos doze últimos meses. Some todo esse tempo, divida por 52 e terá uma média semanal de tempo.
4. Marque com cores cada atividade, por tipos de necessidades a que atendem: conexão, repouso (tanto sono quanto devaneios), significado e conclusão do ciclo.

No segundo calendário (Calendário semanal "ideal"), imagine as maneiras como poderia hipoteticamente tornar o seu emprego do tempo mais próximo do "ideal" — sendo esse "ideal" totalmente subjetivo. Você é quem sabe se precisa de mais sono, mais conclusão do ciclo do estresse, mais conexão ou simplesmente mais tempo.

1. Em termos ideais, sua agenda de sono é um bloco sólido das mesmas sete a nove horas por dia, inclusive nos fins de semana, mas você pode compensar alguma defasagem com sonecas ou mais tempo de sono nos fins de semana.
2. Reserve trinta minutos por dia para uma "conversa redutora de estresse". Se a pessoa indicada para essa conversa é o seu parceiro de vida, você também poderia acrescentar uma hora semanal de conversa sobre o "estado da união". Elas são recomendadas pelas pesquisas por contribuírem para a preservação de um relacionamento satisfatório.[39]
3. Inclua trinta a sessenta minutos de atividades físicas, três a seis dias por semana, mais o tempo necessário para se preparar e se deslocar.
4. Faça a mesma codificação por cores: social, repouso, significado e conclusão do ciclo.
5. Codifique certas atividades — como uso do celular, compras ou preparação das refeições — que você não tem aproveitado

para aqueles momentos necessários de repouso em que dá asas à imaginação, e veja se consegue passar de um estado mental de frenética preocupação para outro de tranquilo mapeamento do futuro.

6. BÔNUS: Assinale atividades que arrebentam com o patriarcado. Exemplo: se estiver num emprego em que há poucas mulheres, todo o seu trabalho e o tempo durante o qual se desloca para ele e de volta dele redunda numa atividade de arrebenta-patriarcado. Se transmite a um filho normas positivas e inclusivas de gênero, também está arrebentando com o patriarcado. Se for uma mulher negra, uma muçulmana que cobre a cabeça no Ocidente, se não for heterossexual nem cisgênero, ou se tiver alguma deficiência, literalmente cada movimento que você fizer representará uma ação contra o patriarcado.

A vantagem de passar mais tempo repousando é que os restantes 58% da vida serão de mais energia, mais foco, mais criatividade e convívio mais agradável — sem falar que você estará dirigindo melhor, com menos probabilidade de cometer erros que saiam caro e mais inclinada a desfrutar do que está fazendo, em vez de simplesmente sentir que está fazendo "a coisa certa".

A gente sabe o que fazer e tem tempo para fazer. Simples. Óbvio. Fácil. Certo?

Claro que não. Se fosse simples, óbvio e fácil, já estaríamos todas fazendo. Então, o que torna essa mudança simples e óbvia tão difícil para tantas pessoas?

Em seu livro *Por que nós dormimos*, Matthew Walker considera nossa negligência de fundo cultural em relação ao sono como um "nó sufocante", insistindo na necessidade de "uma mudança radical em nossa compreensão pessoal, cultural, profissional e social do sono".[40] Como exemplo, precisamos que as escolas — especialmente do ensino secundário — deem início às aulas mais tarde, o que exige que os pais tenham flexibilidade nos horários de trabalho, o que requer que os empregadores deem prioridade à possibilidade de os trabalhadores atenderem às necessidades da família no mesmo nível que às da empresa. É apenas um exemplo das mudanças sistêmicas fundamentais que são necessárias para criar um mundo em que todos tenhamos recursos para estar repousados e bem. Conseguir níveis adequados de repouso não será fácil.

CALENDÁRIO SEMANAL REAL

	SEGUNDA-FEIRA	TERÇA-FEIRA	QUARTA-FEIRA
6H			
7H			
8H			
9H			
10H			
11H			
Meio-dia			
13H			
14H			
15H			
16H			
17H			
18H			
19H			
20H			
21H			

22H			
23H			
0H			
1H			
2H			
3H			
4H			
5H			

CALENDÁRIO SEMANAL REAL

	QUINTA-FEIRA	SEXTA-FEIRA	SÁBADO	DOMINGO
6H				
7H				
8H				
9H				
10H				
11H				
Meio-dia				
13H				

14H				
15H				
16H				
17H				
18H				
19H				
20H				
21H				
22H				
23H				
0H				
1H				
2H				
3H				
4H				
5H				

CALENDÁRIO SEMANAL "IDEAL"

	SEGUNDA-FEIRA	TERÇA-FEIRA	QUARTA-FEIRA
6H			
7H			
8H			
9H			
10H			
11H			
Meio-dia			
13H			
14H			
15H			
16H			
17H			
18H			
19H			
20H			
21H			
22H			

23H			
0H			
1H			
2H			
3H			
4H			
5H			

CALENDÁRIO SEMANAL "IDEAL"

	QUINTA-FEIRA	SEXTA-FEIRA	SÁBADO	DOMINGO
6H				
7H				
8H				
9H				
10H				
11H				
Meio-dia				
13H				
14H				

15H				
16H				
17H				
18H				
19H				
20H				
21H				
22H				
23H				
0H				
1H				
2H				
3H				
4H				
5H				

Ao concluir este capítulo e traçar um plano para melhorar seu repouso, você estará de volta a um mundo estruturado de maneira a dificultar a possibilidade de dar prioridade ao repouso. Mas as barreiras entre as mulheres e o repouso são diferentes e talvez maiores que as dos homens. Motivo: Síndrome do doador humano.

O vazamento constante

A Síndrome do doador humano ergue barreiras entre nós e o resto. Sentimos culpa por dormir. Nos criticamos por fazer o necessário para nossa sobrevivência e não fazer todas as outras coisas que poderíamos estar fazendo. Dormir o que precisamos dormir significa passar um terço da vida sem prestar atenção às necessidades dos outros, e que boa doadora humana faria uma coisa dessas?

Julgar a sua necessidade de repouso é um vazamento constante que drena a eficácia de tudo o mais que você consegue. No início deste capítulo, dissemos que o repouso é o que nos torna mais fortes, e já sabemos que a Síndrome do doador humano não quer que você seja mais forte.

Nós queremos que você seja forte, saudável, confiante e alegre, e, portanto, pedimos que se volte para esses vazamentos e trate de tapá-los com bondade e compaixão.

— Olha aqui, ressentimento! — você diz. — Já saquei. É frustrante trabalhar duro para cumprir prazos e sentir que a necessidade de dormir está nos impedindo de avançar melhor. Às vezes ser um hominídeo é um problema, mas a gente não pode deixar de ser dessa família... (Entendeu? Hominídeo? Família?)

Ou então:

— E aí, preocupação? Você está aqui porque as coisas que eu faço realmente são importantes para mim, e você quer ter certeza de que eu não vou decepcionar. Mas sabe tanto quanto eu que se eu não descansar o suficiente vou fazer tudo muito malfeito quando cuidar dessas coisas importantes.

E até:

— Oi, raiva. Eu sei que fomos criadas para achar que só somos importantes se formos perfeitas, e perfeição significa nunca parar de trabalhar, de modo que temos razão de ficar com raiva por não termos recebido a aceitação acolhedora e incondicional que toda criança merece. Vamos então nos tratar como queríamos ser tratadas, nos dando permissão para sermos humanas.

— Então, já está bem descansada? — ironiza a Síndrome do doador humano. — Que bom para você. Cuidar de si é *tão* importante. Muito bom que você disponha de tempo para isso.

O que uma pessoa que traz essa mensagem está realmente querendo dizer é: "Como ousa desrespeitar as regras e achar que você é *importante*? Como ousa respeitar seu corpo, se eu não posso respeitar o meu? Qual o seu problema? *Ponha-se no seu lugar!*"

Quando isso acontecer, lembre-se de que o comentário partiu de alguém que sofre da Síndrome do doador humano, como todas nós.

— Que bom para você — diz uma colega passivo-agressiva, e você pode responder, maravilhada:

— Bom *mesmo*!

Pode dizer também:

— Eu achava que era egoísmo dar prioridade ao sono, mas me dei conta de que o oposto é que é verdade. As pessoas que eu amo e o trabalho importante que eu tenho merecem que eu esteja o melhor possível, e não exausta, rabugenta e sem foco.

Ou então:

— Percebi que estava me tratando pior do que gostaria de ver qualquer amiga tratando de si mesma, e me dei conta de que uma parte minha realmente acreditava que eu devia precisar de menos descanso que elas. Dá para ser mais arrogante? Aceitar que eu preciso de repouso foi uma experiência humilhante, mas necessária.

Ou simplesmente sorria. Lembre-se de que elas sofrem da Síndrome do doador humano, que é exaustiva. Você sabe que é, pois também sofre dela.

Para repousar é preciso resistir

A maioria dos livros e artigos sobre a necessidade de dar prioridade ao sono e ao repouso acena com o argumento de que somos mais produtivos quando descansamos o suficiente.[41] É verdade que o repouso nos torna mais produtivos, em última análise, e, se for um argumento que a ajude a convencer o seu chefe a lhe dar maior flexibilidade, ótimo. Mas não achamos que o repouso seja importante por nos fazer mais produtivas, e sim porque nos deixa mais felizes e saudáveis, menos irritadas e mais criativas. Consideramos que o repouso é importante porque *você* é importante. Você não está aqui para ser "produtiva". Está aqui para ser *você*, para se comprometer com o seu Algo Maior, evoluir pelo mundo com confiança e alegria. E, para isso, precisa repousar.

Nossa cultura a trata como se "ser produtiva" fosse a medida mais importante do seu valor, como se você fosse um bem de consumo. Você é um tubo de pasta de dente a ser espremido sem dó nem piedade até ficar vazio. Para algumas pessoas e em algumas partes da nossa história, isso tem sido explícito e literal, como no caso da escravidão. A artista e militante da justiça social Tricia Hersey-Patrick, fundadora do Love Gangster Ministries, criou o "Ministério da Soneca", organizando "instalações coletivas de soneca" nas quais pessoas negras dormem em espaços públicos, para denunciar e lutar contra a realidade do trabalho roubado de corpos negros nos Estados Unidos ao longo de gerações. Seu trabalho é uma resposta direta à mensagem cultural de que as pessoas que proporcionam ao próprio corpo o repouso necessário para sobreviver são "preguiçosas". O sono é uma questão de justiça racial, e também uma questão de gênero, classe e de saúde pública das mais fundamentais. Ele não é capaz de curar apenas o corpo; pode começar a curar também nossas feridas culturais.

Às vezes confundimos nossa culpa em relação ao repouso com nosso apaixonado compromisso com as pessoas e ideias que nos são mais caras. Mas na verdade o status quo prospera num contexto em que as pessoas que querem mudar o mundo acreditam que o sono é sinal de fraqueza e que o repouso é o inimigo.

O clichê “não vamos descansar enquanto...!” dá a entender que não *devíamos* descansar até que o mundo se torne, digamos, um lugar seguro para todo mundo. Mas, quando nos privamos das nossas necessidades básicas de mamíferos, com a ideia equivocada de que é assim que mostramos nosso compromisso com determinada questão ou com as pessoas que amamos, entramos em burnout. E saímos de cena. É só permitindo que entre tanta energia quanto sai que podemos nos manter comprometidas com as pessoas, o trabalho e as ideias que amamos. O que estamos querendo dizer é isto: um aspecto da necessidade de estar “desperto” que costuma ser esquecido é dormir o suficiente.

Como Julie era uma boa ouvinte, Jeremy continuou se abrindo sobre sua semana cuidando da rotina diária de Diana. Ele disse:

— Como é que posso amá-la tanto e ainda assim querer trancá-la no quarto para eu poder descansar um pouco? É exaustivo.

Julie concordou.

— Eu sei.

Ele revirou os olhos — para ela? para ele mesmo? — e afundou na poltrona.

— Eu sei que você sabe, não é isso, e não estou dizendo que eu não sabia, mas agora é diferente. O mais difícil não é ficar cuidando dela o tempo todo; o difícil é que às vezes a gente tem de parar de tomar conta, e é como fechar um extintor de incêndio. Eu não quero berrar, não quero ser aquele pai cretino que berra. Não quero que ela fique achando que é normal um homem gritar com ela, entende?

— Eu sei — repetiu Julie, tentando se lembrar dos motivos pelos quais o amava.

— Mas ela é de irritar qualquer um e eu fico querendo... Mas não quero ser um pai assim, e tenho de engolir em seco, ficar calmo e não reagir. Tenho de dar força, estimular, ser alegre e explicar que vai ser bom fazer aquilo que ela não quer fazer, e tudo isso é exaustivo — repetiu ele.

— Pois é — disse Julie, se perguntando se ele não ia reconhecer que ela vinha fazendo isso por ele havia uma década.

— Eu sou um bom pai — insistiu Jeremy, aparentemente tentando convencer a si mesmo também.

Julie respirou fundo e expirou lentamente, não deixando a onda de emoção ficar presa lá dentro.

— Pois é — continuou. Hesitou um pouco, não querendo começar uma briga, e acrescentou: — Nós somos pais melhores quando conseguimos tirar um tempo para nós de vez em quando.

Com um risinho provocado pela lembrança feliz, ela imitou o olhar "fumegante" dele, estilo Flynn Rider, e disse:

— Essa história de emoções... o que eu aprendi é que a gente precisa completar o ciclo de reação ao estresse que foi acionado mas não concluído porque ficamos tentando manter o controle. E assim é possível seguir em frente.

— É — concordou Jeremy. Mas aí perguntou: — Como assim "completar o ciclo"?

Falando na Smith College, em janeiro de 2017, a apresentadora Rachel Maddow, do canal MSNBC, respondeu a uma pergunta do público (vamos contar logo: da Emily) sobre o seu jeito pessoal de lidar com o burnout. Ela disse: "Eu saio do trabalho, volto para casa e fico um tempo ao ar livre, tenho a mais perfeita das famílias, cães maravilhosos e saio para pescar, cortar lenha, uso partes diferentes do cérebro. E é a única cura que eu conheço; quando estamos em burnout, é por ter queimado uma engrenagem específica do cérebro, mas o Senhor nos deu muitas engrenagens diferentes. Quando usamos as outras, nos renovamos."

A maioria de nós passou a vida inteira sendo ensinada a acreditar nas opiniões dos outros sobre nosso corpo, em vez de acreditar naquilo que o nosso corpo está tentando nos dizer. Em certos casos, faz tanto tempo que não ouvimos nosso corpo que mal sabemos como começar a entender o que ele está querendo dizer, muito menos como confiar e acreditar. Para piorar as coisas, quanto mais exaustas ficamos, mais estridente se torna o sinal, e mais difícil fica entender a mensagem.

Sem repouso, você não é plenamente você mesma. Sem sono, vai literalmente morrer.

O próximo passo é aprender a viver em paz com essa voz terrivelmente barulhenta na sua cabeça, dizendo que não descanse, dizendo que você está fracassando. Nós a chamamos de "a louca do sótão", e ela é o tema do próximo capítulo, o último.

ld;nl:

- Sem repouso, literalmente morremos. Literalmente. Encontrar tempo para descansar não é #problemadeprimeiromundo; é uma questão de *sobrevivência*.
- Não fomos feitos para persistir incessantemente, mas para oscilar entre esforço e repouso e vice-versa. Em média, precisamos dedicar 42% do tempo — dez horas por dia — ao repouso. Se não fizermos isso, nosso corpo se revoltará, nos obrigando a fazê-lo.
- A Síndrome do doador humano nos diz que descansar é "autoindulgência", o que faz tanto sentido quanto acreditar que respirar também é fraqueza ou autoindulgência.
- Dar ao corpo o descanso de que precisa é um ato de resistência contra as forças que tentam trapacear e deixá-la desamparada. Exigindo repouso, você está reivindicando soberania sobre sua própria vida.

8

SEJA PODEROSA

Para entender Sophie, você precisa saber como acaba a série Star Trek. *O último episódio se intitula "O intruso" e nele conhecemos a Dra. Janice Lester, mulher ambiciosa levada à loucura por não ser feita capitã, pois "o mundo dos capitães de naves espaciais não admite mulheres". Lester força uma troca de corpo com o capitão Kirk, para finalmente se tornar uma capitã, mas acaba sendo impedida, naturalmente, por um simples motivo: Kirk. No fim do episódio, forçada a voltar ao próprio corpo, ela choraminga: "Nunca vou ser uma capitã", imagem exemplar da mulher impedida de alcançar seu Algo Maior, à beira do precipício emocional do monitor, mergulhando fundo no poço do desespero, em total abandono.*

Depois que ela é levada embora, Kirk reflete: "Sua vida poderia ter sido tão rica quanto a de qualquer mulher, se pelo menos... pelo menos."

A conclusão do que Kirk pensou, nós sabemos por algo que ele disse anteriormente no episódio:

— Se pelo menos ela não tivesse odiado a própria feminilidade.

A relação de Sophie com Star Trek *ficou mais complicada quando ela chegou ao fim e descobriu que é assim que a série inteira acaba. Sophie fica até meio zonza com o fato de a série terminar com essa mensagem fatalista sobre a intransigência do patriarcado (eca), impedindo as mulheres de chegar às posições mais altas de liderança até em pleno século XXIII!*

Disse-nos Sophie:

— Quando estou na prática de alternância progressiva de tensão e relaxamento dos músculos, fico imaginando Janice Lester acabando com a raça de Kirk. Ela não deixa passar o comentário do "se pelo menos" e começa: "SE PELO MENOS O QUÊ, ANIMAL?! Se pelo menos eu não tivesse 'odiado minha feminilidade', seu babaca misógino? Eu não odeio ser mulher, eu odeio o fato de só querer a mesma coisa que você queria, mas, por causa do meu corpo, não conseguir! E é isso mesmo, fiquei enlouquecida, e você disse que eu não poderia porque estava louca!" E acaba com ele e o reduz a uma polpa ensanguentada, e todo mundo comenta: "Isso mesmo, ele estava pedindo havia muito tempo."

A parte Janice Lester da mente de Sophie olha para o abismo entre realidade e esperança e anseia por mudança. Ultimamente Sophie tem achado que essa sua parte talvez mereça ser ouvida.

Este capítulo explica por que essa é uma excelente ideia.

Imagine que você entra numa sala e ouve sua melhor amiga em conversa com um estranho.

O homem está dizendo:

— Foi culpa sua ser agredida assim. Por que foi tão burra de deixar o cara se aproximar?

Ou então:

— Ora, cala a boca. Ninguém está nem aí. Não vale nem a pena ouvir o que você está dizendo.

Ou ainda:

— Você é mesmo uma vadia gorda e preguiçosa.

Como seria a sensação de ouvir esse estranho cruel dizer essas coisas a sua melhor amiga? Seria confortável? Você seria capaz de dizer coisas assim, dessa maneira, à sua melhor amiga?

Claro que não.

Por que então tantas de nós dizemos coisas assim a nós mesmas? E não poucas vezes: todo dia!

Você merece respeito e amor; merece ser valorizada. Você merece bondade, neste exato momento, exatamente como você é. Não quando perder cinco quilos, ou cinquenta. Nem quando for promovida, se formar, casar, sair do armário ou tiver um bebê. Agora.

Nós certamente não somos as primeiras a lhe dizer isso, e, no entanto, o estranho cruel dentro da sua cabeça continua distribuindo bordoadas. Neste capítulo, vamos identificar de onde vem o estranho cruel e o que você pode fazer a respeito dele. Como no caso da aceitação do próprio corpo, não podemos afirmar que você vai acabar levando uma vida totalmente livre de autocrítica. Mas podemos dizer que vai levar uma vida de mais gentileza consigo mesma, o que levará a maior alegria, melhor saúde, relacionamentos mais fortes e maior capacidade de se sair bem quando estiver enfrentando problemas.

Vamos ver como.

A louca do sótão

O livro favorito de Amelia é *Jane Eyre*. Quando o leu pela primeira vez, na adolescência, ela não foi capaz de articular a metáfora do livro que tinha tanta ressonância nela: a louca que morava no sótão. Rochester, o herói, manda (*spoiler*) trancar a esposa louca no sótão da casa. Cá entre nós, quem não mandaria? Um demônio do nosso passado ou do presente que nos provoca e tenta nos impedir de fazer as coisas que mais queremos fazer. A metáfora é ao mesmo tempo universal e de forte apelo, livros inteiros foram escritos sobre loucas como símbolo literário de mulheres aprisionadas em papéis dicotômicos de "demônio" e "anjo".[1] A militante e estudiosa Peggy McIntosh escreveu sobre a sua louca em 1989, descrevendo-a assim:

> *Ora ela está louca de raiva dos que a fizeram se sentir uma fraude, ora flutuando com a sensação visionária da sua própria conexão elementar com o universo. [...] [Ela escreve:] "TALVEZ EU NÃO SAIBA QUEM EU SOU, MAS VOCÊS COM TODA A CERTEZA É QUE NÃO SABEM MESMO, SEUS MALDITOS IMPOSTORES, ENTÃO NÃO VENHAM ME DIZER QUEM EU SOU." Outro dia ela olhou para mim e disse: "Você precisa de mim. Estarei sempre aqui ao seu lado." Agora eu passo um tempão cuidando dela, e, quando faço isso, é muito difícil para a minha família. E aqui está ela dizendo que eu preciso dela. Muitíssimo obrigada."*[2]

A louca de cada pessoa é diferente das outras. Para você talvez ela seja mais parecida com uma sombra, seguindo-a por toda parte, como um permanente lembrete daquilo que você não é; ou uma criatura comprida espreitando debaixo da cama até você vestir um jeans que incomoda de tão apertado ou mandar uma mensagem de texto e se arrepender imediatamente; ou então, como disse uma amiga nossa, "uma fedelha choramingona e chata de 6 anos que acha que sabe tudo e não fecha a matraca (forças, meu Deus!) enquanto eu não respirar bem fundo, e aí então fica quieta".

Outra amiga disse: "Ela é a minha versão mais magra, de aparência mais jovem, mais rica, mais bem-vestida, mais bonita segundo os padrões sociais, e mora na incrível casa ao lado, muito maior e com um gramado perfeito. Por fora, ela realmente parece estar com tudo em ordem. Mas eu sei (e preciso ficar me lembrando o tempo *todo*) que bem lá no fundo é mais triste e solitária e não tem muito mais que eu do que o que aparenta."

E mais outra amiga comentou: "A minha é mais uma versão adolescente: aquela menina inteligente e calada mas tristonha e oprimida que sempre sentava no fundo da sala e ninguém falava com ela... Quando alguma coisa não vai bem, eu a ouço dizendo 'eu não disse?' no fundo da minha mente.".

As mulheres sempre se referem à sua louca como uma pessoa incômoda e até desagradável, falam da sua fragilidade, vulnerabilidade ou tristeza.

Essa nossa parte incômoda e frágil exerce uma função das mais importantes. Ela cresceu dentro de nós para administrar o abismo entre aquilo que somos e o que a Síndrome do doador humano espera que sejamos. É a nossa parte incumbida da tarefa impossível e torturante de transpor o intransponível fosso entre nós e esse "nós-que-é-esperado". É um tipo de tortura, como Sísifo empurrando uma rocha morro acima e tendo de descer com ela de novo toda vez. Ela oscila eternamente entre raiva e desespero impotente.

Se você ficou se recriminando por precisar dizer não a um amigo, era a louca falando. Se você se convenceu de que se um relacionamento acabou foi por sua culpa, de que poderia ter feito mais alguma coisa, era a louca. Se você, como tantas mulheres que conhecemos, entrou em conflito ao se ver num espelho, é a louca que você está vendo olhando para você.

Quando o abismo intransponível entre nós e o nós-que-é-esperado aparece, a nossa louca avalia a situação e decide qual é o problema. Ela só tem duas alternativas: o mundo seria um babaca mentiroso cheio de expectativas fajutas? Ou haveria algo errado *conosco*?

Certas loucas são mais protetoras que destrutivas; algumas são mais tristes que raivosas; algumas têm senso de humor. São a sombra, a menininha magoada, a adolescente oprimida, a versão "perfeita" de nós mesmas, a louca do sótão berrando coisas terríveis que ecoam pela casa. Como é a sua? Separe uns minutos para imaginá-la — seu lado incômodo e o lado frágil, as duas coisas.

PASSE A CONHECER A SUA "LOUCA"

Descreva a sua louca, com palavras ou desenhando. Sintonize-se com a sua parte difícil e frágil que tenta transpor o abismo intransponível entre você e o você-esperado. Como é ela de aparência? Quando nasceu? Qual a sua história?

O que ela lhe diz? Anote seus sentimentos e pensamentos. Perceba onde se mostra duramente crítica a você, onde tenta envergonhá-la ou fala como uma perfeccionista. Talvez até seja bom assinalar esses lugares. Marque-os com cores diferentes. São fontes de exaustão.

Sob a loucura dela, você percebe tristeza ou medo? Pergunte a ela o que teme ou por que está triste. Ouça suas histórias — sem nunca esquecer que se trata de uma louca. Lembre a ela que você é a adulta, a dona da casa ou a professora, e que ela pode ter certeza de que você sempre vai manter aquele sótão ali, um lugar seguro para ela.

Agradeça-lhe pelo trabalho árduo que tem feito para ajudá-la a sobreviver.

Autocrítica severa

Em seu livro de memórias, *Yes Please*, Amy Poehler descreve a sua louca como um demônio que "aproxima a boca cheia de azedume do nosso ouvido para lembrar que somos gordas, feias e não merecemos amor".[3] (No audiolivro, o demônio tem a voz de Kathleen Turner.) É uma forma de autocrítica dura, na qual o fosso entre você e o você-esperado é culpa sua, um sinal do seu grande fracasso na vida. O resultado é culpa e vergonha.

Como Brené Brown diz: "Culpa é 'cometi um erro'. Vergonha é 'eu sou um erro'." No caso da culpa, ao contrário do que acontece com a vergonha, existe pelo menos um faz-de-conta de que um dia você talvez mereça participar plenamente da experiência humana. Com a vergonha, o próprio cerne do seu eu é julgado.[4]

Talvez mais insidiosa ainda que a autocrítica do fracasso seja a autocrítica do sucesso. Esse tipo de autocrítica se insinua quando você ganha um prêmio ou recebe uma carta de agradecimento. *"Quem você pensa que é?", assopra a louca. "Está achando que pode se comparar com essa gente? Pois* não *pode! Nem comece a imaginar que talvez esteja 'perfeitamente bem do jeito que está'. E trate de* se pôr no seu lugar*!"*

Perfeccionismo tóxico

Outra maneira que certas loucas encontram de criar devastação é com o perfeccionismo tóxico. O perfeccionismo é muitas coisas diferentes — algumas em geral benignas ou até benéficas, outras potencialmente muito tóxicas.[5]

Em geral benignas: preferir que tudo esteja arrumado e limpo, e não bagunçado; se preocupar com detalhes e verificar sempre se não há erros no seu trabalho; ter um horizonte de padrões altos, para si mesma e para os outros. Qualquer desses fatores pode ser tóxico, e em casos extremos vêm inclusive associados a transtornos obsessivo-compulsivos. Isso acontece quando o perfeccionismo funciona como uma estratégia inadequada para lidar com estresse, depressão, ansiedade, solidão, raiva represada e desamparo. Mas, se você está lidando bem com seus sentimentos (usando a estratégia de solução de problemas e a reavaliação positiva), o amor à ordem e o cultivo de padrões elevados não vão lhe fazer mal.

Em geral tóxicas: achar que, se as coisas não estão perfeitas, não prestam — por exemplo, quando você comete um erro, é o fim do mundo —, e sentir pressão dos outros para se sair bem em tudo o que você faz. Essas áreas de perfeccionismo estão associadas a depressão, ansiedade, transtornos alimentares, relacionamentos negativos e sentimentos de desamparo no mundo.

O problema fundamental do perfeccionismo é que faz coisas terríveis com o seu monitor. Você visa à meta da "perfeição", que é uma meta impossível, ao começar o projeto, a refeição, a se vestir, o dia, e, assim que algo fica menos que "perfeito", tudo vai por água abaixo. E às vezes, se sua meta é "perfeita", uma parte sua já sabe que é uma meta impossível e você fica pensando no seu projeto, na refeição, na roupa ou no dia, sabendo que nunca vai alcançar a meta, e se sente impotente antes mesmo de começar.

Autocompaixão

O oposto da autocrítica severa e do perfeccionismo tóxico é a autocompaixão. Nos últimos vinte anos houve uma verdadeira explosão de pesquisas demonstrando que as pessoas se saem muito melhor com menos autocrítica e mais autocompaixão.[6] Você provavelmente já ouviu falar de autocompaixão. Viu a palestra TEDx de Kristin Neff ou leu os livros dela ou de Chris Germer, ou então é uma dessas coisas que sabe que deveria fazer, como meditação, atenção plena ou gratidão. Já pensou com seus botões: *Exatamente, devíamos ser mais gentis com nós mesmas!*, ou *Eu não devia ser tão dura comigo mesma!*

E está certa; a autocompaixão é boa para você. Ou pelo menos a ausência de autocompaixão é danosa — por causa dos resultados de autojulgamento, isolamento e excesso de identificação com nosso sofrimento.[7] A autocompaixão reduz a depressão, a ansiedade e os transtornos alimentares. Melhora o nível geral de satisfação com a vida. Sendo gentil consigo mesma, você fica poderosa.

Talvez você tenha experimentado a autocompaixão por um tempo... e talvez tenha voltado ao hábito de se recriminar.

Até que alguém a lembrou da autocompaixão, e você respondeu: "Eu *sei*, devia ser mais gentil comigo mesma; sou mesmo uma..."

PARE AGORA MESMO. Você está se referindo a uma irmã nossa, e não vamos permitir que fale mal dela.

Se a autocompaixão é tão boa para nós, por que não a adotamos?

Depois de uma década ensinando autocompaixão e uma vida inteira convivendo com nossas loucas, nós descobrimos três motivos pelos quais essa história toda de autocompaixão, que parece tão interessante, talvez seja surpreendentemente difícil.

Autocompaixão é difícil, parte 1: a gente precisa do chicote... não é?

Muitas de nós passamos a vida nos forçando a trabalhar mais, fazer mais, ser melhores; nos sentindo umas fracassadas quando ficamos aquém das expectativas de alguém; e nos punindo por "sermos arrogantes" quando comemoramos um sucesso ou "nos acomodarmos" se aceitamos algo que não está perfeito. Muitas vezes, quando nos deparamos com o abismo entre nós e o nós-esperado, a louca nos chicoteia — quer dizer, nós nos chicoteamos. Porém, por mais absurdo que pareça, também passamos a vida conquistando tudo que conquistamos até agora, seja uma formação acadêmica, escapar de uma vida familiar instável, alcançar sucesso financeiro ou construir uma família própria.

É a tragédia da louca. Ela nos chicoteia, e nós conquistamos coisas. E assim achamos que o chicote é o *motivo* de termos alcançado as coisas, e que nunca vamos alcançar nada sem ele.

É o motivo mais frequente que ouvimos quando as pessoas resistem à autocompaixão. Elas acham que, se pararem de se castigar, perderão a motivação, ficarão no sofá vendo TV e comendo um chocolate atrás do outro.

Esse argumento não resiste ao mais superficial exame. Será que de fato estamos nos esforçando para alcançar nossas metas simplesmente porque nos torturamos, e assim que deixarmos o chicote de lado vamos cair em eterna apatia? Claro que não. Na verdade é o oposto que ocorre: só nos chicoteamos porque nossas metas são tão importantes que nos dispomos a suportar essa dor autoinfligida se acharmos necessário. E acreditamos nisso porque sempre fizemos assim; deve ser o motivo de termos conseguido o que conseguimos.

A prática diligente da autocompaixão funciona; baixa os hormônios do estresse e melhora o humor.[8] E ficou comprovado em muitos anos de pesquisas que o autoperdão está associado a maior bem-estar físico e mental.[9] Tudo isso sem diminuir sua motivação para fazer as coisas importantes.

Muitas mulheres que estão lendo isto vão constatar, ao se defrontar com a crítica severa e o perfeccionismo tóxico da sua louca interna, que bem lá no fundo sabem que estão dando o melhor de si e podem se perdoar pelo fato de o seu melhor às vezes decepcionar. Podem começar a perceber como se chicoteiam, pois veem que não é o chicote que as deixa mais fortes; é a sua própria persistência, seus relacionamentos, sua capacidade de buscar e obter o repouso necessário. Elas sabem que a gentileza com eles mesmas as ajuda a se tornar mais poderosas, e querem essa força.

No caso de algumas de nós, uma louca áspera e tóxica está dizendo que não *merecemos* menos estresse nem melhor humor. Ela diz que tudo bem sofrermos; não merecemos bondade nem compaixão, muito menos nos tornarmos poderosas. E assim vamos continuar nos punindo para sempre, não importando o que alcançarmos e realizarmos.

Essa dinâmica não é apenas autocrítica, é *autoperseguição*.[10] Pessoas com maior histórico de abuso e abandono, de rejeição e humilhação por parte dos pais têm mais probabilidade de se submeter a autocríticas duras e reagir a elas com uma sensação de desamparo e isolamento.[11] Quando as pessoas com depressão tentam se tranquilizar e fortalecer, seu cérebro reage ativando a ameaça.[12] Na verdade, o medo da compaixão *por si mesmo* está ligado ao medo da compaixão *por parte dos outros*. O que significa que em algum lugar lá dentro elas acham que se estiverem isoladas será bom; o isolamento protege os outros da sua real e profunda maldade. E se estiverem sofrendo é bom; impede que se tornem poderosas, o que poderia levá-las a desfrutar de um poder que inevitavelmente não saberiam usar, ou do qual poderiam até abusar.

Se você é assim, não comece pela autocompaixão; comece sendo bondosa e amorosa com os outros. As meditações *metta*, como são conhecidas no budismo, implicam desejar amor, compaixão, paz e tranquilidade a todos, desde as pessoas mais importantes para nós até gente que mal conhecemos e perfeitos estranhos ou nossos piores inimigos — e até a nós mesmos. Se a autocompaixão parecer fora de alcance, experimente a bondade amorosa com os outros.

Foi o fato de levar em conta a sua louca interna que finalmente permitiu a Julie aceitar a imperfeição.

Amelia lhe falou da ideia, incluindo a história toda a respeito de Jane Eyre, *que seu lado professora de inglês adorava.*

— Então é essa a sua louca? — perguntou Julie. — Bertha, trancada e isolada?

— Acho que sim, isso aí — respondeu Amelia. — Ela é louca e perigosa, mas também foi isolada pela ignorância da sociedade. Tenho enorme simpatia por ela.

— E a Emily? Quem é a louca dela?

— Você viu Moana?

— Só umas setecentas vezes. Tenho uma filha, lembra?

— Emily diz que a louca dela é Te Kā, o monstro de lava pavoroso que no fim das contas também vem a ser Te Fiti, a deusa da vida.

— Hmm... Interessante que nenhuma das duas é o que aparenta ser — comentou Julie. — Vou pensar nisso.

E foi o que fez. No início, achou que sua louca fosse uma versão "perfeita" de si mesma. A esposa e mãe perfeita, a professora perfeita, a amiga perfeita, a filha perfeita. Perfeita. Alegre, paciente, comportada, boa em qualquer coisa sem o menor esforço, nunca precisando de nada. Distraidamente desdenhosa da verdadeira Julie, com suas necessidades e defeitos e limites humanos.

Pior de tudo, a Julie Perfeita tornava Julie má não só consigo mesma, mas com os outros. Às vezes ela criticava outras pessoas. Às vezes se mostrava má com Jeremy, por não atender aos padrões da Julie Perfeita.

Mas num sábado à tarde, ao voltar da fisioterapia, ela deu com Diana e Jeremy sentados à mesa da cozinha, ela fazendo o dever de casa e ele corrigindo. Olhando para a filha, Julie se perguntou que tipo de louca estaria crescendo no cérebro da menina, como ela estaria enfrentando as expectativas absurdas com que o mundo começava a defrontá-la.

E se deu conta de que a "Julie Perfeita" não passava de uma defesa construída por ela mesma para proteger sua louca bem real — que não era uma mulher, mas uma menininha.

Essa menina era sensível, tinha medo de rejeição. Gostava de livros e de teatro. Tinha se vestido de "Julie Perfeita" do jeito que uma menininha calçaria os sapatos da mãe e passaria batom, de mentirinha. Ela usava "ser adulta" como um figurino de teatro. No início era uma brincadeira, como brincar de casinha, quando tinha a atual idade de Diana. Mas, à medida que crescia, o figurino da Julie Perfeita foi ficando necessário para disfarçar que, no fundo, ela não passava de uma menina que não queria deixar ninguém zangado.

Tendo enxergado por trás do disfarce da louca, o resto foi fácil. A partir desse dia, quando sentia o desprezo da Julie Perfeita, ela podia se voltar para essa voz crítica como se estivesse falando com qualquer menininha, escondida por trás de uma máscara.

— E aí, garota? — podia dizer a si mesma. — Não precisa fingir comigo.

Podia pegar a menina imaginária em seu colo de adulta e tranquilizá-la, dizendo que ninguém estava zangado — e tudo bem precisar de alguma coisa. Sempre haverá alguém para apoiá-la.

Autocompaixão é difícil, parte 2: curar dói

Durante décadas, sempre que ficava aquém de determinado padrão — notas nem tão boas, rosto nem tão bonito, emoções meio fora de controle, entes queridos meio insatisfeitos —, você se flagelava com o chicote e tratava de trabalhar com mais afinco. A cada vez, o chicote abria feridas na sua alma, reabria velhas feridas e machucava e doía e a fazia sangrar.

Nos flagelar provoca dor, claro, e assim, ao mesmo tempo que batemos em nós mesmas, tratamos de buscar maneiras de administrar essa dor, torná-la suportável. Muitas de nós simplesmente nos acostumamos a andar por aí o tempo todo com certo grau de dor; achamos normal. É o preço de nos aferrarmos à esperança de que um dia vamos atender aos padrões da Síndrome do doador humano e finalmente pertencer plenamente à comunidade humana e merecer amor.

Às vezes, as feridas são tão profundas que recorremos a medidas perigosas — álcool e outras drogas, automutilação, transtornos alimentares, comportamentos compulsivos —, medidas que podem aplacar a dor a curto prazo, mas em última análise aprofundam as feridas a longo prazo.

E assim cá estamos nós dizendo que você deixe o chicote de lado.

Checagem da realidade: o que aconteceria se puséssemos o chicote de lado, parássemos de nos flagelar e nos voltássemos para os sentimentos difíceis com gentileza e compaixão?

Imagine que você tentasse. Deixe sua louca interna colocar o chicote de lado.

O que vem em seguida é que as feridas que você vem se infligindo e reabrindo há anos... finalmente começam a se curar.

E agora vamos dizer algo a respeito da cura que a maioria dos gurus de autoajuda não trata com honestidade: curar dói.

Quando quebramos a perna, dói. E continua doendo até não estar mais quebrada. Entre o momento em que a perna quebra e o momento em que se cura não transcorre tempo algum em que ela esteja melhor que antes de quebrar. Pois curar dói. E o que você faz quando quebra a perna? A imobiliza, para criar um ambiente de sustentação que lhe permita curar-se.

Quando você para de reabrir feridas que vem se infligindo há anos, elas finalmente começam a se curar. E é um *novo* tipo de dor; não pode ser administrado com as mesmas estratégias que vinham sendo usadas para administrar as dores do chicote. Você administrava bem aquela dor antiga, e agora precisa aprender uma maneira completamente nova de lidar com o novo tipo. Como disse uma cliente da "terapia da mente compassiva", se ela começasse a praticar a autocompaixão, "abriria um poço de tristeza insuportável".[13]

Uma amiga nossa, a terapeuta sexual Rena McDaniel, se refere a esse tipo de dor como a ferroada do antisséptico numa ferida. É uma dor saudável; ajuda a ferida a se curar de forma limpa. Essa reformulação mental do que ocorre (reavaliação positiva) nos ajuda a tolerá-la e a encontrar estratégias de administração que não sejam entorpecentes nem potencialmente tóxicas, mas facilitem a cura.

Amelia prefere esta analogia marinha: uma lagosta é um animal esponjoso dentro de uma concha dura. Ela cresce, mas a concha não. E acaba ficando grande demais para a concha: o desconforto desse confinamento a leva a se meter debaixo de uma rocha, livrar-se do confinamento apertado e gerar uma nova concha, maior e mais espessa. O processo é incômodo e deixa a lagosta temporariamente vulnerável, mas no final ela ganha um novo tamanho e uma nova força que jamais teria desenvolvido se não tivesse passado por esse esforço.

Seja qual for sua metáfora favorita, a autocompaixão nem sempre é uma experiência confortável ou tranquila, mas de fato nos ajuda a ficar mais poderosas. O que nos leva ao seguinte:

Autocompaixão é difícil, parte 3: a força do medo

Imagine que você se livrou daquele desejo de atender a determinado padrão externo. Deixou o chicote de lado e as feridas começaram a se curar, de modo que você aprendeu novas estratégias para administrar esse novo e curativo tipo de dor.

E aí?

Ah. Aí então...

À medida que nos curamos... ficamos mais fortes. E mais fortes. E mais fortes. Mais fortes do que jamais fomos. Talvez mais fortes do que jamais consideramos possível. Ficamos fortes o suficiente para não nos sentirmos pressionadas pela Síndrome do doador humano.

E a Síndrome do doador humano vai reagir. Vamos sentir o revide. Podemos temer o castigo do mundo se ousarmos nos tornar poderosas.

Mas às vezes nossa própria força também nos assusta. Como *você* se sente diante da ideia de se tornar forte assim?

A verdade é que muitas de nós temos medo do quanto poderíamos nos tornar poderosas se não estivéssemos mais drenando nossa energia para a gestão de todas as dores antoinfligidas da autocrítica.

Sabemos que, com maior poder pessoal, viria maior responsabilidade pessoal, e tememos que, de posse desse poder maior, não sejamos capazes de lidar com as equivalentes responsabilidades. Digamos que você tenha um hobby que beneficie outras pessoas e comece a ganhar dinheiro com ele. Ele se transforma num pequeno negócio, que por sua vez vem a crescer. Você acaba tendo de reestruturar sua vida, aprender os segredos do marketing, pagar impostos de pessoa jurídica, encontrar possíveis parceiros e clientes, contratar pessoas e assinar carteira de trabalho, e agora não é mais apenas você com o seu hobby, mas está em questão o sustento de outras pessoas. Muitas de nós temos aquela vozinha preocupada lá no fundo, achando que não vamos saber o que fazer nesse mundo empresarial. Você é uma pessoa que tem um hobby, não está pronta para tudo isso no momento, e é difícil imaginar como será, e se você estará preparada depois de passar pelo processo de crescimento. A dificuldade de nos imaginar com o conhecimento, o grau de especialização e a força que ganharemos no futuro pode nos impedir completamente de caminhar na direção dele.

Autocompaixão: é difícil no começo. Normal. Para algumas pessoas continua sendo difícil. Normal também. Mas o resultado de praticar a autocompaixão é que você se torna poderosa. Eis como:

Como se tornar poderosa, parte 1: fique amiga da sua louca

Se você ainda não imaginou uma persona para a sua "louca", tire um tempo para fazê-lo. Agora mesmo; a gente espera.

Ok.

O objetivo de personificar a sua louca do sótão é separar você dela, para criar uma dinâmica em que possa se relacionar com ela da maneira como se relaciona com seus amigos — com conhecimento conectado. Em matéria de conhecimento conectado, somos em geral muito melhores com outras pessoas do que com nós mesmas.[14] Não se sabe bem por quê, mas até o mais intuitivo conhecedor conectado tem probabilidade de mudar para o conhecimento separado ao se relacionar com a própria experiência interna. O que significa que, quando pensamos na nossa vida, despimos nossas decisões e atos de contexto e identidade; nós os avaliamos com base nos falsos padrões da Síndrome do doador humano. Mas, se pudermos personificar nossa autocrítica, poderemos lidar com ela de maneira mais eficaz. São tantas as diferentes modalidades terapêuticas que têm como característica alguma forma de "personificação" que fica claro que muitas pessoas e abordagens diferentes reconheceram a força de dar um passo ao lado para nos afastarmos da autocrítica e observá-la com uma curiosidade amistosa.[15]

O empenho de personificação da nossa autocrítica nos permite aplicar o conhecimento conectado. Com ele, podemos separar nosso *eu* da nossa louca e construir uma relação com ela — talvez até uma amizade. Essa amizade com a própria experiência interna é poderosa. Quando lutamos seriamente e a reavaliação positiva não basta para tornar a luta tolerável, a autocompaixão pode ajudar.[16] No filme de animação *Divertida Mente*, Alegria não consegue animar Bing Bong dizendo "Olha, vai dar tudo certo. A gente dá um jeito!" Reavaliação positiva. Não funciona. Mas, quando a Tristeza conversa e chora com ele num clima de empatia, Bing Bong se sente melhor. Especialmente para pessoas muito autocríticas e envergonhadas, voltar-se para a experiência interna com bondade e compaixão é mais curativo que a reavaliação positiva.[17]

Existe e sempre existirá um abismo entre você e o você-esperado. O importante não é o tamanho do abismo ou sua natureza, ou qualquer outra coisa. É a maneira como você administra — ou seja, como se relaciona com a sua louca.

Volte-se para essa sua parte autocrítica com gentileza e compaixão. Agradeça a ela pelo trabalho duro que teve para ajudá-la a sobreviver.

Como se tornar poderosa, parte 2: "vire-se e encare o estranho"

É um verso da canção "Changes", de David Bowie, que fala de perceber o que está acontecendo, seja o que for, sem lutar ativamente contra. É no fundo do que trata este livro: saber o que é verdadeiro. E, se possível, amar o que é verdadeiro. Mas o primeiro passo é saber o que é verdadeiro — tudinho. Mesmo as partes que nos deixam incomodadas. Talvez seja o "ingrediente ativo" mais potente da atenção plena.[18]

Às vezes você ouvirá essa experiência sendo apresentada como "aceitação", como na discussão de certos aspectos da prática meditativa budista. Não damos preferência a essa palavra, pois traz uma conotação involuntária de desamparo — como na frase "Simplesmente aceite que isso é verdade... e então desista completamente de mudar a situação".

Usamos então a expressão "distância de observação".

A maioria das pessoas não é naturalmente boa nisso, mas é uma habilidade que podemos aprender.

Vamos ilustrar com um exemplo comparativamente benigno. Na região onde moramos (Massachusetts ocidental), os proprietários de imóveis residenciais recebem mensalmente um comunicado da empresa de energia comparando o gasto deles com o dos vizinhos. Já se constatou que esse tipo de comparação contribui para diminuir o consumo de energia, o que economiza nas finanças e permite reduzir a emissão de carbono.[19] Num mundo ideal, a informação serviria simplesmente para nos lembrar de perguntar a nós mesmos "Será que posso fazer mais alguma coisa?", mesmo que a resposta seja a mesma: "Já estou fazendo o possível."

Mas as pessoas *detestam* quando o comunicado diz que seu consumo de energia é maior que o dos vizinhos. Se sentem recriminadas pela empresa; acham que os dados foram manipulados; consideram que alguém está agindo de má-fé (o que não deixa de ser estranho: o que a empresa fornecedora poderia ganhar fazendo as pessoas se sentirem culpadas por usar demais o seu produto?). Ouvimos uma mulher denunciar essa "caça às bruxas"!

O que então está acontecendo para provocar essa reação de vergonha e raiva?

Quando nos dizem que nosso consumo de energia é maior que o dos vizinhos, a louca é acionada pela diferença entre aquilo que somos, em termos de utilização da energia, e aquilo que esperam que sejamos — supereficientes, modelos de comportamento ecologicamente correto. E a louca só tem duas alternativas: ou *nós* estamos errados, ou a empresa é que está. Ou somos pessoas terríveis por queimar tanto combustível fóssil, e neste caso nossa louca entra num frenesi de autocrítica e autorreprovação, ou então a empresa é uma cretina mentirosa por dizer que estamos queimando todo esse combustível, e a louca se enfurece e começa a espernear porque a imbecil da companhia está mandando essas cartas imbecis para me deixar mal.

Às vezes o mundo *está* mesmo mentindo. E às vezes você de fato fica aquém do seu melhor.

Quando a louca desembesta em furioso pânico, é a deixa para você "se virar e encarar o estranho". Ou seja, você estabelece uma distância de observação. De um ponto de calma neutralidade, explora o que realmente está gerando esse aparente abismo entre você e o você-esperado. No caso do comunicado da empresa de energia, o que poderia estar causando um consumo maior que o da "média" na sua casa? Você mora numa casa antiga? Trabalha em casa, tem filhos ou carrega periodicamente um carro elétrico? O consumo de energia anda alto porque você cozinha muito em casa, o que por outro lado contribui para diminuir o impacto ambiental do consumo de *fast-food*? Será que no bairro há muitos apartamentos pequenos, que certamente requerem menor carga energética para aquecimento, o que diminui a "média" local?

"Tem mais algo que eu possa fazer?", você se pergunta. Talvez a resposta seja "Já estou fazendo o possível", mas às vezes pode ser "Poderia fazer um pouco mais". E você não precisa se autoflagelar por ainda não ter feito esse pouquinho a mais; antes, você estava fazendo o que podia. E você sabe disso, pois tratou de tirar a limpo consigo mesma. Se virou e encarou o estranho.

Cada um tem a sua vida, e todo mundo faz o melhor que pode. Nosso "melhor" hoje pode não ser "o melhor que existe", mas é o melhor que podemos fazer hoje. O que é estranho. E, no entanto, é verdade. Podendo nos arrastar para a impotência e o isolamento se não estivermos bem ancorados. E, para ficarmos ancorados, o necessário é ter gratidão.

ENCARE O ESTRANHO, MUDE O MUNDO

James Baldwin fez um comentário que ficou famoso: "Nem tudo que é encarado pode ser mudado. Mas só é possível mudar alguma coisa encarando-a." Mas logo antes disso ele disse uma frase que não ficou tão famosa: "Além do mais, vocês me dão uma vantagem assustadora: vocês [brancos] nunca precisaram olhar para mim. Eu tinha de olhar para vocês. Eu sei mais de vocês do que vocês de mim."

Encarar as verdades incômodas, para encarar o estranho é uma vantagem assustadora. Quem sofre de opressão, violência ou das consequências das mudanças climáticas não tem escolha. As pessoas com algum grau de poder, privilégio ou oportunidade têm de *escolher* fazer esse esforço, a terrível vantagem de saber o que é verdadeiro — tudo o que é verdadeiro. Mesmo as partes que jogam o foco de luz na diferença entre nós e o nós-esperado.

A louca não consegue se segurar. Vai desembestar toda vez que souber de outra exigência do mundo para fazermos mais do que estamos fazendo, e tentará botar a culpa em alguém — em nós mesmos ou no mundo. Mas veja o que acontece:

Suponha que você seja branca e uma pessoa negra mostre que você fez algo, sabe como é... meio racista. A sua louca desembesta imediatamente, pois o mundo a está chamando de racista, o que é terrível, sendo você uma pessoa boa que jamais seria capaz de discriminar alguém. Se a sua louca tiver uma reação destemperada e afirmar que o mundo (ou seja, a pessoa negra que a confrontou) é um babaca mentiroso, insistindo que não há nada errado, você não poderá participar da transformação do mundo num lugar melhor e mais justo. Provavelmente terá uma reação do tipo *"Não foi nada disso! Eu não sou racista!"*.

Se, por outro lado, a sua louca se identificar exageradamente com a crítica e começar a se flagelar por não ser melhor que a Ku Klux Klan, chamando você de fracassada e impostora, você fica por demais comprometida por todo esse sofrimento autoinfligido para se envolver de forma produtiva. Sua reação pode ser algo igualmente improdutiva como *"MEUS SENTIMENTOS DE BRANCA FORAM PISOTEADOS POR FAVOR ME AJUDE PESSOA NEGRA!"*

O pânico reativo da louca não serve de motivação para nada, mas é uma excelente *informação*. Em primeiro lugar, está dizendo que você foi confrontada com uma diferença entre você mesma e o você-esperado. Em segundo lugar, diz que a diferença é *importante* para você. A avaliação a uma distância de observação, assim, poderia ser algo como: "É importante para mim tratar bem todas as pessoas, e parece que não foi o que aconteceu. Eu estou sempre tentando agir melhor."

É realmente estranha essa experiência do "Não era o que eu pretendia, mas foi o que aconteceu, pelo que dá para ver por essa nova informação". É mesmo estranho quando estamos dando o melhor e o nosso melhor fica aquém do que o mundo espera de nós. Se pudermos nos voltar para essa estranheza de uma distância de observação, seremos mais capazes de nos tornar a mudança que queremos ver no mundo.

Como se tornar poderosa, parte 3: gratidão (*suspiro*)

Não existe livro de autoajuda para mulheres sem a exortação a "acessar a gratidão", certo? Você já sabe que "gratidão" é bom para você. E toda vez que alguém lembra a necessidade de ser grata, talvez tenha uma pequena parte sua que se flagele por ter esquecido de ser grata.

As práticas de gratidão realmente fazem bem, mas antes de tratar do assunto vamos fazer uma ressalva: ser grata por coisas boas não acaba com as ruins. Nós mulheres passamos séculos ouvindo que devíamos ser gratas pelo fato de as coisas andarem hoje muito melhores para nós do que antes. Essa "gratidão pelo que você tem" tem sido usada como arma contra nós, para sufocar nossa luta e tentar nos envergonhar pelo nosso sofrimento. Gratidão não significa ignorar os problemas. Na verdade, ela funciona fornecendo ferramentas para a luta, para avançar mais. É reavaliação positiva, concentrada e destilada até a mais pura essência.[20]

E esquecer de ser grata é perfeitamente normal (motivo: assimetria vento contra/vento a favor), e por isso mesmo todas precisamos ser lembradas.

Então, fazer o quê?

As práticas de gratidão habitualmente apresentadas na cultura popular — em geral algum exercício do tipo grata-pelo-que-você-tem, por exemplo "Escreva diariamente uma lista de dez coisas pelas quais se sente grata" — não funcionam, em termos empíricos. Quando Emily tentou fazer isso, as práticas sempre a faziam se sentir pior, pois a lembravam que muitas pessoas não têm essas coisas, o que lhe dava um sentimento de impotência e inadequação.

Ela então leu as pesquisas e seguiu as instruções das intervenções baseadas em provas... e funcionou que foi uma beleza. Existem duas técnicas que de fato funcionam, nenhuma delas envolvendo gratidão-pelo-que-você-tem. O segredo é praticar gratidão-por-quem-você-tem e gratidão-pela-maneira-como-as-coisas-acontecem.

Um empurrão imediato e de curto prazo na gratidão é a gratidão-por-quem-você-tem. Ao receber um prêmio pelo conjunto da obra, o famoso Mr. Rogers da televisão norte-americana pediu que todos no auditório dedicassem dez segundos a se lembrar de alguém que "nos ajudou a amar o bem que cresce dentro de nós, algumas dessas pessoas que nos amaram e queriam o melhor para nós, [...] aqueles que nos estimularam a ser o que somos hoje". É assim que sentimos gratidão por quem temos.

Se for mais ambiciosa, escreva uma carta a essa pessoa, dizendo como ela a ajudou.[21] Você pode até querer enviá-la mesmo. Pode até — mas só se quiser dar um superempurrão na gratidão — ler a carta em voz alta para ela. Uma "visita de gratidão" dessas pode potencializar seu bem-estar por um mês inteiro, ou até três meses.[22]

Um levanta-gratidão de longo prazo é a gratidão-pela-maneira-como-as--coisas-acontecem. Ao fim de cada dia, pense em algum acontecimento ou circunstância pelo qual se sinta grata e escreva a respeito:

1. Dê ao acontecimento ou circunstância um título, tipo "Acabei de escrever o Capítulo 8" ou "Consegui chegar ao fim da reunião sem chorar nem berrar".
2. Anote o que aconteceu, incluindo detalhes sobre o que os participantes ou envolvidos, entre eles você, disseram ou fizeram.
3. Descreva como se sentiu no momento e como se sente agora, pensando no assunto.
4. Explique como se deu o acontecimento ou circunstância. Qual foi a causa? Que desdobramento de circunstâncias levou a esse momento?

Se, enquanto estiver escrevendo, você se sentir levada a pensamentos e sentimentos negativos e críticos, ponha-os gentilmente de lado e volte sua atenção para aquilo por que se sente grata.

A pesquisa pede que as pessoas façam isso em relação a três acontecimentos diariamente, durante pelo menos uma semana, mas Emily não chegou a tanto, se limitando a um acontecimento por dia durante três semanas. E foi *ótimo*. Desse modo ela treinou o cérebro para perceber não apenas os acontecimentos positivos propriamente ditos, mas também as capacitações pessoais que mobilizou para gerá-los e os recursos externos que os tornaram possíveis.[23]

Sophie nos disse:

— Ontem à noite eu contei a Bernard sobre as mulheres maldosas na loja de departamentos. E sabe o que ele disse?

— O quê?

— Ele fez uma cara séria e disse: "Sua vida poderia ter sido tão rica quanto a de qualquer mulher, se pelo menos... você suasse esse traseiro na esteira e usasse um tamanho menor de roupa." E eu respondi "Janice Lester!", e ele: "Esse episódio foi o pior, não foi?" E...

Ela continuou contando como prosseguiu a noite, e todo mundo entendeu que ela tinha alcançado um novo marco. Poderia haver algo mais romântico que um cara que realmente entende a nossa louca do sótão?

Isto foi há uns dois anos. Recentemente eles compraram uma casa juntos. Os filhos dele a amam, e ela constantemente se surpreende com o amor que sente por eles também. E, toda vez que Sophie se depara com o que costuma chamar de "aquele besteirol de sempre", manda uma mensagem de texto para Bernard: "JANICE LESTER!!!!!"

Este é o último capítulo e a culminância de tudo o que aprendemos até agora, por isso vamos fazer uma pergunta fundamental: por que têm alguma importância as informações contidas neste livro? Por acaso importa saber até onde estamos bem — quer dizer, que grau de liberdade temos para avançar pelos ciclos e oscilações da nossa condição humana? Se não estamos fazendo mal a ninguém, é realmente importante se estamos exaustas, sobrecarregadas e autocríticas? Se estamos em burnout?

É, sim. É importante porque nós, as autoras, queremos que o mundo seja um lugar melhor para viver. Queremos que a vida se torne cada vez melhor para um número sempre maior de pessoas. Achamos que você quer a mesma coisa. E *você faz parte do mundo.*

Sendo cruel consigo mesma, desdenhosa e se cobrindo de vergonha, você só contribui para aumentar a crueldade no mundo; sendo boa e compassiva consigo mesma, aumenta a bondade e a compaixão no mundo. Ser compassiva consigo mesma — não autoindulgente nem cheia de autopiedade, mas gentil — é ao mesmo tempo *o mínimo* que você pode fazer e a coisa *mais importante* a fazer para tornar o mundo um lugar melhor. Enquanto você não for livre, nós não podemos ser plenamente livres, e é por isso que precisamos todos cooperar para criar essa liberdade para todo mundo. O nosso bem-estar está ligado ao seu.

Não precisamos esperar que o mundo mude para nos voltarmos para nossa experiência interior com bondade e compaixão. E, quando o fazemos, por si só isso já é uma revolução. O mundo muda quando nós mudamos, pois cada um de nós — e isso inclui você — é parte do mundo. Ele é nossa casa comum, e nós, Emily e Amelia, somos suas irmãs.

ld;nl:

- Todas nós temos uma "louca" no nosso sótão psicológico. Ela tem a missão impossível de administrar o abismo entre o que somos e o que a Síndrome do doador humano nos disse que devemos ser.
- A autocompaixão e a gratidão nos capacitam a reconhecer a diferença entre aquilo que somos e o que o mundo espera que sejamos, sem nos flagelar nem nos isolar do mundo.
- A autocompaixão é difícil porque a cura dói e o fato de nos tornarmos mais fortes pode ser assustador. Mas vale a pena, porque a cura nos ajuda a nos tornar suficientemente poderosas para curar a Síndrome do doador humano.
- Não precisamos esperar que o mundo mude para começar a nos curar e a curarmos umas às outras.

CONCLUSÃO

E VIVERAM ALEGRES PARA SEMPRE

Queríamos dar a *Burnout* um fim otimista e estimulante do tipo "viveram felizes para sempre", mas ao concluir a redação notamos algo estranho: nosso livro de "autoajuda" praticamente nem menciona a felicidade.

O fato é que não escrevemos um livro sobre a "felicidade".

Mas tem uma outra palavra que aparece em todos os capítulos: Alegria.

Alegria não é a mesma coisa que felicidade. Ah, não. Brittney Cooper, por exemplo, escreve em *Eloquent Rage* [Raiva eloquente]: "Felicidade depende de 'acontecimentos', do que está ocorrendo, de sua vida estar correndo bem, de tudo estar certo. A alegria vem de uma clareza interna a respeito do nosso propósito."[1] Quando nos envolvemos com algo maior que nós mesmas, criamos significado; e quando ressoamos, como um sino, com esse Algo Maior, isso é alegria. E, como o nosso Algo Maior está dentro de nós, nenhuma circunstância externa pode nos privar da nossa fonte de alegria, quaisquer que sejam os "acontecimentos" ao redor.

Mas é ainda mais que isso.

Pensando bem no que significa viver *alegremente* para sempre, em vez de "felizes para sempre", percebemos uma última verdade herética: a coisa não vem "de dentro". Vem da conexão com outros doadores.

O ponto de partida para a alegria é se sentir "suficiente", e não se sentir "suficiente" é uma forma de solidão. Precisamos que os outros nos digam que somos suficientes, não porque não o saibamos, mas porque ouvi-lo de alguém — e (também) se dar ao trabalho de dizer a alguém que ele ou ela é suficiente — faz parte do processo de nos sentirmos suficientes. Damos e recebemos, e assim nos tornamos inteiros.

É uma condição normal e saudável do ser humano precisar que os outros nos lembrem que podemos confiar em nós mesmos, que podemos ser tão ternos e compassivos conosco quanto seríamos, no que temos de melhor, com qualquer criança em sofrimento. Precisar de ajuda para se sentir "suficiente" não é uma patologia; não é "carência". É tão normal quanto sua necessidade de assegurar aos entes queridos que podem confiar neles mesmos, que podem ser tão ternos e compassivos com eles mesmos quanto você seria com eles. E essa troca, essa conexão é o trampolim de onde nos projetamos para uma vida de alegria.

O bem-estar, mais uma vez, não é um estado de espírito, mas um estado de ação; é a liberdade de avançar pelos ciclos da condição humana, e essa permanente troca de apoio é a ação essencial do bem-estar. É o fluxo dos doadores doando *e aceitando* apoio, em todas as suas formas.

A cura do burnout não é "autocuidado"; é todos nós cuidando uns dos outros.

De modo que vamos dizer mais uma vez:

Confie no seu corpo.

Seja boa consigo mesma.

Você é suficiente, exatamente como é neste momento.

A sua alegria é importante.

Por favor, conte isso a todo mundo que você conhece.

ld;nl:

- Só porque você lidou com um fator de estresse não significa que lidou com o estresse. E não precisa lidar com todos os fatores de estresse para só então lidar com o estresse propriamente dito. O que significa que você não precisa esperar que o mundo melhore para tornar melhor a sua vida — ao torná-la melhor, você torna o mundo melhor.
- O bem-estar não é um estado de ser, mas um estado de *ação*. É a liberdade de avançar com fluidez pelas experiências cíclicas e oscilantes da condição humana.
- A "Síndrome do doador humano" é a falsa crença contagiosa de que você tem a obrigação moral de doar cada gota da sua humanidade — o seu tempo, a sua atenção, a sua energia, o seu amor e até o seu corpo — para apoiar os outros, qualquer que seja o custo para você. Preste atenção como é diferente a sensação de interagir com pessoas que a tratam com cuidado e generosidade, em comparação com as que a tratam como se tivessem direito de exigir qualquer coisa de você.
- Os seres humanos não foram feitos para funcionar de maneira autônoma; fomos feitos para oscilar da conexão à autonomia e vice-versa. A conexão — com amigos, a família, os animais de estimação, o divino etc. — é tão necessária quanto os alimentos e a água.

AGRADECIMENTOS

Os seres humanos não foram feitos para fazer as coisas sozinhos; fomos feitos para fazê-las juntos. Nossos nomes estão na capa, mas há dezenas de seres humanos sem cuja ajuda e apoio este livro não existiria. Aqui estão alguns deles:

Obrigada à nossa brilhante e adorável agente literária, Lindsay Edgecombe. Ela não vendeu a ideia deste livro uma vez, mas duas, e nunca vacilou na convicção de que um livro "feminista de autoajuda" era uma grande e até necessária ideia.

Obrigada a nossa espetacular editora, Sara Weiss, que nos explicou o livro várias vezes, para que não perdêssemos de vista nosso Algo Maior, nos permitindo ser superfeministas e também femininas.

Obrigada a todas as mulheres cujas vidas amalgamadas vieram a formar as histórias do livro. Esperamos ter-lhes feito justiça. Obrigada a todas que responderam a nossas perguntas pelo Facebook. Vocês demonstraram que é possível ter uma conversa substancial e criteriosa no Facebook — mesmo a respeito de questões intensamente emocionais. Obrigada a Charles Carver por escrever sobre o circuito de retroalimentação redutor de discrepância, entre muitas outras coisas, e por conversar por telefone com Emily durante uma hora. Obrigada a Julie Mencher por nos remeter a *Women's Growth in Connection*, que se revelou a peça que faltava no quebra-cabeça de *Burnout*.

Obrigada aos nossos maridos, sem o quais nós muito literalmente não poderíamos ter escrito o livro, porém, mais especificamente, obrigada ao marido de Emily pelos gráficos, e ao marido de Amelia pela música no audiolivro.

Começamos a escrever *Burnout* em 2015 e concluímos em 2018. Muita coisa mudou ao longo desses anos, usando um eufemismo. #elapersistiu (#shepersisted) surgiu nesse período, assim como a presidência Trump e o Brexit. Hillary Clinton se tornou a primeira candidata presidencial a se desculpar por perder uma eleição. "Incel" (celibatários involuntários) entrou para o vocabulário inglês e o movimento #MeToo se transformou numa conversa global. Maxine Waters* bateu o seu recorde, Emma González** denunciou o lobby das armas e a Dra. Christine Blasey Ford explicou o impacto dos traumatismos na memória em depoimento na Comissão de Justiça do Senado norte-americano.

Em suma, hoje o mundo precisa mais de um livro sobre a sobrevivência das mulheres do que jamais precisou nas últimas décadas. Escrever o livro nos ajudou nesses anos difíceis. Esperamos que ele possa oferecer algo em retorno a todas as pessoas que o enriqueceram, assim como a nossas vidas e ao mundo.

* Deputada democrata norte-americana nascida em 1938, é a mais antiga representante negra na Câmara federal. (*N. do T.*)

** Militante a favor do controle de armas, sobreviveu ao tiroteio da Stoneman Douglas High School em Parkland, na Flórida, em fevereiro de 2018. (*N. do T.*)

NOTAS

INTRODUÇÃO

1. Freudenberger, "Staff Burn-Out Syndrome".
2. Hultell, Melin e Gustavsson, "Getting Personal with Teacher Burnout"; Larrivee, *Cultivating Teacher Renewal.*
3. Watts e Robertson, "Burnout in University Teaching Staff"; Cardozo, Crawford, et al., "Psychological Distress, Depression".
4. Blanchard, Truchot, et al., "Prevalence and Causes of Burnout"; Imo, "Burnout and Psychiatric Morbidity Among Doctors"; Adriaenssens, De Gucht e Maes, "Determinants and Prevalence of Burnout in Emergency Nurses"; Moradi, Baradaran, et al., "Prevalence of Burnout in Residents of Obstetrics and Gynecology"; Shanafelt, Boone, et al., "Burnout and Satisfaction Among US Physicians". Outra metanálise constatou graus de 0 a 70% de burnout entre profissionais de UTI. Van Mol, Kompanje, et al., "Prevalence of Compassion Fatigue Among Healthcare Professionals".
5. Roskam, Raes e Mikolajczak, "Exhausted Parents".
6. Purvanova e Muros, "Gender Differences in Burnout".
7. Ou seja, as mulheres, mas também todas as fêmeas e pessoas negras.
8. Manne, *Down Girl.*
9. Manne, *Down Girl*, 49.

10. Patashnik, Gerber e Dowling, *Unhealthy Politics.*
11. Friedman e Förster, "Effects of Motivational Cues".

CAPÍTULO 1: COMPLETAR O CICLO

1. Os hipopótamos matam cinco vezes mais pessoas que os leões — cerca de quinhentas por ano —, o que não é nada em comparação com os seres humanos; nós matamos cem vezes mais pessoas em um ano. Gates, "Deadliest Animal in the World".
2. Especialmente a "variabilidade de frequência cardíaca" (VFC), medida do grau de adaptabilidade do sistema cardiovascular a mudanças nos fatores de estresse. A respeito do estresse agudo: Castaldo, Melillo, et al., "Acute Mental Stress Assessment". E sobre o estresse crônico: Verkuil, Brosschot, et al., "Prolonged Non-Metabolic Heart Rate Variability Reduction".
3. Por exemplo, Marsland, Walsh, et al., "Effects of Acute Psychological Stress"; Valkanova, Ebmeier e Allan, "CRP, IL-6 and Depression"; Morey, Boggero, et al., "Current Directions in Stress"; e Song, Fang, et al., "Association of Stress-Related Disorders".
4. Sapolsky, *Why Zebras Don't Get Ulcers.*
5. Semelhante mas não idêntico — por exemplo, a ativação cerebral varia em função da natureza dos fatores de estresse. Os fatores psicossociais acionam mais que os fatores fisiológicos as áreas cerebrais associadas à regulação das emoções, ao passo que os fatores fisiológicos acionam mais que os psicossociais o processamento motor. Kogler, Müller, et al., "Psychosocial Versus Physiological Stress".
6. Sofi, Valecchi, et al., "Physical Activity"; Rosenbaum, Tiedemann, et al., "Physical Activity Interventions"; Samitz, Egger e Zwahlen, "Domains of Physical Activity".
7. Epley e Schroeder, "Mistakenly Seeking Solitude".
8. Sandstrom e Dunn, "Social Interactions and Well-Being".
9. Bazzini, Stack, et al., "Effect of Reminiscing About Laughter".
10. Scott, "Why We Laugh".
11. Grewen Anderson, et al., "Warm Partner Contact".
12. Walsh, "Human-Animal Bonds I".
13. Christian, Westgarth, et al., "Dog Ownership and Physical Activity"; Richards, Ogata e Cheng, "Evaluation of the Dogs"; de Keat, Subramaniam, et al., "Review on Benefits of Owning Companion Dogs".
14. Delle Fave, Brdar, et al., "Religion, Spirituality and Well-Being".
15. Conner, DeYoung e Silvia, "Everyday Creative Activity".
16. Amy Speace, cantora e compositora que trabalha com Bessel van der Kolk.
17. A ciência mostra o que as mães sabem: suspirar é um sinal de relaxamento no nível neurológico. Li et al., "Peptidergic Control Circuit".

CAPÍTULO 2: #PERSISTIR

1. Aldao, Nolen-Hoeksema e Schweizer, "Emotion-Regulation Strategies".
2. McRae, Kateri e Mauss, "Increasing Positive Emotion".
3. Witvliet, Hofelich Mohr, et al., "Transforming or Restraining Rumination".
4. É assim que definimos "otimismo" e "pessimismo", numa combinação de várias maneiras de definir e avaliar esses conceitos. Entre os exemplos típicos encontramos o "estilo explicativo", ou seja, um jeito de entender por que as coisas acontecem em termos de permanência, difusão e pessoalidade dos fatores causadores. Seligman, *Aprenda a ser otimista*. Em comparação, o Teste de Orientação de Vida de Scheier e Carver [Life Orientation Test (LOT)] avalia a expectativa genérica, em determinada pessoa, de que coisas boas ou ruins aconteçam. Scheier e Carver, "Optimism, Coping e Health".
5. Diemand-Yauman, Oppenheimer e Vaughan, "Fortune Favors the Bold".
6. Mehta, Zhu e Cheema, "Is Noise Always Bad?".
7. Phillips, "How Diversity Works"; Apfelbaum, Phillips e Richeson, "Rethinking the Baseline".
8. O chamado "Efeito Dunning Kruger". Sapolsky, *Behave*, cap. 2.
9. Byron, Khazanchi e Nazarian, "Relationship Between Stressors and Creativity".
10. Phillips, Liljenquist e Neale, "Is the Pain Worth the Gain?".
11. McCrea, Liberman, et al., "Construal Level and Procrastination".
12. Cerasoli, Nicklin e Ford, "Intrinsic Motivation and Extrinsic Incentives".
13. Torre e Lieberman, "Putting Feelings into Words"; e Fan, Varamesh, et al., "Does Putting Your Emotions into Words".
14. Adams, Watson, et al., "Neuroethology of Decision-Making".
15. Sharp, John, "Senate Democrats Read".
16. Withers, Rachel, "8 Women Who Were Warned"; Hatch, "13 Iconic Women Who"; Higgins, "The 35 Best 'Nevertheless'".
17. Fontes para quem quer aprofundar a pesquisa sobre o que chamamos de "o monitor", mas é tecnicamente conhecido como circuito de retroalimentação redutor (ou ampliador) de discrepância e velocidade-padrão: Carver e Scheier, "Feedback Processes in the Simultaneous Regulation of Action and Effect". Se quiser saber mais sobre estratégias de apoio a mudanças comportamentais baseadas em provas, consulte Miller e Rollnick, *Motivational Interviewing*. E, se quiser ler sobre a ciência biológica e informática do "problema explorar/aproveitar", realmente achamos muito bom Ejova, Navarro e Perfors, "When to Walk Away", e também MacLean, Hare, et al., "Evolution of Self-Control".

CAPÍTULO 3: SIGNIFICADO

1. Um levantamento de todos os instrumentos e questionários de pesquisa que cientistas e clínicos usam para avaliar o "significado da vida" concluiu que significado é "uma percepção, entendimento ou crença altamente individual sobre a própria vida e as próprias atividades e o valor e a importância a elas atribuídos". Brandstätter, Baumann, et al., "Systematic Review of Meaning".
2. Seligman, *Aprenda a ser otimista.*
3. Russo-Netzer, Schonenberge e Batthyany, "Clinical Perspectives on Meaning". Dois terços dos estudos realizados num levantamento sistemático das pesquisas sobre recuperação pessoal em casos de doenças mentais constataram que "significado da vida" representava um fator significativo na recuperação. Outros fatores cruciais: conexão, esperança, identidade e capacitação. Leamy, Bird, et al., "Conceptual Framework for Personal Recovery".
4. Metz, Thaddeus, "The Meaning of Life".
5. Ryan e Deci, "On Happiness and Human Potential".
6. Metz, Thaddeus, "The Meaning of Life".
7. King, Hicks, et al., "Positive Affect and the Experience".
8. Steger, "Experiencing Meaning in Life".
9. Roepke, Jayawickreme e Riffle, "Meaning and Health"; Czekierda, Gancarczyk e Luszczynska, "Associations Between Meaning in Life"; Kim, Strecher e Ryff, "Purpose in Life and Use".
10. Roepke, Jayawickreme e Riffle, "Meaning and Health".
11. Vos, "Working with Meaning in Life".
12. Guerrero-Torrelles, Monforte-Royo, et al., "Understanding Meaning in Life Interventions".
13. Park, "Meaning Making Model".
14. "Significado é saber quais são nossas principais faculdades — e desenvolvê-las a serviço de algo que consideramos maior que nós." "Meaning of Life", Positive Psychology Foundation.
15. Fizemos aqui uma condensação dos sete fatores de significado do Perfil de Significado Pessoal — relacionamento, intimidade, religião, realização, autotranscedência, autoaceitação e tratamento justo — e do Modelo de Geração de Significado: autoestima, filiação, certeza e imortalidade simbólica. Heine, Proulx e Vohs, "Meaning Maintenance Model".
16. Naturalmente, existem exemplos melhores e piores de Algo Maior, em termos do impacto no mundo — para citar o exemplo mais facilmente ao alcance, os nazistas tinham um grande significado em suas vidas ao assassinar milhões de pessoas —, mas a natureza do bem e do mal não está no escopo deste livro. Se

você quiser saber se Algo Maior é bom, pense no que nossa avó nos dizia, que muito se assemelha ao que praticamente qualquer autoridade religiosa diria: "Pergunte a si mesmo: 'Está prejudicando alguém? Está ajudando alguém?'"

17. Hart, *The Ear of the Heart*, 241.
18. Paul and Wong, "Meaning Centered Positive Group Intervention".
19. *Cancer Journals*.
20. Clinton, Hillary, postagem no Twitter, 6 de setembro de 2016, 16h18min https://twitter.com/hillaryclinton/status/774024262352941057.
21. Murdock, "The Heroine's Journey".
22. Friedan, "Up from the Kitchen Floor".
23. Martin, "Star Trek's Uhura Reflects".
24. Park e Baumeister, "Meaning in Life and Adjustment".
25. Tang, Kelley, et al., "Emotions and Meaning in Life".
26. Tsai, El-Gabalawy, et al., "Post-Traumatic Growth Among Veterans".
27. Calhoun, et al., "Relationships between Posttraumatic Growth and Resilience".
28. White, *Maps of Narrative Practice*, e por exemplo Vromans e Schweitzer, "Narrative Therapy for Adults". Sobre a depressão: Weber, Davis e McPhie, "Narrative Therapy, Eating Disorders". Sobre transtornos alimentares: Adler, "Living into the Story".
29. Gwozdziewycz e Mehl-Madrona, "Meta-Analysis of Narrative Exposure Therapy".
30. Fisher, *Everlasting Name*. Mas ver também Howe, "I Believe in the Sun", sobre a história e outras traduções.

CAPÍTULO 4: JOGO DE CARTAS MARCADAS

1. Saha, Eikenburg, et al., "Repeated Forced Swim Stress".
2. Seligman, *Aprenda a ser otimista*.
3. Douthat, "Redistribution of Sex".
4. De julho de 2016 a agosto de 2018. Os tiroteios do colégio de Santa Fe no Texas, do Ed's Car Wash, do Marathon Savings Bank e possivelmente da Marjory Stoneman Douglas High School foram todos aparentemente motivados, pelo menos em parte, por ciúme ou rejeição por parte de uma mulher. O tiroteio de *Capital Gazette* tinha a ver com o ressentimento do atirador diante da cobertura do jornal sobre seu julgamento por assédio a uma mulher. Berkowitz, Lu e Alcantara, "Terrible Numbers That Grow".
5. "Guns and Domestic Violence", Everytown for Gun Safety. Os tiroteios envolvendo muitas pessoas representam uma fração minúscula — embora de alta visibilidade — das mortes por arma de fogo, mas se equiparam a outro tipo de

violência com armas de fogo, cometido em grau desproporcional por homens e que ocorre no contexto da violência doméstica ou íntima contra a parceira.

6. Krebs, Lindquist, et al., Campus Sexual Assault (CSA) Study.
7. Fulu, Warner, et al., "Why Do Some Men Use Violence Against Women".
8. Sadker e Sadker, *Failing at Fairness*, 269.
9. Karpowitz, Mendelberg e Shaker, "Gender Inequality in Deliberative Participation".
10. Dalla, Antoniou, et al., "Chronic Mild Stress Impact".
11. Friedan, *A mística feminina*.
12. Ver "Balancing Paid Work, Unpaid Work e Leisure", OECD.
13. Altintas e Sullivan, "Fifty Years of Change Updated".
14. "Women Shoulder Responsibility", Office for National Statistics.
15. R v R [1992] 1 A.C. 599, Câmara dos Lordes.
16. Davidai e Gilovich, "Headwinds/Tailwinds Asymmetry".
17. Files, Mayer, et al., "Speaker Introductions at Internal Medicine".
18. "A new study confirmes it: You likely experienced that moment of awkwardness or disrespect because you are a woman." Acessado em 7 de dezembro de 2018. https://www.facebook.com/NPR/posts/10155647100291756.
19. Lepore e Revenson, "Relationships Between Posttraumatic Growth".
20. "The Counted: People Killed by Police in the U.S".
21. Van Dernoot Lipsky, *Trauma Stewardship*, cap. 4.
22. Ver Apêndice B: Standards of Self-Care Gudelines; Mathieu, *Compassion Fatigue Workbook*.

CAPÍTULO 5: O COMPLEXO INDUSTRIAL DO BIQUÍNI

1. Dohnt e Tiggemann, "Body Image Concerns".
2. Evans, Tovée, et al., "Body Dissatisfaction and Disordered Eating Attitudes".
3. Vander Wal, "Unhealthy Weight Control Behaviors".
4. Becker, "Television, Disordered Eating e Young Women".
5. "Thick Dumpling Skin"; Cusio, "'Eat Up'".
6. "Taking Surprising Risks For The Ideal Body". Acessado em 7 de dezembro de 2018. http://www.npr.org/templates/story/story.php?storyId=124700865.
7. Permanent Market Research, "Global Nutrition and Supplements Market".
8. Ernsberger e Koletsky, "Weight Cycling".
9. Risco de diferentes causas de mortalidade por IMC em mulheres e homens, dados da tabela e7 de *Lancet* nos materiais adicionais, http://www.thelancet.com/ cms/attachment/2074019615/2068888322/mmc1.pdf. Os pontos de dados e valores de erro não rotulados no gráfico são os seguintes:

	MÉDIA DE SUBPESO (VARIAÇÃO DE ERRO)	MÉDIA DE SOBREPESO (VARIAÇÃO DE ERRO)	MÉDIA DE OBESIDADE I (VARIAÇÃO DE ERRO)	MÉDIA DE OBESIDADE II (VARIAÇÃO DE ERRO)	MÉDIA DE OBESIDADE III (VARIAÇÃO DE ERRO)
MULHERES	1,53 (1,45-1,6)	1,08 (1,06-1,11)	1,37 (1,37-2,42)	1,86 (1,77-1,95)	2,73 (2,55-2,93)
HOMENS	1,83 (1,66-2,02)	1,12 (1,09-1,15)	1,7 (1,62-1,79)	2,68 (2,53-2,84)	4,24 (3,77-4,77)

10. Keith, Fontaine e Allison, "Mortality Rate and Overweight"; Di Angelantonio, Shilpa, Bhupathiraju, et al., "Body-Mass Index and All-Cause Mortality".
11. Keith, Fontaine e Allison, "Mortality Rate and Overweight".
12. Park, Wilkens, et al., "Weight Change in Older Adults".
13. Calogero, Tylka e Mensinger, "Scientific Weightism".
14. Feinman, Pogozelski, et al., "Dietary Carbohydrate Restriction".
15. Schatz e Ornstein, *Athlete*.
16. Collazo-Clavell e Lopez-Jimenez, "Accuracy of Body Mass Index".
17. Saguy, *What's Wrong with Fat?*
18. Se quiser um relato completo das manipulações políticas do complexo industrial do biquíni, que criou um mundo em que "peso saudável" significa "o menor peso em que ainda dá para ser saudável" em vez de "um amplo leque indicando boa saúde em geral", dê uma olhada em Bacon, *Health at Every Size*, ou, se for um especialista, em seu artigo acadêmico "Weight Science", passado pelo crivo dos pares em Aphramor.
19. "Why People Hate Tess Munster", Militant Baker.
20. Brown, "These Women Were Fat-Shamed"; Kolata, "Shame of Fat Shaming"; Engber, "Glutton Intolerance"; Chapman, Kaatz e Carnes, "Physicians and Implicit Bias"; Puhl e Heuer, "Obesity Stigma".
21. Le Grange, Swanson, et al., "Eating Disorder Not Otherwise Specified". "A cada 62 minutos pelo menos uma pessoa morre em consequência direta de algum transtorno alimentar." "Eating Disorder Statistics". ANAD.
22. Furnham, Badmin e Sneade, "Body Image Dissatisfaction"; Kilpatrick, Hebert e Bartholomew, "College Students' Motivation for Physical Activity".
23. Dittmar, Halliwell e Ive, "Does Barbie Make Girls Want to Be Thin?"
24. Puhl, Andreyeva e Brownell, "Perceptions of Weight Discrimination"; Fikkan e Rothblum, "Is Fat a Feminist Issue?".
25. Tabela 205, "Cumulative Percent Distribution of Population by Height and Sex, 2007 to 2008", https://www2.census.gov/library/publications/2010/compendia/statab/130ed/tables/11s0205.pdf; Lee e Pausé, "Stigma in Practice".

26. Farrell, *Fat Shame*, 145.
27. Ibid.
28. Ibid.
29. Exemplos recentes dessa conclusão cada vez mais sólida: uma metanálise realizada em 2013 constatou que diferentes regimes de dieta e exercícios eram capazes de manter em média uma perda de peso de 3,6 quilos ao longo de dezoito meses: Johansson, Neovius e Hemmingsson, "Effects of Anti-Obesity Drugs". Uma metanálise de 2014 sobre o efeito de exercícios na perda de peso constatou que a atividade física mantinha uma perda de peso de 2,2 quilos em doze meses: Swift, Johannsen, et al., "Role of Exercise and Physical".
30. Por exemplo, o Modelo Seja Positiva com o Corpo (Be Body Positive Model) oferece cinco tipos de capacitação para curar a relação com o próprio corpo: (1) *Recupere a saúde*, concentrando-se no bem-estar — físico, emocional, social — e deixando "peso" e "forma corporal" de lado. (2) *Pratique o autocuidado intuitivo*, ouvindo o próprio corpo e atendendo a suas necessidades, sem tentar controlá-las ou regulá-las. (3) *Cultive o amor-próprio*, praticando a autocompaixão, ou, como diz a fundadora de Seja Positiva com o Corpo, Connie Sobczak, "cultive a clemência com seu corpo impermanente e sempre em transformação". (4) *Afirme sua beleza autêntica*, mudando sua definição de beleza do padrão culturalmente definido para "uma relação dinâmica e engajada com o mundo ao redor". "Declare Your Own Authentic Beauty", The-BodyPositive. É possível praticar com a galeria on-line encontrada em thisisbeauty.org, não só com fotos, mas vídeos, histórias e poemas. Por fim, (5) *Crie uma comunidade*, cercando-se de pessoas que a apoiem nessas ideias. Existe um livro sobre o Modelo Seja Positiva com o Corpo, *embody*, de Connie Sobczak. Saúde em Todos os Tamanhos [Health at Every Size (HAES®)] também tem quatro princípios: Aceite o seu tamanho, confie em si mesma, adote hábitos de vida saudáveis e aceite a diversidade de tamanhos, abraçando a realidade de que as pessoas têm formas e tamanhos diferentes, exatamente como podem ser diferentes em suas raças e orientações sexuais. "Se abra para a beleza encontrada em todo o espectro de possibilidades", diz o manifesto da HAES. Bacon, *Health at Every Size*, 274. O Projeto Corpo (Body Project) também procura reduzir a internalização do "ideal de magreza" e da autocrítica corporal, ensinando maneiras de interromper "conversas sobre gordura" e "conversas sobre corpo" que reforçam o ideal de magreza e a autocrítica. Stice e Presnell, *Body Project*.
31. Para um livro todo dedicado ao amor ao próprio corpo, ver Taylor, *Body Is Not an Apology*.
32. Esse senso da própria experiência interna é a *interocepção*. Craig, "How Do You Feel?"

CAPÍTULO 6: CONECTAR-SE

1. Bakwin, "Loneliness in Infants".
2. Cacioppo e Patrick, *Loneliness*, cap. 6; Gangestad e Grebe, "Hormonal Systems, Human Social Bonding, and Affiliation".
3. Holt-Lunstad, "Social Relationships and Mortality Risk: A Meta-analytic Review".
4. Polack, "New CIGNA Study Reveals Loneliness".
5. Prime Minister's Office. "PM Commits to Government-wide Drive".
6. Hari, Sams, and Nummenmaa, "Attending To and Neglecting People", 20150365.
7. Golland, Arzouan, and Levit-Binnun, "The Mere Co-presence".
8. Cacioppo, Zhou, et al., "You Are in Sync with Me".
9. Goleman, *Social Intelligence*, 4.
10. Gerhardt, *Why Love Matters*.
11. A conexão é tão fundamental para a natureza do que é ser humano, tão essencial para nosso desenvolvimento, que certos cientistas sustentam que a mente socialmente conectada é o verdadeiro "modo default". Hari, Henriksson, et al., "Centrality of Social Interaction".
12. Baumeister e Leary, "Need to Belong"; Malone, Pillow, and Osman, "General Belongingness Scale".
13. Cacioppo e Hawkley, "Loneliness"; Leary, Kelly, et al., "Construct Validity"; Gooding, Winston, et al., "Individual Differences in Hedonic Experience".
14. Nichols e Webster, "Single-Item Need to Belong Scale"; Gardner, Pickett, et al., "On the Outside Looking In"; Kanai, Bahrami, et al., "Brain Structure Links Loneliness"; Beekman, Stock, and Marcus, "Need to Belong, Not Rejection Sensitivity".
15. Robles, Slatcher, et al., "Marital Quality and Health".
16. Coan e Sbarra, "Social Baseline Theory". Os autores observam: "Para o cérebro humano, os recursos sociais e metabólicos são tratados de modo quase intercambiável."
17. Gottman, *Science of Trust*, cap. 6.
18. Ibid., cap. 10.
19. Robinson, Lopez, et al., "Authenticity, Social Context, and Well-Being".
20. Ibid.
21. Clinchy, "Connected and Separate Knowing".
22. Ryan e David, "Gender Differences in Ways of Knowing".
23. Valdesolo, Ouyang e DeSteno, "Rhythm of Joint Action".
24. Cirelli, Einarson e Trainor, "Interpersonal Synchrony Increases".
25. McNeill, *Keeping Together in Time: Dance and Drill in Human History*.

CAPÍTULO 7: O QUE NOS TORNA MAIS FORTES

1. Tyler e Burns, "After Depletion".
2. Hagger, Wood, et al., "Ego Depletion and the Strength Model"; Solberg Nes, Ehlers, et al., "Self-regulatory Fatigue, Quality of Life".
3. Tyler e Burns, "After Depletion".
4. Whitfield-Gabrieli e Ford, "Default Mode Network Activity".
5. Domhoff e Fox, "Dreaming and the Default Network".
6. Brodesser-Akner, "Even the World's Top Life".
7. Andrews-Hanna, Smallwood e Spreng, "Default Network and Self-Generated Thought".
8. Immordino-Yang, Christodoulou e Singh, "Rest Is Not Idleness".
9. Wilson, Reinhard, et al., "Just Think".
10. Danckert e Merrifield, "Boredom, Sustained Attention".
11. Bailey, *Smart Exercise.*
12. Nowack, "Sleep, Emotional Intelligence".
13. Troxel, "It's More Than Sex"; Troxel, Buysse, et al., "Marital Happiness and Sleep Disturbances".
14. Wilson, Jaremka, et al., "Shortened Sleep Fuels Inflammatory Responses".
15. "Senate Report on CIA Torture: Sleep Deprivation".
16. Everson, Bergmann e Rechtschaffen, "Sleep Deprivation in the Rat, III". Isso nunca foi experimentalmente comprovado em seres humanos, por motivos éticos óbvios; afinal, há séculos a privação de sono é uma forma de tortura. Rejali, *Torture and Democracy.*
17. Itani, Jike, et al., "Short Sleep Duration and Health Outcomes"; de Mello, Narciso, et al., "Sleep Disorders as a Cause".
18. Meng, Zheng e Hui, "Relationship of Sleep Duration"; Lee, Ng e Chin, "Impact of Sleep Amount"; Sofi, Cesari, et al., "Insomnia and Risk of Cardiovascular Disease"; Xi, He, et al., "Short Sleep Duration Predicts"; Lin, Chen, et al., "Night-Shift Work Increases Morbidity".
19. Anothaisintawee, Reutrakul, et al., "Sleep Disturbances Compared to Traditional Risk".
20. Kerkhof e Van Dongen, "Effects of Sleep Deprivation"; Fortier-Brochu, Beaulieu-Bonneau, et al., "Insomnia and Daytime Cognitive"; Durmer e Dinges, "Neurocognitive Consequences of Sleep Deprivation"; Ma, Dinges, et al., "How Acute Total Sleep Loss".
21. Williamson e Feyer, "Moderate Sleep Deprivation Produces".
22. Harrison e Horne, "Impact of Sleep Deprivation on Decision"; Barnes e Hollenbeck, "Sleep Deprivation and Decision-Making"; Byrne, Dionisi, et

al., "Depleted Leader"; Christian e Ellis, "Examining the Effects of Sleep Deprivation".

23. Baglioni, Battagliese, et al., "Insomnia as a Predictor of Depression"; Sivertsen, Salo, et al., "Bidirectional Association"; Lovato e Gradisar, "Meta-Analysis and Model".
24. Pigeon, Pinquart e Conner, "Meta-Analysis of Sleep Disturbance".
25. Spiegelhalder, Regen, et al., "Comorbid Sleep Disorders"; Pires, Bezerra, et al., "Effects of Acute Sleep Deprivation".
26. Kessler, "Epidemiology of Women and Depression"; de Girolamo, et al., "Prevalence of Common Mental Disorders in Italy"; Faravelli, et al., "Gender differences in depression and anxiety: the role of age".
27. Liu, Xu, et al., "Sleep Duration and Risk"; Shen, Wu e Zhang, "Night-time Sleep Duration"; Cappuccio, D'Elia, et al., "Sleep Duration and All-Cause". Constatou-se também um risco cerca de 30% maior entre os que dormiam mais de nove ou dez horas, mas é muito maior o número de pessoas com sono insuficiente do que com excesso de sono. Num dos estudos, 28% das mulheres norte-americanas dormiam seis horas ou menos, em comparação com apenas 9% que dormiam nove horas ou mais. Krueger e Friedman, "Sleep Duration in the United States".
28. A fadiga é muito complexa, do ponto de vista biológico, envolvendo "[um] amplo espectro de anormalidades imunológicas, inflamatórias, ligadas ao estresse oxidativo e nitrosativo, bioenergéticas e neurofisiológicas", e a hipersonia pode ser um sintoma de muitas questões médicas: Morris, Berk, et al., "Neuro-Immune Pathophysiology". O sono prolongado está mais estreitamente ligado a inflamações do que o sono curto: Irwin, Olmstead e Carroll, "Sleep Disturbance, Sleep Duration". E o sono prolongado está associado a um aumento de 45% no risco de acidente vascular cerebral em dez anos: Lee, Ng e Chin, "Impact of Sleep Amount". Ele permite prever quase todas as questões de saúde associadas ao sono curto: Jike, Itani, et al., "Long Sleep Duration". Realmente, se você dormir tanto assim e não se sentir descansada, consulte um médico.
29. Cappuccio, D'Elia, et al., "Sleep Duration and All-Cause".
30. Klug, "Dangerous Doze".
31. Ekirch, "The modernization of western sleep".
32. Hegarty, "Myth of the Eight-Hour".
33. Dzaja, Arber, et al., "Women's Sleep".
34. Burgard, "Needs of Others"; Burgard e Ailshire, "Gender and Time for Sleep".
35. Lane, Liang, et al., "Genome-Wide Association Analyses".
36. A vida e as necessidades de cada um variam, de modo que se trata apenas de uma ilustração. Todos os dados são de American Time Use Survey, https://www.bls.gov/tus/.

37. "Average Commute Times", WNYC; McGregor, "Average Work Week".
38. American Time Use Survey, https://www.bls.gov/tus/tables/a1_2015.pdf. Em 2015, as mulheres declaravam em média 0,22 de uma hora por dia "participando de esportes, exercícios e atividades de recreação" e 2,56 horas vendo televisão".
39. Gottman e Silver, *Sete princípios para o casamento dar certo.*
40. Walker, *Por que nós dormimos.*
41. Pang, *Rest: Why You Get More Done When You Work Less.*

CAPÍTULO 8: SEJA PODEROSA

1. Gubar e Gilbert, *The Madwoman in the Attic.*
2. McIntosh, *Feeling Like a Fraud.*
3. Poehler, *Yes Please.*
4. Whelton e Greenberg, "Emotion in Self-Criticism".
5. Stairs, "Clarifying the Construct".
6. Sirois, Kitner e Hirsch, "Self-Compassion, Affect".
7. MacBeth e Gumley, "Exploring Compassion".
8. Pace, Negi, et al., "Effect of Compassion Meditation".
9. Davis, Ho, et al., "Forgiving the Self"; Macaskill, "Differentiating Dispositional Self-Forgiveness"; da Silva, Witvliet e Riek, "Self-Forgiveness and Forgiveness--Seeking".
10. Neff e Germer, "Pilot Study".
11. Stuewig e McCloskey, "Relation of Child Maltreatment".
12. Gilbert, McEwan, et al., "Fears of Compassion".
13. Mayhew e Gilbert, "Compassionate Mind Training".
14. Clinchy, "Connected and Separate Knowing".
15. Por exemplo: "afastar" [*unblend*] em Sistemas Familiares Internos: Earley, "Self--Therapy". Ou "desarmar" [*defuse*] na Terapia de Aceitação e Comprometimento: Hayes, Luoma, et al., "Acceptance and Commitment Therapy". Ou a estratégia da "cadeira vazia" da Terapia da Emoção Focada: Kannan e Levitt, "Review of Client Self-criticism". É semelhante também ao "descentramento": Fresco, Moore, et al., "Initial Psychometric Properties", e ao "autodistanciamento": Ayduk e Kross, "From a Distance".
16. Diedrich, Grant, et al., "Self-Compassion as an Emotion".
17. Gilbert e Procter, "Compassionate Mind Training"; Gilbert, "Introducing Compassion-Focused Therapy".
18. Gu, Strauss, et al., "How Do Mindfulness-Based Cognitive"; van der Velden, Maj, Kuyken, et al., "Systematic Review of Mechanisms"; Alsubaie, Abbott, et al., "Mechanisms of Action".

19. Ayres, Raseman e Shih, "Evidence from Two Large Field Experiments".
20. Lambert, Fincham e Stillman, "Gratitude and Depressive Symptoms".
21. Toepfer, Cichy e Peters, "Letters of Gratitude".
22. Gander, Proyer, et al., "Strength-Based Positive Interventions".
23. Trata-se da intervenção mais eficaz da psicologia positiva. Bolier, Haverman, et al., "Positive Psychology Interventions".

CONCLUSÃO: E VIVERAM ALEGRES PARA SEMPRE

1. Cooper, *Eloquent Rage*.

REFERÊNCIAS

"Average Commute Times." WNYC, s.d., https://project.wnyc.org/commute-times-us/embed.html.

"Balancing Paid Work, Unpaid Work, and Leisure." OECD, s.d., http://www.oecd.org/gender/data/balancingpaidworkunpaidworkandleisure.htm.

"Declare Your Own Authentic Beauty." TheBodyPositive, s.d., http://smedelstein.com/creative/bp/authentic-beauty.htm.

"Eating Disorder Statistics." ANAD, s.d., http://www.anad.org/education-and-awareness/about-eating-disorders/eating-disorders-statistics/.

"Guns and Domestic Violence." Everytown for Gun Safety, s.d., https://everytownresearch.org/wp-content/uploads/2017/01/Guns-and-Domestic-Violence-04.04.18.pdf.

"Relationship Between Posttraumatic Growth and Resilience: Recovery, Resistance, and Reconfiguration." In *Handbook of Posttraumatic Growth: Research and Practice*, ed. Lawrence G. Calhoun e Richard G. Tedeschi. Routledge, 2014.

"Senate Report on CIA Torture: Sleep Deprivation." Human Rights First, s.d., https://www.humanrightsfirst.org/senate-report-cia-torture/sleep-deprivation.

"The Counted: People Killed by Police in the U.S." *Guardian*, s.d., https://www.theguardian.com/us-news/series/counted-us-police-killings.

"The Meaning of Life — The M in PERMA." Positive Psychology Foundation, 28 de maio de 2011, http://www.positivepsyc.com/blog/the-meaning-of-life-the-m-in-perma.

"Thick Dumpling Skin." 27 de março de 2017, http://www.thickdumpling skin.com.

"Why People Hate Tess Munster (And Other Happy Fat People)." Militant Baker, 28 de janeiro de 2015, http://www.themilitantbaker.com/2015/01/why-people-hate-tess-munster-and-other.html.

"Women Shoulder the Responsibility of 'Unpaid Work.'" Office for National Statistics (Reino Unido), 10 de novembro de 2016, https://visual.ons.gov.uk/the-value-of-your-unpaid-work/.

Adams, Geoffrey K., Karli K. Watson, et al. "Neuroethology of Decision--Making." *Current Opinion in Neurobiology* 22, nº 6 (2012): 982-89.

Adler, Jonathan M. "Living into the Story: Agency and Coherence in a Longitudinal Study of Narrative Identity Development and Mental Health over the Course of Psychotherapy." *Journal of Personality and Social Psychology* 102, nº 2 (2012).

Adriaenssens, Jef, Véronique De Gucht e Stan Maes. "Determinants and Prevalence of Burnout in Emergency Nurses: A Systematic Review of 25 Years of Research." *International Journal of Nursing Studies* 52, nº 2 (2015): 649-61.

Aldao, Amelia, Susan Nolen-Hoeksema e Susanne Schweizer. "Emotion-Regulation Strategies Across Psychopathology: A Meta-Analytic Review." *Clinical Psychology Review* 30, nº 2 (2010): 217-37.

Alsubaie, Modi, Rebecca Abbott et al. "Mechanisms of Action in Mindfulness-Based Cognitive Therapy (MBCT) and Mindfulness-Based Stress Reduction (MBSR) in People with Physical and/or Psychological Conditions: A Systematic Review." *Clinical Psychology Review* 55 (2017): 74-91.

Altintas, Evrim e Oriel Sullivan. "Fifty Years of Change Updated: Cross-National Gender Convergence in Housework." *Demographic Research* 35 (2016).

American Time Use Survey. "Time Spent in Detailed Primary Activities and Percent of the Civilian Population Engaging in Each Activity, Averages Per Day By Sex, 2015 Annual Averages." Bureau of Labor Statistics, https://www.bls.gov/tus/tables/a1_2015.pdf.

Andrews-Hanna, Jessica R., Jonathan Smallwood e R. Nathan Spreng. "The Default Network and Self-Generated Thought: Component Processes, Dynamic Control, and Clinical Relevance." *Annals of the New York Academy of Sciences* 1316, nº 1 (2014): 29-52.

Anothaisintawee, Thunyarat, Sirimon Reutrakul, et al. "Sleep Disturbances Compared to Traditional Risk Factors for Diabetes Development: Systematic Review and Meta-Analysis." *Sleep Medicine Reviews* 30 (2016): 11-24.

Apfelbaum, Evan P., Katherine W. Phillips e Jennifer A. Richeson. "Rethinking the Baseline in Diversity Research: Should We Be Explaining the Effects of Homogeneity?" *Perspectives on Psychological Science* 9, nº 3 (2014): 235-44.

Aphramor, Lucy. "Weight Science: Evaluating the Evidence for a Paradigm Shift." *Nutrition Journal* 10 (2011).

Ayduk, Özlem e Ethan Kross. "From a Distance: Implications of Spontaneous Self-Distancing for Adaptive Self-Reflection." *Journal of Personality and Social Psychology* 98, nº 5 (2010).

Ayres, Ian, Sophie Raseman e Alice Shih. "Evidence from Two Large Field Experiments That Peer Comparison Feedback Can Reduce Residential Energy Usage." *Journal of Law, Economics, and Organization* 29 (2009).

Bacon, Linda. *Health at Every Size*. BenBella, 2010.

Baglioni, Chiara, Gemma Battagliese, et al. "Insomnia as a Predictor of Depression: A Meta-Analytic Evaluation of Longitudinal Epidemiological Studies." *Journal of Affective Disorders* 135, nº 1 (2011): 10-19.

Bailey, Covert. *Smart Exercise: Burning Fat, Getting Fit*. Houghton Mifflin, 1994.

Bakwin, Harry. "Loneliness in Infants." *American Journal of Diseases of Children* 63, nº 1 (1942): 30-40.

Barnes, Christopher M. e John R. Hollenbeck. "Sleep Deprivation and Decision--Making Teams: Burning the Midnight Oil or Playing with Fire?" *Academy of Management Review* 34, nº 1 (2009): 56-66.

Baumeister, Roy F. e Mark R. Leary. The Need to Belong: Desire for Interpersonal Attachments as a Fundamental Human Motivation." *Psychological Bulletin* 117, nº 3 (1995).

Bazzini, D. G., E. R. Stack, et al. "The Effect of Reminiscing About Laughter on Relationship Satisfaction." *Motivation and Emotion* 31 (2007).

Becker, Anne E. "Television, Disordered Eating, and Young Women in Fiji: Negotiating Body Image and Identity During Rapid Social Change." *Culture, Medicine and Psychiatry* 28, nº 4 (2004): 533-59.

Beekman, Janine B., Michelle L. Stock e Tara Marcus. "Need to Belong, Not Rejection Sensitivity, Moderates Cortisol Response, Self-Reported Stress, and Negative Affect Following Social Exclusion." *Journal of Social Psychology* 156, nº 2 (2016): 131-38.

Berkowitz, Bonnie, Denise Lu e Chris Alcantara. "The Terrible Numbers That Grow with Each Mass Shooting." *Washington Post*, 22 de março de 2017.

Blanchard, P., D. Truchot, et al. "Prevalence and Causes of Burnout Amongst Oncology Residents: A Comprehensive Nationwide Cross-Sectional Study." *European Journal of Cancer* 46, nº 15 (2010): 2708-15.

Bolier, Linda, Merel Haverman, et al. "Positive Psychology Interventions: A Meta-Analysis of Randomized Controlled Studies." *BMC Public Health* 13, nº 1 (2013).

Brandstätter, Monika, Urs Baumann, et al. "Systematic Review of Meaning in Life Assessment Instruments." *Psycho-Oncology* 21, nº 10 (2012): 1034-52.

Brodesser-Akner, Taffy. "Even the World's Top Life Coaches Need a Life Coach. Meet Martha Beck." *Bloomberg*, 18 de maio de 2016.

Brown, Harriet. "These Women Were Fat-Shamed by Their Doctors — And It Almost Cost Them Their Lives." *Prevention*, 29 de outubro de 2015.

Burgard, Sarah A. "The Needs of Others: Gender and Sleep Interruptions for Caregivers." *Social Forces* 89, nº 4 (2011): 1189-1215.

Burgard, Sarah A. e Jennifer A. Ailshire. "Gender and Time for Sleep Among US Adults." *American Sociological Review* 78, nº 1 (2013): 51-69.

Byrne, Alyson, Angela M. Dionisi, et al. "The Depleted Leader: The Influence of Leaders' Diminished Psychological Resources on Leadership Behaviors." *Leadership Quarterly* 25, nº 2 (2014): 344-57.

Byron, Kristin, Shalini Khazanchi e Deborah Nazarian. "The Relationship Between Stressors and Creativity: A Meta-Analysis Examining Competing Theoretical Models." *Journal of Applied Psychology* 95, nº 1 (2010).

Cacioppo, J. T. e L. C. Hawkley. "Loneliness." in *Handbook of Individual Differences in Social Behavior*, ed. M. R. Leary e R. H. Hoyle. Guilford Press, 2009.

Cacioppo, John T. e William Patrick. *Loneliness: Human Nature and the Need for Social Connection*. Norton, 2008.

Cacioppo, Stephanie, Haotian Zhou, et al. "You Are in Sync with Me: Neural Correlates of Interpersonal Synchrony with a Partner." *Neuroscience* 277 (2014): 842-58.

Calhoun, Lawrence G. e Richard G. Tedeschi, "Relationships between Posttraumatic Growth and Resilience: Recovery, Resistancee Reconfiguration." *Handbook of Posttraumatic Growth: Research and Practice.*

Calogero, Rachel M., Tracy L. Tylka e Janell L. Mensinger. "Scientific Weightism: A View of Mainstream Weight Stigma Research Through a Feminist Lens." In *Feminist Perspectives on Building a Better Psychological Science of Gender*, ed. T. A. Roberts, N. Curtin, et al. Springer International Publishing, 2016.

Cancer Journals: Special Edition. San Francisco: Aunt Lute Books, 1997.

Cappuccio, Francesco P., Lanfranco D'Elia, et al. "Sleep Duration and All-Cause Mortality: A Systematic Review and Meta-Analysis of Prospective Studies." *Sleep* 33, nº 5 (2010).

Cardozo, Barbara Lopes, Carol Gotway Crawford, et al. "Psychological Distress, Depression, Anxiety, and Burnout Among International Humanitarian Aid Workers: A Longitudinal Study." *PLOS One 7*, nº 9 (2012).

Carver, Charles S. e Michael F. Scheier. "Feedback Processes in the Simultaneous Regulation of Action and Affect." *Handbook of Motivation Science*, ed. Guilford Press, 2008.

Castaldo, Rossana, Paolo Melillo, et al. "Acute Mental Stress Assessment via Short Term HRV Analysis in Healthy Adults: A Systematic Review with Meta-Analysis." *Biomedical Signal Processing and Control* 18 (2015): 370-77.

Cerasoli, Christopher P., Jessica M. Nicklin e Michael T. Ford. "Intrinsic Motivation and Extrinsic Incentives Jointly Predict Performance: A 40-Year Meta-Analysis." *Psychological Bulletin* 140, nº 4 (2014).

Chapman, Elizabeth N., Anna Kaatz e Molly Carnes. "Physicians and Implicit Bias: How Doctors May Unwittingly Perpetuate Health Care Disparities." *Journal of General Internal Medicine* 28, nº 11 (2013): 1504-10.

Christian, Hayley E., Carri Westgarth, et al. "Dog Ownership and Physical Activity: A Review of the Evidence." *Journal of Physical Activity and Health* 10, nº 13 (2013): 750-59.

Christian, Michael S. e Aleksander P. J. Ellis. "Examining the Effects of Sleep Deprivation on Workplace Deviance: A Self-Regulatory Perspective." *Academy of Management Journal* 54, nº 5 (2011): 913-34.

Cirelli, L. K., K. M. Einarson, et al. "Interpersonal Synchrony Increases Prosocial Behavior in Infants." *Developmental Science* 17 (2014): 1003-11.

Clinchy, Blythe McVicker. "Connected and Separate Knowing: Toward a Marriage of True Minds." In *Knowledge, Difference, and Power: Essays Inspired by "Women's Ways of Knowing."* Basic Books, 1996.

Coan, James A. e Davie A. Sbarra. "Social Baseline Theory: The Social Regulation of Risk and Effort." *Current Opinion in Psychology* 1 (2015): 87-91.

Collazo-Clavell, M. L. e F. Lopez-Jimenez. "Accuracy of Body Mass Index to Diagnose Obesity in the US Adult Population." *International Journal of Obesity* 32, nº 6 (2008): 959-66.

Conner, Tamlin S., Colin G. DeYoung e Paul J. Silvia. "Everyday Creative Activity as a Path to Flourishing." *Journal of Positive Psychology* (2016): 1-9.

Cooper, Brittney. *Eloquent Rage: A Black Feminist Discovers Her Superpower*. St. Martin's Press, 2018.

Craig, Arthur D. "How Do You Feel? Interoception: The Sense of the Physiological Condition of the Body." *Nature Reviews Neuroscience* 3, nº 8 (2002).

Cusio, Carmen. "'Eat Up': How Cultural Messages Can Lead to Eating Disorders." NPR, 7 de dezembro de 2015.

Czekierda, K., A. Gancarczyk e A. Luszczynska. "Associations Between Meaning in Life and Health Indicators: A Systematic Review." *European Health Psychologist* 16 Sup. (2014).

da Silva, Sérgio P., Charlotte vanOyen Witvliet, and Blake Riek. "Self-Forgiveness and Forgiveness-Seeking in Response to Rumination: Cardiac and Emotional Responses of Transgressors." *Journal of Positive Psychology* 12, nº 4 (2017): 362-72.

Dalla, C., K. Antoniou, et al. "Chronic Mild Stress Impact: Are Females More Vulnerable?" *Neuroscience* 135, nº 3 (2005): 703-14.

Danckert, Jame e Colleen Merrifield. "Boredom, Sustained Attention and the Default Mode Network." *Experimental Brain Research* (2016): 1-12.

Davidai, Shai e Thomas Gilovich. "The Headwinds/Tailwinds Asymmetry: An Availability Bias in Assessments of Barriers and Blessings." *Journal of Personality and Social Psychology* 111, nº 6 (2016).

Davis, Don E., Man Yee Ho, et al. "Forgiving the Self and Physical and Mental Health Correlates: A Meta-Analytic Review." *Journal of Counseling Psychology* 62, nº 2 (2015).

de Girolamo, G., G. Polidori, P. Morosini, et al. "Prevalence of Common Mental Disorders in Italy." *Social Psychiatry and Psychiatric Epidemiology*, 41 (11) (2006): 853-61.

de Mello, Marco Tullio, Veruska Narciso, et al. "Sleep Disorders as a Cause of Motor Vehicle Collisions." *International Journal of Preventive Medicine* 4, nº 3 (2013).

Delle Fave, Antonella, Ingrid Brdar, et al. "Religion, Spirituality, and Well-Being Across Nations: The Eudaemonic and Hedonic Happiness Investigation." In *Well-Being and Cultures*. Springer Netherlands, 2013.

Di Angelantonio, Emanuele Shilpa, N. Bhupathiraju, et al. “Body-Mass Index and All-Cause Mortality: Individual-Participant-Data Meta-Analysis of 239 Prospective Studies in Four Continents.” *Lancet* 388, nº 10046 (2016): 776-86.

Diedrich, Alice, Michaela Grant, et al. “Self-Compassion as an Emotion Regulation Strategy in Major Depressive Disorder.” *Behaviour Research and Therapy* 58 (julho de 2014): 43-51.

Diemand-Yauman, Connor, Daniel M. Oppenheimer e Erikka B. Vaughan. “Fortune Favors the Bold (And the Italicized): Effects of Disfluency on Educational Outcomes.” *Cognition* 118, nº 1 (2011): 111-15.

Dittmar, Helga, Emma Halliwell e Suzanne Ive. “Does Barbie Make Girls Want to Be Thin? The Effect of Experimental Exposure to Images of Dolls on the Body Image of 5- to 8-Year-Old Girls.” *Developmental Psychology* 42, nº 2 (2006).

Dohnt, Hayley K. e Marika Tiggemann. “Body Image Concerns in Young Girls: The Role of Peers and Media Prior to Adolescence.” *Journal of Youth and Adolescence* 35, nº 2 (2006): 135-45.

Domhoff, G. William e Kieran C. R. Fox. “Dreaming and the Default Network: A Review, Synthesise Counterintuitive Research Proposal.” *Consciousness and Cognition* 33 (2015): 342-53.

Douthat, Ross. “The Redistribution of Sex.” *New York Times*, 2 de maio de 2018.

Durmer, Jeffrey S. e David F. Dinges. “Neurocognitive Consequences of Sleep Deprivation.” *Seminars in Neurology* 25, nº 01: 117-29.

Dzaja, Andrea, Sara Arber, et al. “Women’s Sleep in Health and Disease.” *Journal of Psychiatric Research* 39, nº 1 (2005): 55-76.

Earley, Jay. “Self-Therapy: A Step-by-Step Guide to Creating Wholeness and Healing Your Inner Child Using Ifs, a New Cutting-Edge Psychotherapy.” Pattern System Books, 2009.

Ejova, Anastasia, Daniel Navarro e A. Perfors. “When to Walk Away: The Effect of Variability on Keeping Options Viable.” Cognitive Science Society, 2009.

Ekirch, A. Roger. “The modernization of western sleep: Or, does sleep insomnia have a history?” *Past & Present* 226, nº 1 (2015): 149-152.

Engber, Daniel. "Glutton Intolerance: What If a War on Obesity Only Makes the Problem Worse?" *Slate*, 5 de outubro de 2009.

Epley, Nicholas e Juliana Schroeder. "Mistakenly Seeking Solitude." *Journal of Experimental Psychology* 143, nº 5 (2014).

Ernsberger, Paul e Richard J. Koletsky. "Weight Cycling." *JAMA* 273, nº 13 (1995): 998-99.

Evans, Elizabeth H., Martin J. Tovée, et al. "Body Dissatisfaction and Disordered Eating Attitudes in 7-to-11-Year-Old Girls: Testing a Sociocultural Model." *Body Image* 10, nº 1 (2013): 8-15.

Everson, Carol A., Bernard M. Bergmann e Allan Rechtschaffen. "Sleep Deprivation in the Rat, III: Total Sleep Deprivation." *Sleep* 12, nº 1 (1989): 13-21.

Fan, Rui, Ali Varamesh, et al. "Does Putting Your Emotions into Words Make You Feel Better? Measuring the Minute-Scale Dynamics of Emotions from Online Data." arXiv preprint arXiv:1807.09725 (2018).

Farrell, Amy Erdman. *Fat Shame: Stigma and the Fat Body in American Culture.* NYU Press, 2011.

Faravelli, C., M. Alessandra Scarpato, G. Castellini, et al. "Gender differences in depression and anxiety: the role of age." *Psychiatry Research*, (2013): 1301-3.

Feinman, Richard D., Wendy K. Pogozelski, et al. "Dietary Carbohydrate Restriction as the First Approach in Diabetes Management: Critical Review and Evidence Base." *Nutrition* 31, nº 1 (2015): 1-13.

Fikkan, Janna L. e Esther D. Rothblum. "Is Fat a Feminist Issue? Exploring the Gendered Nature of Weight Bias." *Sex Roles* 66, nº 9-10 (2012): 575-92.

Files, Julia A., Anita P. Mayer, et al. "Speaker Introductions at Internal Medicine Grand Rounds: Forms of Address Reveal Gender Bias." *Journal of Women's Health* 26, nº 5 (2017): 413-19.

Fisher, Adam. *An Everlasting Name: A Service for Remembering the Shoah.* Behrman House, 1991.

Fortier-Brochu, Émilie, Simon Beaulieu-Bonneau, et al. "Insomnia and Daytime Cognitive Performance: A Meta-Analysis." *Sleep Medicine Reviews* 16, nº 1 (2012): 83-94.

Fresco, David M., Michael T. Moore, et al. "Initial Psychometric Properties of the Experiences Questionnaire: Validation of a Self-Report Measure of Decentering." *Behavior Therapy* 38, nº 3 (2007): 234-46.

Freudenberger, Herbert J. "The Staff Burn-Out Syndrome in Alternative Institutions." *Psychotherapy Theory Research and Practice* 12 (janeiro de 1975): 73-82.

Friedan, Betty. *A mística feminina*. Rio de Janeiro: Rosa dos Tempos, 2020.

Friedan, Betty. "Up from the Kitchen Floor." *New York Times*, 4 de março de 1973.

Friedman, Ronald S. e Jens Förster. "Effects of Motivational Cues on Perceptual Asymmetry: Implications for Creativity and Analytical Problem Solving." *Journal of Personality and Social Psychology* 88, nº 2 (2005): 263-75.

Fulu, Emma, Xian Warner, et al. "Why Do Some Men Use Violence Against Women and How Can We Prevent It?" In *Quantitative Findings from the United Nations Multi-Country Study on Men and Violence in Asia and the Pacific*. Bangkok: United Nations Development Programme, 2013.

Furnham, Adrian, Nicola Badmin e Ian Sneade. "Body Image Dissatisfaction: Gender Differences in Eating Attitudes, Self-Esteem, and Reasons for Exercise." *Journal of Psychology* 136, nº 6 (2002): 581-96.

Gander, Fabian, René T. Proyer, et al. "Strength-Based Positive Interventions: Further Evidence for Their Potential in Enhancing Well-Being and Alleviating Depression." *Journal of Happiness Studies* 14, nº 4 (2013): 1241-59.

Gangestad, Steven W. e Nicholas M. Grebe. "Hormonal Systems, Human Social Bonding, and Affiliation." *Hormones and Behavior* 91 (2017): 122-35.

Gardner, Wendi L., Cynthia L. Pickett, et al. "On the Outside Looking In: Loneliness and Social Monitoring." *Personality and Social Psychology Bulletin* 31, nº 11 (2005): 1549-60.

Gates, Bill. "The Deadliest Animal in the World." *GatesNotes* (blog), 25 de abril de 2014, https://www.gatesnotes.com/Health/Most-Lethal-Animal-Mosquito-Week.

Gerhardt, Sue. *Why Love Matters: How Affection Shapes a Baby's Brain*. Routledge, 2004.

Gilbert, P., K. McEwan, et al. "Fears of Compassion: Development of Three Self-Report Measures." *Psychology and Psychotherapy: Theory, Research and Practice* 84 (2011): 239-55.

Gilbert, Paul. "Introducing Compassion-Focused Therapy." *Advances in Psychiatric Treatment* 15, nº 3 (maio de 2009): 199-208.

Gilbert, Paul e Sue Procter. "Compassionate Mind Training for People with High Shame and Self-Criticism: Overview and Pilot Study of a Group Therapy Approach." *Clinical Psychology and Psychotherapy* 13, nº 6 (2006): 353-79.

Goleman, Daniel. *Inteligência social: A ciência revolucionária das relações humanas*. Rio de Janeiro: Objetiva, 2019.

Golland, Yulia, Yossi Arzouan e Nava Levit-Binnun. "The Mere Co-presence: Synchronization of Autonomic Signals and Emotional Responses Across Co-Present Individuals Not Engaged in Direct Interaction." *PLOS ONE* 10, nº 5 (2015).

Gooding, Diane C., Tina M. Winston, et al. "Individual Differences in Hedonic Experience: Further Evidence for the Construct Validity of the ACIPS." *Psychiatry Research* 229, nº 1 (2015): 524-32.

Gottman, John M. *The Science of Trust: Emotional Attunement for Couples*. Norton, 2011.

Gottman, John e Nan Silver. *Sete princípios para o casamento dar certo*. Rio de Janeiro: Objetiva, 2010.

Grewen, K. M., B. J. Anderson, et al. "Warm Partner Contact Is Related to Lower Cardiovascular Reactivity." *Behavioral Medicine* 29 (2003): 123-30.

Gu, Jenny, Clara Strauss, et al. "How Do Mindfulness-Based Cognitive Therapy and Mindfulness-Based Stress Reduction Improve Mental Health and Wellbeing?

A Systematic Review and Meta-Analysis of Mediation Studies." *Clinical Psychology Review* 37 (2015): 1-12.

Gubar, Susan e Sandra Gilbert. *The Madwoman in the Attic*. Yale University Press, 1979.

Guerrero-Torrelles, Mariona, Cristina Monforte-Royo, et al. "Understanding Meaning in Life Interventions in Patients with Advanced Disease: A Systematic Review and Realist Synthesis." *Palliative Medicine* (2017): 0269216316685235.

Gwozdziewycz, Nicolas e Lewis Mehl-Madrona. "Meta-Analysis of the Use of Narrative Exposure Therapy for the Effects of Trauma Among Refugee Populations." *Permanente Journal* 17, nº 1 (2013): 70-76.

Hagger, Martin S., Chantelle Wood, et al. "Ego Depletion and the Strength Model of Self-Control: A Meta-Analysis." *Psychological Bulletin* 136, nº 4 (2010): 495-525.

Hari, Riitta, Linda Henriksson, et al. "Centrality of Social Interaction in Human Brain Function." *Neuron* 88, nº 1 (2015): 181-93.

Hari, Riitta, Mikko Sams e Lauri Nummenmaa. "Attending To and Neglecting People: Bridging Neuroscience, Psychology and Sociology." *Philosophical Transactions of the Royal Society B: Biological Sciences* 371 (5 de maio de 2016): 20150365.

Harrison, Yvonne e James A. Horne. "The Impact of Sleep Deprivation on Decision Making: A Review." *Journal of Experimental Psychology: Applied* 6, nº 3 (2000): 236-49.

Hart, Dolores. *The Ear of the Heart*. Ignatius Press, 2013.

Hatch, Jenavieve. "13 Iconic Women Who Nevertheless Persisted." *Huffington Post*, 21 de fevereiro de 2017.

Hayes, Steven C., Jason B. Luoma, et al. "Acceptance and Commitment Therapy: Model, Processes and Outcomes." *Behaviour Research and Therapy* 44, nº 1 (2006): 1-25.

Hegarty, Stephanie. "The Myth of the Eight-Hour Sleep." *BBC News Magazine*, 22 de fevereiro de 2012.

Heine, S. J., T. Proulx e K. D. Vohs. "The Meaning Maintenance Model: On the Coherence of Social Motivations." *Personality and Social Psychology Review* 10 (2006): 88-110.

Herrera, Tim. "Work Less. You'll Get So Much More Done." *New York Times*, 26 de junho de 2017.

Higgins, Marissa. "The 35 Best 'Nevertheless, She Persisted' Tweets, Because This Moment Is Nothing Short of Iconic." *Bustle*, 8 de fevereiro de 2017, https://www.bustle.com/p/the-35-best-nevertheless-she-persisted-tweets-because-this-moment-is-nothing-short-of-iconic-36697.

Holt-Lunstad, Julianne, Timothy B. Smith, J. Bradley Layton. "Social Relationships and Mortality Risk: A Meta-Analytic Review." *Public Library of Science Medicine.*

Howe, Everett. "I Believe in the Sun, Part II: The Friend." *Humanist Seminarian*, 25 de março de 2017, https://humanistseminarian.com/2017/03/25/i-believe-in-the-sun-part-ii-the-friend/.

Hultell, Daniel, Bo Melin e J. Petter Gustavsson. "Getting Personal with Teacher Burnout: A Longitudinal Study on the Development of Burnout Using a Person-Based Approach." *Teaching and Teacher Education* 32 (2013): 75-86.

Immordino-Yang, Mary Helen, Joanna A. Christodoulou e Vanessa Singh. "Rest Is Not Idleness: Implications of the Brain's Default Mode for Human Development and Education." *Perspectives on Psychological Science* 7, nº 4 (2012): 352-64.

Imo, Udemezue O. "Burnout and Psychiatric Morbidity Among Doctors in the UK: A Systematic Literature Review of Prevalence and Associated Factors." *BJPsych Bulletin* 41, nº 4 (2017): 197-204.

Irwin, Michael R., Richard Olmstead e Judith E. Carroll. "Sleep Disturbance, Sleep Duration, and Inflammation: A Systematic Review and Meta-Analysis of Cohort Studies and Experimental Sleep Deprivation." *Biological Psychiatry* 80, nº 1 (2016): 40-52.

Itani, Osamu, Maki Jike, et al. "Short Sleep Duration and Health Outcomes: A Systematic Review, Meta-Analysis, and Meta-Regression." *Sleep Medicine* 32 (2017): 246-56.

Jike, Maki, Osamu Itani, et al. "Long Sleep Duration and Health Outcomes: A Systematic Review, Meta-Analysis and Meta-Regression." *Sleep Medicine Reviews* 39, (2018): 25-36.

Johansson, K., M. Neovius e E. Hemmingsson. "Effects of Anti-Obesity Drugs, Diet, and Exercise on Weight-Loss Maintenance After a Very-Low-Calorie Diet or Low-Calorie Diet: A Systematic Review and Meta-Analysis of Randomized Controlled Trials." *American Journal of Clinical Nutrition* 99, nº 1 (2014): 14-23.

Kanai, Ryota, Bahador Bahrami, et al. "Brain Structure Links Loneliness to Social Perception." *Current Biology* 22, nº 20 (2012): 1975-79.

Kannan, Divya e Heidi M. Levitt. "A Review of Client Self-criticism in Psychotherapy." *Journal of Psychotherapy Integration* 23, nº 2 (2013): 166-178.

Karpowitz, Christopher F., Tali Mendelberg e Lee Shaker. "Gender Inequality in Deliberative Participation." *American Political Science Review*, disponível em CJO doi:10.1017/S0003055412000329.

Keat, Kung Choon, Ponnusamy Subramaniam, et al. "Review on Benefits of Owning Companion Dogs Among Older Adults." *Mediterranean Journal of Social Sciences* 7, nº 4 (2016): 397-405.

Keith, S. W., K. R. Fontaine e D. B. Allison. "Mortality Rate and Overweight: Overblown or Underestimated? A Commentary on a Recent Meta-Analysis of the Associations of BMI and Mortality." *Molecular Metabolism* 2, nº 2 (2013): 65-68.

Kerkhof, G. A. e H. P. A. Van Dongen. "Effects of Sleep Deprivation on Cognition." *Human Sleep and Cognition: Basic Research* 185 (2010): 105-129.

Kessler, R. C. "Epidemiology of Women and Depression." *Journal of Affective Disorders* 74(1) (2003): 5-13.

Kilpatrick, Marcus, Edward Hebert e John Bartholomew. "College Students' Motivation for Physical Activity: Differentiating Men's and Women's Motives for Sport Participation and Exercise." *Journal of American College Health* 54, nº 2 (2005): 87-94.

Kim, Eric S., Victor J. Strecher e Carol D. Ryff. "Purpose in Life and Use of Preventive Health Care Services." *Proceedings of the National Academy of Sciences* 111, nº 46 (2014): 16331-36.

King, Laura A., Joshua A. Hicks, et al. "Positive Affect and the Experience of Meaning in Life." *Journal of Personality and Social Psychology* 90, nº 1 (2006): 179-196.

Kitchen Sisters. "Taking Surprising Risks for the Ideal Body." NPR, 22 de março de 2010.

Klug, G. "Dangerous Doze: Sleep and Vulnerability in Medieval German Literature." In *Worlds of Sleep*, ed. L. Brunt e B. Steger. Berlim: Frank & Timme, 2008.

Kogler, Lydia, Veronika I. Müller, et al. "Psychosocial Versus Physiological Stress-Meta-Analyses on Deactivations and Activations of the Neural Correlates of Stress Reactions." *Neuroimage* 119 (2015): 235-51.

Kolata, Gina. "The Shame of Fat Shaming." *New York Times*, 1 de outubro de 2016.

Krebs, C., C. Lindquist, et al. The Campus Sexual Assault (CSA) Study (2007), http://www.ncjrs.gov/pdffiles1/nij/grants/221153.pdf.

Krueger, Patrick M. e Elliot M. Friedman. "Sleep Duration in the United States: A Cross-Sectional Population-Based Study." *American Journal of Epidemiology* 169, nº 9 (2009): 1052-63.

Lambert, Nathaniel M., Frank D. Fincham e Tyler F. Stillman. "Gratitude and Depressive Symptoms: The Role of Positive Reframing and Positive Emotion." *Cognition and Emotion* 26, nº 4 (2012): 615-33.

Lane, Jacqueline M., Jingjing Liang, et al. "Genome-Wide Association Analyses of Sleep Disturbance Traits Identify New Loci and Highlight Shared Genetics with Neuropsychiatric and Metabolic Traits." *Nature Genetics* 49, nº 2 (2017): 274-281.

Larrivee, Barbara. *Cultivating Teacher Renewal: Guarding Against Stress and Burnout.* R&L Education, 2012.

Le Grange, Daniel, Sonja A. Swanson, et al. "Eating Disorder Not Otherwise Specified Presentation in the US Population." *International Journal of Eating Disorders* 45, nº 5 (2012): 711-18.

Leamy, Mary, Victoria Bird, et al. "Conceptual Framework for Personal Recovery in Mental Health: Systematic Review and Narrative Synthesis." *British Journal of Psychiatry* 199, nº 6 (2011): 445-52.

Leary, Mark R., Kristine M. Kelly, et al. "Construct Validity of the Need to Belong Scale: Mapping the Nomological Network." *Journal of Personality Assessment* 95, nº 6 (2013): 610-24.

Lee, Jennifer A. e Cat J. Pausé. "Stigma in Practice: Barriers to Health for Fat Women." *Frontiers in Psychology* 7 (2016): 2063.

Lee, Shaun Wen Huey, Khuen Yen Ng e Weng Khong Chin. "The Impact of Sleep Amount and Sleep Quality on Glycemic Control in Type 2 Diabetes: A Systematic Review and Meta-Analysis." *Sleep Medicine Reviews* 31 (2017): 91-101.

Lepore, Stephen e Tracy Revenson. "Relationships Between Posttraumatic Growth and Resilience: Recovery, Resistance, and Reconfiguration." In *Handbook of Posttraumatic Growth: Research and Practice*, ed. Lawrence G. Calhoun e Richard G. Tedeschi. Routledge, 2014.

Li, Peng, et al. "The Peptidergic Control Circuit for Sighing." *Nature* 530 (fevereiro de 2016): 293-97.

Lin, Xiaoti, Weiyu Chen, et al. "Night-Shift Work Increases Morbidity of Breast Cancer and All-Cause Mortality: A Meta-Analysis of 16 Prospective Cohort Studies." *Sleep Medicine* 16, nº 11 (2015): 1381-87.

Liu, Tong-Zu, Chang Xu, et al. "Sleep Duration and Risk of All-Cause Mortality: A Flexible, Non-Linear, Meta-Regression of 40 Prospective Cohort Studies." *Sleep Medicine Reviews* 32 (2016): 28-36.

Lombrozo, Tania. "Think Your Credentials Are Ignored Because You're A Woman? It Could Be." NPR.org.

Lovato, Nicole e Michael Gradisar. "A Meta-Analysis and Model of the Relationship Between Sleep and Depression in Adolescents: Recommendations for Future Research and Clinical Practice." *Sleep Medicine Reviews* 18, nº 6 (2014): 521-29.

Ma, Ning, David F. Dinges, et al. "How Acute Total Sleep Loss Affects the Attending Brain: A Meta-Analysis of Neuroimaging Studies." *Sleep* 38, nº 2 (2015): 233-40.

Macaskill, Ann. "Differentiating Dispositional Self-Forgiveness from Other-Forgiveness: Associations with Mental Health and Life Satisfaction." *Journal of Social and Clinical Psychology* 31, nº 1 (2012): 28-50.

MacBeth, Angus e Andrew Gumley. "Exploring Compassion: A Meta-Analysis of the Association Between Self-Compassion and Psychopathology." *Clinical Psychology Review* 32, nº 6 (2012): 545-52.

MacLean, Evan L., Brian Hare, et al. "The Evolution of Self-Control." *Proceedings of the National Academy of Sciences* 111, nº 20 (2014): E2140-E2148.

Malone, Glenn P., David R. Pillow e Augustine Osman. "The General Belongingness Scale (GBS): Assessing Achieved Belongingness." *Personality and Individual Differences* 52, nº 3 (2012): 311-16.

Manne, Kate. *Down Girl: The Logic of Misogyny*. Oxford University Press, 2017.

Marsland, Anna L., Catherine Walsh, et al. "The Effects of Acute Psychological Stress on Circulating and Stimulated Inflammatory Markers: A Systematic Review and Meta-Analysis." *Brain, Behavior, and Immunity* 21, nº 7, (2017): 901-912.

Martin, Michel. "Star Trek's Uhura Reflects on MLK Encounter." NPR, 17 de janeiro de 2011.

Mathieu, Françoise. *The Compassion Fatigue Workbook: Creative Tools for Transforming Compassion Fatigue and Vicarious Traumatization*. Routledge, 2012.

Mayhew, Sophie L. e Paul Gilbert. "Compassionate Mind Training with People Who Hear Malevolent Voices: A Case Series Report." *Clinical Psychology and Psychotherapy* 15, nº 2 (2008): 113-38.

McCrea, Sean M., Nira Liberman, et al. "Construal Level and Procrastination." *Psychological Science* 19, nº 12 (2008): 1308-14.

McGregor, Jena. "The Average Work Week Is Now 47 Hours." *Washington Post*, 2 de setembro de 2014.

McIntosh, Peggy. *Feeling Like a Fraud: Part Two*. Stone Center, Wellesley College, 1985.

McNeill, William H., *Keeping Together in Time: Dance and Drill in Human History*, Harvard University Press, 1997.

McRae, Kateri e Iris B. Mauss. "Increasing Positive Emotion in Negative Contexts: Emotional Consequences, Neural Correlatese Implications for Resilience." *Positive Neuroscience* (2016): 159-174.

Mehta, Ravi, Rui Juliet Zhu e Amar Cheema. "Is Noise Always Bad? Exploring the Effects of Ambient Noise on Creative Cognition." *Journal of Consumer Research* 39, nº 4 (2012): 784-99.

Meng, Lin, Yang Zheng e Rutai Hui. "The Relationship of Sleep Duration and Insomnia to Risk of Hypertension Incidence: A Meta-Analysis of Prospective Cohort Studies." *Hypertension Research* 36, nº 11 (2013): 985.

Metz, Thaddeus. "The Meaning of Life." The Standard Encyclopedia of Philosophy (Summer 2013 Edition), Edward N. Zalta (ed.), https:// plato.stanford.edu/archives/sum2013/entries/life-meaning.

Miller, William R. e Stephen Rollnick. *Motivational Interviewing: Helping People Change*. Guilford Press, 2012.

Moradi, Yousef, Hamid Reza Baradaran, et al. "Prevalence of Burnout in Residents of Obstetrics and Gynecology: A Systematic Review and Meta-Analysis." *Medical Journal of the Islamic Republic of Iran* 29, nº 4 (2015): 235.

Morey, Jennifer N., Ian A. Boggero, et al. "Current Directions in Stress and Human Immune Function." *Current Opinion in Psychology* 5 (2015): 13-17.

Morris, Gerwyn, Michael Berk, et al. "The Neuro-Immune Pathophysiology of Central and Peripheral Fatigue in Systemic Immune-Inflammatory and Neuro-Immune Diseases." *Molecular Neurobiology* 53, nº 2 (2016): 1195-1219.

Murdock, Maureen. "The Heroine's Journey." MaureenMurdock.com, s.d., https://www.maureenmurdock.com/articles/articles-the-heroines-journey.

Neff, Kristin D. e Christopher K. Germer. "A Pilot Study and Randomized Controlled Trial of the Mindful Self-Compassion Program." *Journal of Clinical Psychology* 69, nº 1 (2013): 28-44.

Nichols, Austin Lee e Gregory D. Webster. "The Single-Item Need to Belong Scale." *Personality and Individual Differences* 55, nº 2 (2013): 189-92.

Nowack, Kenneth. "Sleep, Emotional Intelligencee Interpersonal Effectiveness: Natural Bedfellows." *Consulting Psychology Journal: Practice and Research* 69, nº 2 (2017): 66-79.

Pace, T. W., L. T. Negi, et al. "Effect of Compassion Meditation on Neuroendocrine, Innate Immune and Behavioral Responses to Psychosocial Stress." *Psychoneuroendocrinology* 34 (2009): 87-98.

Pang, Alex. *Rest: Why You Get More Done When You Work Less.* Basic Books, 2016.

Park, Crystal L. "The Meaning Making Model: A Framework for Understanding Meaning, Spirituality, and Stress-Related Growth in Health Psychology." *European Health Psychologist* 15, nº 2 (2013): 40-47.

Park, Jina e Roy F. Baumeister. "Meaning in Life and Adjustment to Daily Stressors." *Journal of Positive Psychology* 12, nº 4 (2017): 333-41.

Park, Song-Yi, Lynne R. Wilkens, et al. "Weight Change in Older Adults and Mortality: The Multiethnic Cohort Study." *International Journal of Obesity* 42, nº 2 (2018): 205-212.

Patashnik, Erik M., Alan S. Gerber e Conor M. Dowling. *Unhealthy Politics: The Battle Over Evidence-Based Medicine.* Princeton University Press, 2017.

Paul, T. e P. Wong. "Meaning Centered Positive Group Intervention." In *Clinical Perspectives on Meaning.* Springer International, 2016.

Permanent Market Research. "Global Nutrition and Supplements Market: History, Industry Growth, and Future Trends by PMR." Globe NewsWire.com, 27 de janeiro de 2015, https://globenewswire.com/news-release/2015/01/27/700276/10117198/en/Global-Nutrition-and-Supplements-Market-History-Industry-Growth-and-Future-Trends-by-PMR.html.

Phillips, Katherine W. "How Diversity Works." *Scientific American* 311, nº 4 (2014): 42-47.

Phillips, Katherine W., Katie A. Liljenquist e Margaret A. Neale. "Is the Pain Worth the Gain? The Advantages and Liabilities of Agreeing with Socially Distinct Newcomers." *Personality and Social Psychology Bulletin* 35, nº 3 (2009): 336-50.

Pigeon, Wilfred R., Martin Pinquart e Kenneth Conner. "MetaAnalysis of Sleep Disturbance and Suicidal Thoughts and Behaviors." *Journal of Clinical Psychiatry* 73, nº 9 (2012): 1160-67.

Pires, Gabriel Natan, Andreia Gomes Bezerra, et al. "Effects of Acute Sleep Deprivation on State Anxiety Levels: A Systematic Review and Meta-Analysis." *Sleep Medicine* 24 (2016): 109-18.

Poehler, Amy. *Yes Please.* Dey Street, 2014.

Polack, Ellie. "New CIGNA Study Reveals Loneliness at Epidemic Levels in America." CIGNA, 1º de maio de 2018, https://www.multivu.com/players/English/8294451-cigna-us-loneliness-survey/docs/IndexReport_1524069371598-173525450.pdf.

Prime Minister's Office. "PM Commits to Government-wide Drive to Tackle Loneliness", Gov.uk, 17 de janeiro de 2018, https://www.gov.uk/government/news/pm-commits-to-government-wide-drive-to-tackle-loneliness.

Puhl, Rebecca M. e Chelsea A. Heuer. "Obesity Stigma: Important Considerations for Public Health." *American Journal of Public Health* 100, nº 6 (2010): 1019-28.

Puhl, Rebecca M., Tatiana Andreyeva e Kelly D. Brownell. "Perceptions of Weight Discrimination: Prevalence and Comparison to Race and Gender Discrimination in America." *International Journal of Obesity* 32, nº 6 (2008): 992-1000.

Purvanova, Radostina K. e John P. Muros. "Gender Differences in Burnout: A Meta-Analysis." *Journal of Vocational Behavior* 77, nº 2 (2010): 168-85.

Rejali, Darius. *Torture and Democracy.* Princeton University Press, 2009.

Richards, Elizabeth A., Niwako Ogata e Ching-Wei Cheng. "Evaluation of the Dogs, Physical Activitye Walking (Dogs PAW) Intervention: A Randomized Controlled Trial." *Nursing Research* 65, nº 3 (2016): 191-201.

Robinson, Oliver C., Frederick G. Lopez, et al. "Authenticity, Social Context, and Well-Being in the United States, England, and Russia: A Three Country Comparative Analysis." *Journal of Cross-Cultural Psychology* 44, nº 5 (2013): 719-37.

Robles, Theodore F., Richard B. Slatcher, et al. "Marital Quality and Health: A Meta-Analytic Review." *Psychological Bulletin* 140, nº 1 (2014): 140-187.

Roepke, Ann Marie, Eranda Jayawickreme e Olivia M. Riffle. "Meaning and Health: A Systematic Review." *Applied Research in Quality of Life* 9, nº 4 (2014): 1055-79.

Rosenbaum, Simon, Anne Tiedemann, Catherine Sherrington, Jackie Curtis e Philip B. Ward. "Physical Activity Interventions for People with Mental Illness: A Systematic Review and Meta-Analysis." *Journal of Clinical Psychiatry* 75, nº 9 (2014): 964-74.

Roskam, Isabelle, Marie-Emilie Raes e Moïra Mikolajczak. "Exhausted Parents: Development and Preliminary Validation of the Parental Burnout Inventory." *Frontiers in Psychology* 8 (2017): 163.

Russo-Netzer, Pninit, Stefan E. Schulenberg e Alexander Batthyany. "Clinical Perspectives on Meaning: Understanding, Coping and Thriving Through Science and Practice." In *Clinical Perspectives on Meaning*. Springer International Publishing, 2016.

Ryan, Michelle K. e Barbara David. "Gender Differences in Ways of Knowing: The Context Dependence of the Attitudes Toward Thinking and Learning Survey." *Sex Roles* 49, nº 11-12 (2003): 693-99.

Ryan, Richard M. e Edward L. Deci. "On Happiness and Human Potentials: A Review of Research on Hedonic and Eudaimonic Well-Being." *Annual Review of Psychology* 52, nº 1 (2001): 141-66.

Sadker, Myra e David Sadker. *Failing at Fairness: How America's Schools Cheat Girls*. Simon & Schuster, 2010.

Saguy, Abigail C. *What's Wrong with Fat?* Oxford University Press, 2012.

Saha, Kaustuv, Douglas Eikenburg, et al. "Repeated Forced Swim Stress Induces Learned Helplessness in Rats." *FASEB Journal* 26, nº 1 sup. (2012): 1042-48.

Samitz, Guenther, Matthias Egger e Marcel Zwahlen. "Domains of Physical Activity and All-Cause Mortality: Systematic Review and Dose-Response Meta-Analysis of Cohort Studies." *International Journal of Epidemiology* 40, nº 5 (2011): 1382-1400.

Sandstrom, Gillian M. e Elizabeth W. Dunn. "Social Interactions and Well-Being: The Surprising Power of Weak Ties." *Personality and Social Psychology Bulletin* 40, nº 7 (2014): 910-22.

Sapolsky, Robert. *Behave: The Biology of Humans at Our Best and Worst.* Penguin, 2017.

Sapolsky, Robert. *Why Zebras Don't Get Ulcers.* Holt, 2004.

Schatz, Howard e Beverly Ornstein. *Athlete.* Harper Collins, 2002.

Scheier, Michael F. e Charles S. Carver. "Optimism, Copinge Health: Assessment and Implications of Generalized Outcome Expectancies." *Health Psychology* 4, nº 3 (1985): 219.

Scott, Sophie. "Why We Laugh". *TED: Ideas Worth Spreading*, março de 2015, https://www.ted.com/talks/sophie_scott_why_we_laugh?language=en.

Seligman, Martin E. P. *Aprenda a ser otimista: Como mudar a sua mente e a sua vida.* Rio de Janeiro: Objetiva, 2019.

Shanafelt, Tait D., Sonja Boone, et al. "Burnout and Satisfaction with Work-Life Balance Among US Physicians Relative to the General US Population." *Archives of Internal Medicine* 172, nº 18 (2012): 1377-85.

Sharp, John. "Senate Democrats Read Coretta Scott King Letter in Opposition to Jeff Sessions." Alabama.com, 8 de fevereiro de 2017, https://www.al.com/news/mobile/index.ssf/2017/02/senate_democrats_read_coretta.html.

Shen, Xiaoli, Yili Wu e Dongfeng Zhang. "Nighttime Sleep Duration, 24-Hour Sleep Duration and Risk of All-Cause Mortality Among Adults: A Meta-Analysis of Prospective Cohort Studies." *Scientific Reports* 6 (2016).

Sirois, Fuschia M., Ryan Kitner e Jameson K. Hirsch. "Self-compassion, Affect, and Health-Promoting Behaviors." *Health Psychology* 34, nº 6 (2015): 661.

Sivertsen, Børge, Paula Salo, et al. "The Bidirectional Association Between Depression and Insomnia: The HUNT Study." *Psychosomatic Medicine* 74, nº 7 (2012): 758-65.

Sobczak, Connie. *Embody: Learning to Love Your Unique Body (and quiet that critical voice!)*. Gurze Books, 2014.

Sofi, Francesco, D. Valecchi, et al. "Physical Activity and Risk of Cognitive Decline: A Meta-Analysis of Prospective Studies." *Journal of Internal Medicine* 269, nº 1 (2011): 107-17.

Sofi, Francesco, Francesca Cesari, et al. "Insomnia and Risk of Cardiovascular Disease: A Meta-Analysis." *European Journal of Preventive Cardiology* 21, nº 1 (2014): 57-64.

Solberg Nes, Lise, Shawna L. Ehlers, et al. "Self-regulatory Fatigue, Quality of Life, Health Behaviors, and Coping in Patients with Hematologic Malignancies." *Annals of Behavioral Medicine* 48, nº 3 (2014): 411-23.

Song, Huan, Fang Fang, et al. "Association of Stress-Related Disorders with Subsequent Autoimmune Disease." *JAMA* 319, nº 23 (2018): 2388-400.

Spiegelhalder, Kai, Wolfram Regen, et al. "Comorbid Sleep Disorders in Neuropsychiatric Disorders Across the Life Cycle." *Current Psychiatry Reports* 15, nº 6 (2013): 1-6.

Stairs, Agnes M., Gregory T. Smith, et al. "Clarifying the Construct of Perfectionism." *Assessment* 19, nº 2 (2012): 146-66.

Steakley, Lia. "Promoting Healthy Eating and a Positive Body Image on College Campuses." *Scope, Stanford Medicine*, 29 de maio de 2014, https://stan.md/2xwwbyw.

Steger, Michael F. "Experiencing Meaning in Life." In *The Human Quest for Meaning: Theories, Researche Applications*. Routledge, 2012.

Stice, Eric e Katherine Presnell. *The Body Project: Promoting Body Acceptance and Preventing Eating Disorders*. Oxford University Press, 2007.

Stuewig, J. e L. A. McCloskey. "The Relation of Child Maltreatment to Shame and Guilt Among Adolescents: Psychological Routes to Depression and Deliquency." *Child Maltreatment* 10 (2005): 324-36.

Swift, D. L., N. M. Johannsen, et al. "The Role of Exercise and Physical Activity in Weight Loss and Maintenance." *Progress in Cardiovascular Disease* 56, nº 4 (2014): 441-47.

Tang, David, Nicholas J. Kelley, et al. "Emotions and Meaning in Life: A Motivational Perspective." In *The Experience of Meaning in Life*. Springer Netherlands, 2013.

Taylor, Sonya Renee. *The Body Is Not an Apology: The Power of Radical Self-Love*. Berrett-Koehler, 2018.

Toepfer, Steven M., Kelly Cichy e Patti Peters. "Letters of Gratitude: Further Evidence for Author Benefits." *Journal of Happiness Studies* 13, nº 1 (2012): 187-201.

Torre, Jared B. e Matthew D. Lieberman. "Putting Feelings into Words: Affect Labeling as Implicit Emotion Regulation." *Emotion Review* 10, nº 2 (2018): 116-24.

Troxel, Wendy M. "It's More Than Sex: Exploring the Dyadic Nature of Sleep and Implications for Health." *Psychosomatic Medicine* 72, nº 6 (2010): 578.

Troxel, Wendy M., Daniel J. Buysse, et al. "Marital Happiness and Sleep Disturbances in a Multi-ethnic Sample of Middle-Aged Women." *Behavioral Sleep Medicine* 7, nº 1 (2009): 2-19.

Tsai, J., R. El-Gabalawy, et al. "Post-traumatic Growth Among Veterans in the USA: Results from the National Health and Resilience in Veterans Study." *Psychological Medicine* 45, nº 01 (2015): 165-79.

Tyler, James M. e Kathleen C. Burns. "After Depletion: The Replenishment of the Self's Regulatory Resources." *Self and Identity* 7, nº 3 (2008): 305-21.

Valdesolo, Piercarlo, Jennifer Ouyang e David De Steno. "The Rhythm of Joint Action: Synchrony Promotes Cooperative Ability." *Journal of Experimental Social Psychology* 46, nº 4 (julho de 2010): 693-95.

Valkanova, Vyara, Klaus P. Ebmeier e Charlotte L. Allan. "CRP, IL-6 and Depression: A Systematic Review and Meta-Analysis of Longitudinal Studies." *Journal of Affective Disorders* 150, nº 3 (2013): 736-44.

van der Velden, Anne Maj, Willem Kuyken, et al. "A Systematic Review of Mechanisms of Change in Mindfulness-Based Cognitive Therapy in the Treatment of Recurrent Major Depressive Disorder." *Clinical Psychology Review* 37 (2015): 26-39.

van Dernoot Lipsky, Laura. *Trauma Stewardship: An Everyday Guide to Caring for Self While Caring for Others*. ReadHowYouWant.com, 2010.

van Mol, M. M., E. J. Kompanje, et al. "The Prevalence of Compassion Fatigue and Burnout Among Healthcare Professionals in Intensive Care Units: A Systematic Review." *PLOS One* 10, nº 8 (2015): p. e0136955.

Vander Wal, Jillon S. "Unhealthy Weight Control Behaviors Among Adolescents." *Journal of Health Psychology* 17, nº 1 (2012): 110-20.

Verkuil, Bart, Jos F. Brosschot, et al. "Prolonged Non-Metabolic Heart Rate Variability Reduction as a Physiological Marker of Psychological Stress in Daily Life." *Annals of Behavioral Medicine* 50, nº 5 (2016): 704-14.

Vos, Joel. "Working with Meaning in Life in Mental Health Care: A Systematic Literature Review of the Practices and Effectiveness of Meaning-Centred Therapies." In *Clinical Perspectives on Meaning*, ed. Russo-Netzer P., Schulenberg S., Batthyany A. Springer International, 2016.

Vromans, Lynette P. e Robert D. Schweitzer. "Narrative Therapy for Adults with Major Depressive Disorder: Improved Symptom and Interpersonal Outcomes." *Psychotherapy Research* 21, nº 1 (2011): 4-15.

Walker, Matthew. *Por que nós dormimos: A nova ciência do sonho e do sono*. Rio de Janeiro: Intrínseca, 2018.

Walsh, Froma. "Human-Animal Bonds I: The Relational Significance of Companion Animals." *Family Process* 48, nº 4 (2009): 462-80.

Watts, Jenny e Noelle Robertson. "Burnout in University Teaching Staff: A Systematic Literature Review." *Educational Research* 53, nº 1 (2011): 33-50.

Weber, Mim, Kierrynn Davis e Lisa McPhie. "Narrative Therapy, Eating Disorders and Groups: Enhancing Outcomes in Rural NSW." *Australian Social Work* 59, nº 4 (2006): 391-405.

Whelton, William J. e Leslie S. Greenberg. "Emotion in Self-Criticism." *Personality and Individual Differences* 38, nº 7 (2005): 1583-95.

White, Michael. *Maps of Narrative Practice.* Norton, 2007.

Whitfield-Gabrieli, Susan e Judith M. Ford. "Default Mode Network Activity and Connectivity in Psychopathology." *Annual Review of Clinical Psychology* 8 (2012): 49-76.

Williamson, Ann M. e Anne-Marie Feyer. "Moderate Sleep Deprivation Produces Impairments in Cognitive and Motor Performance Equivalent to Legally Prescribed Levels of Alcohol Intoxication." *Occupational and Environmental Medicine* 57, nº 10 (2000): 649-55.

Wilson, Stephanie J., Lisa M. Jaremka, et al. "Shortened Sleep Fuels Inflammatory Responses to Marital Conflict: Emotion Regulation Matters." *Psychoneuroendocrinology* 79 (2017): 74-83.

Wilson, Timothy D., David A. Reinhard, et al. "Just Think: The Challenges of the Disengaged Mind." *Science* 345, nº 6192 (2014): 75-77.

Withers, Rachel. "8 Women Who Were Warned, Given an Explanation, and Nevertheless, Persisted." *Bust*, https://bust.com/feminism/19060-kamala-harris-tweets-women-who-persisted.html.

Witvliet, C. V. O., A. J. Hofelich Mohr, et al. "Transforming or Restraining Rumination: The Impact of Compassionate Reappraisal Versus Emotion Suppression on Empathy, Forgivenesse Affective Psychophysiology." *Journal of Positive Psychology* 10 (2015): 248-61.

Xi, Bo, Dan He, et al. "Short Sleep Duration Predicts Risk of Metabolic Syndrome: A Systematic Review and Meta-Analysis." *Sleep Medicine Reviews* 18, nº 4 (2014): 293-97.

Este livro foi composto na tipografia Adobe
Garamond Pro, em corpo 12/16, e impresso
em papel off-white no Sistema Cameron da
Divisão Gráfica da Distribuidora Record.